NEURO PLASTICIDADE EM AÇÃO

IA e estilo de vida na nova era da longevidade cerebral

DRA. JOYCE SHAFFER

Prefácio de Celso Ienaga

NEURO PLASTICIDADE EM AÇÃO

IA e estilo de vida na nova era da longevidade cerebral

Amarilys

Amarilys é um selo editorial Manole.
Tradução autorizada da edição em língua inglesa publicada pela Routledge, membro do Taylor & Francis Group LLC.

Título original: *Hacking Neuroplasticity: How AI Can Help Your Healthy Aging Brain*

Produção editorial: Raquel Siqueira Ramos
Capa: Ricardo Yoshiaki Nitta Rodrigues
Foto da capa: Freepik
Projeto gráfico e diagramação: Departamento Editorial da Editora Manole
Tradução: Departamento Editorial da Editora Manole

CIP-BRASIL. CATALOGAÇÃO NA PUBLICAÇÃO
SINDICATO NACIONAL DOS EDITORES DE LIVROS, RJ

S537n

Shaffer, Joyce
Neuroplasticidade em ação: IA e estilo de vida na nova era da longevidade cerebral / Joyce Shaffer ; tradução Departamento Editorial da Editora Manole. - 1. ed. - Barueri [SP] : Amarilys, 2025.
288 p. : il. ; 23 cm.

Tradução de: Hacking neuroplasticity: how AI can help your healthy aging brain
Inclui bibliografia e índice
ISBN 9788520470480

1. Neuroplasticidade - Obras populares. 2. Cérebro - Envelhecimento - Obras populares. 3. Neurociências - Inteligência Artificial - Obras populares. I. Departamento Editorial da Editora Manole (Empresa). II. Título.

CDD: 612.82
25-101240.0 CDU: 612.82

Carla Rosa Martins Gonçalves - Bibliotecária - CRB-7/4782

Edição – 2026

A Editora Manole é filiada à ABDR – Associação Brasileira de Direitos Reprográficos.

Editora Manole Ltda.
Alameda Rio Negro, 967 – cj. 717
Alphaville – Barueri – SP – Brasil
CEP 06454-000
Fone: (11) 4196-6000
www.manole.com.br | https://atendimento.manole.com.br/
Impresso no Brasil | *Printed in Brazil*

"O capítulo de Joyce Shaffer sobre neuróbica revela seu domínio sobre o tema da neuroplasticidade. Ele abrange a literatura sobre o impacto da música e da dança na agilidade do cérebro envelhecido ou lesionado, e continua sendo extremamente acessível, tanto para cientistas quanto para leigos".

Anne Fanning, médica, professora emérita da Faculdade de Medicina da Universidade de Alberta e diretora médica da OMS para Educação Global sobre Tuberculose, de 1998 a 1999

"O livro sábio e perspicaz da Dra. Shaffer mostra sua profunda experiência e paixão por compartilhar orientações sólidas e comprovadas para aqueles de nós que desejam viver uma vida mais produtiva, gratificante e agradável, com uma canção no coração durante a melhor idade".

John Kander II, diretor-executivo da Music Mends Minds®

"Este livro mudará a vida de milhões de pessoas, conscientizando-as, especialmente nos países do terceiro mundo, onde há menos pesquisa e conhecimento. Trabalhos como este incentivam as pessoas a transformar suas vidas para prevenir, retardar o início e reverter a demência, para ter um cérebro saudável".

Dr. Irfan Gul Magsi, MBBS (AKUH), membro do Parlamento e Ministro da Receita e Assuntos Religiosos do Governo do Paquistão

"Gostei de suas reflexões e pesquisas sobre os efeitos psicológicos da música e da dança no cérebro. Como ex-profissional de parques e recreação, vi como os programas de música e dança tinham um efeito direto sobre o cérebro e a perda de memória!

Como fundador do Alzheimer's/Dementia Rotary Action Group (ADRAG, "Grupo Rotary em Ação pela Doença de Alzheimer/Demência", em tradução livre), vi pessoas com algum tipo de demência desfrutando de música e dança e reagindo – era como uma forma de remédio.

A Dra. Joyce Shaffer é uma escritora que se preocupa com os outros e que gosta de compartilhar. Ela realmente exemplifica o espírito de servir aos outros escrevendo livros interessantes".

David I. Clifton, fundador do Alzheimer's/ Dementia Rotary Action Group

"A Dra. Joyce oferece uma exploração abrangente e inovadora da incrível plasticidade do nosso cérebro e da ciência por trás do envelhecimento positivo. É uma leitura obrigatória para qualquer pessoa interessada nos últimos avanços da neurociência e em como aplicá-los para ter uma vida mais saudável e vibrante".

Kelley Keehn, autora best-seller de onze livros,
incluindo Talk Money to Me

"Tive o prazer de conhecer e trabalhar com a Dra. Joyce Shaffer, PhD, nos últimos oito anos por meio da Plataforma de Iniciativa Global da Music Mends Minds®. Como fizemos uma parceria para disseminar a alegria da música para nossa população idosa afetada por distúrbios neurodegenerativos, ficou evidente que a vida inteira de experiência científica da Dra. Shaffer a destaca como pioneira na comprovação do papel das artes na saúde do cérebro. Nossa colaboração entre ciência e música elevou a qualidade de vida de nossos idosos, e este livro é um presente com informações para ajudá-lo a elevar sua função cerebral".

Carol Rosenstein, presidente e fundadora da
Music Mends Minds® e orgulhosa membra do
Rotary Club de Westwood Village

"Sempre fiquei admirada com a personalidade contagiante e afetuosa da Dra. Joyce. Ela é minha mentora, uma grande amiga e uma ouvinte empática.

Sinto-me honrada por poder ler esta obra incrível, que será um marco na melhoria da saúde do cérebro, no conceito de neuroplasticidade e no envelhecimento saudável do cérebro.

Este livro é baseado em uma extensa pesquisa e em um trabalho esclarecedor. Os capítulos em que a Dra. Joyce escreve sobre idosos positivos, superidosos e sucessos superiores dos centenários são realmente inspiradores.

O capítulo sobre amar, tocar, falar e ouvir me pareceu realmente identificável e reconfortante para mim, como mãe.

Em suma, este livro é necessário na atualidade. Espero sinceramente que esta incrível pesquisa chegue ao grande público. É um avanço em direção ao futuro da saúde do cérebro, para prevenir, retardar o início e até mesmo reverter os sintomas da demência".

Sana Irfan Magsi, mestre em Relações
Internacionais, mestre em Liderança
Organizacional, gerente de desenvolvimento de
negócios e líder de equipe de vendas

Sobre a autora

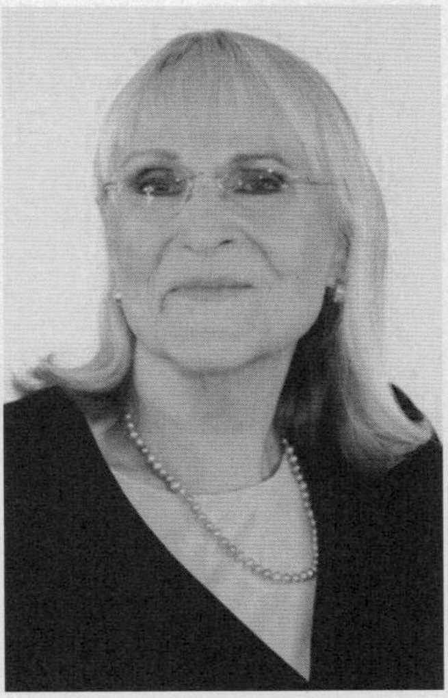

Joyce Shaffer atua como especialista em questões psiquiátricas e médicas para sistemas judiciais. Ela obteve seu doutorado em psicologia e seu segundo mestrado em psicologia na Hofstra University, em Nova York; seu bacharelado e seu primeiro mestrado em psicologia na Towson State University, em Baltimore, Maryland; e concluiu sua formação em enfermagem na Thomas Jefferson School of Nursing, na Filadélfia, Pensilvânia.

Na Universidade de Washington, em Seattle, no Harborview Medical Center, atua como avaliadora judicial, colaborando com médicos, pacientes, familiares e cuidadores para garantir um atendimento que coloque as necessidades dos pacientes em primeiro lugar. Ela já trabalhou em unidades de internação nos estados do Alasca, Pensilvânia, Maryland, Nova York e Washington, nos Estados Unidos. Suas avaliações e intervenções clínicas em hospitais e em atendimentos particulares incluem o fornecimento de informações sobre o aprimoramento da neuroplasticidade com o objetivo de fortalecer a promoção da saúde acadêmica, empresarial, física, mental, emocional, profissional e social.

Seus estudos sobre os mecanismos capazes de promover a neuroplasticidade de forma positiva começaram com a análise do Efeito Flynn, fenômeno que evidencia o aumento progressivo das pontuações de QI nas últimas décadas em 34 países. Seu objetivo sempre foi levar esses mesmos benefícios do aprimoramento da neuroplasticidade a mais pessoas por todo o mundo. Isso evoluiu para a cofundação de um esforço internacional para prevenir, retardar o início e/ou reverter a demência. A neurociência em evolução é cada vez mais encorajadora e empoderadora. Ela convida à participação na comemoração do Dia Mundial do Cérebro, em 22 de julho de cada ano, em todos os lugares.

Joyce Shaffer publicou vários artigos e é palestrante frequente em conferências sobre escolhas de estilo de vida baseadas em evidências neurocientíficas que podem melhorar a química, a arquitetura e o desempenho do cérebro, desde o útero até uma longevidade vigorosa. Ela é grata por ter a oportunidade de trabalhar com inteligência artificial para agilizar, refinar e personalizar os esforços contínuos para impulsionar a neuroplasticidade em uma direção positiva para a saúde em nossa Revolução da Neuroplasticidade Inteligente.

Neuroplasticidade em ação

Neuroplasticidade é a capacidade das redes neurais do cérebro de mudar por meio de crescimento e reorganização. É quando o cérebro é reconectado para funcionar de alguma forma diferente de como funcionava antes.

Como o envelhecimento afeta a neuroplasticidade? À medida que envelhecemos, a plasticidade diminui para estabilizar o que já aprendemos. Que influência o processo de envelhecimento tem sobre a memória? O esquecimento pode ser uma parte normal do envelhecimento. À medida que as pessoas envelhecem, ocorrem mudanças em todas as partes do corpo, inclusive no cérebro. Como resultado, algumas pessoas podem perceber que demoram mais para aprender coisas novas, não se lembram das informações tão bem quanto antes ou perdem objetos como seus óculos. Este livro sobre a neurociência em evolução é único em seu enfoque vitalício na condução da neuroplasticidade em uma direção positiva para influenciar o Efeito Flynn, de aumentar a inteligência humana, como a maneira mais eficaz de prevenir, retardar o início e/ou reverter a demência. Ele considera o impacto potencial desde os primeiros momentos da vida até o seu fim, e contempla atividades intergeracionais. Sua inclusão de centenários e supercentenários fornece exemplos de "superidosos" que mantiveram e/ou aumentaram a capacidade neurocognitiva, muitas vezes com vigorosa longevidade. Ele discute o uso da revolução da inteligência artificial (IA) para refinar, personalizar e ampliar nosso alcance global para ampliar o Efeito Flynn, em um esforço para melhorar as estatísticas globais sobre o funcionamento neurocognitivo em qualquer idade. É urgente impulsionar a neuroplasticidade em uma direção positiva em todas as idades.

Com foco em intervenções baseadas em evidências em qualquer idade, que podem ter benefícios físicos, emocionais, neurobiológicos, neuroquímicos, imunológicos e sociais para a saúde, a obra oferece uma visão geral única e uma aplicação da neurociência em evolução para abordar a Década do Envelhecimento Saudável (2021-2030) proposta pela ONU/OMS.

Agradecimentos

Obrigada, **Terima Kasih**. Gracias. Grazie. Merci. Xie xie. M-Goi. E mais!

O trabalho em equipe faz da nossa Revolução da Neuroplasticidade Inteligente um esforço global de crescente alcance internacional, com o interesse de construir cérebros maiores e melhores para todos. Embora apenas meu nome esteja na capa, se eu incluísse todas as pessoas que participaram, este livro seria muito pesado para carregar. Além das pessoas mencionadas a seguir, há muitas outras a quem sou grata pela influência e contribuição para este livro; e a maioria de vocês sabe quem são!

Marian Diamond, PhD, foi professora emérita da Universidade da Califórnia, em Berkeley. Sua pesquisa forneceu a primeira evidência de mudanças cerebrais com a experiência e com o enriquecimento, além de uma lista de influências que impulsionam a neuroplasticidade em uma direção positiva. Sua prova de neuroplasticidade precedeu o uso dessa palavra. Portanto, ela é a "Mãe da Neuroplasticidade". Sem dúvida, ela também é a "Mãe da Psicologia Positiva", com base em sua pesquisa, que pode ser lida aqui. Ela afirmou que essas mudanças neuroplásticas eram possíveis em humanos até os cem anos de idade. Ela descreveu evidências relacionadas que encontrou no cérebro de Albert Einstein.[4]

Marian Diamond sentou-se na cadeira ao meu lado quando foi uma das principais palestrantes de nossa Associação Psicológica do Estado de Washington. Os ensinamentos que ela nos passou mudaram minha vida para sempre. Continuarei por toda a vida em dívida com ela por sua influência erudita. O valor da pesquisa da Dra. Diamond é imensurável. Junte-se a mim e compartilhe suas pesquisas e perspectivas em todos os lugares possíveis, com o objetivo de tornar nosso mundo um lugar melhor para todos.

Fred H. Gage, PhD, professor de abordagem adleriana no Instituto Salk, proporcionou outra mudança de paradigma muito poderosa ao comprovar a neurogênese. Ele contribuiu para nossos "superpoderes de mudança" ao fornecer evidências de que a taxa de nascimento de novos neurônios e a porcentagem de sobrevivência dessas novas células cerebrais podem ser aumentadas pelas escolhas de estilo de vida.

Tom Lawry é o autor do *best-seller Hacking healthcare: how AI and the intelligent health revolution will reboot an ailing system* ("Potencializando o setor de saúde: como a IA e a revolução da inteligência reiniciarão um sistema em dificuldades", em tradução livre).[1] Seu livro é tão bom que continuo relendo-o e aprendendo algo novo a cada releitura!

Ele atuou como ex-diretor nacional de IA para saúde e ciências da vida, diretor de saúde mundial e diretor de desempenho organizacional da Microsoft. Ele é um palestrante frequente sobre IA.

Nunca é demais agradecer a Tom Lawry pela educação essencial que proporciona sobre esse tópico e por sua perspectiva de capacitar muitas pessoas a aproveitar "o poder da IA e da Revolução da Saúde Inteligente para criar um sistema sustentável que se concentra em manter todos os cidadãos saudáveis e cuidar deles quando não estão". Sua perspectiva e seus esforços contínuos nos ajudam a tornar o mundo um lugar melhor para todos.

Rudolph E. Tanzi, PhD, professor "Joseph P. e Rose F. Kennedy" de Neurologia da Harvard Medical School, vice-presidente do Departamento de Neurologia do Massachusetts General Hospital e diretor da Unidade de Pesquisa em Genética e Envelhecimento do Massachusetts General Hospital.

O laboratório de Rudolph Tanzi esteve envolvido na identificação de três genes do Alzheimer. Vale a pena assistir ao seu vídeo *TEDx*[5] mais de uma vez, para conhecer sua ciência e perspectiva. O vídeo termina com o Dr. Tanzi tocando teclado enquanto Chris Mann canta a música sobre Alzheimer, *Remember Me*, que foi composta pelo Dr. Tanzi. O poder de *Remember Me*, como apresentado no final do vídeo, foi tão profundamente tocante que o assisti várias vezes. As contribuições do Dr. Tanzi para a neurociência, juntamente com seu brilhantismo na composição e na execução de música ao piano, fazem dele um presente multifacetado para o nosso mundo.

A colaboração e o trabalho do Dr. Tanzi com o *MusicMendsMinds.org* são muito apreciados. Concordamos com ele que a música é um remédio.

Liliana Alberto, médica, estudou Medicina Cirúrgica na Universidade Nacional de Córdoba. Pneumologista pediátrica aposentada e governadora do Distrito 4945 do Rotary Internacional.

No momento em que meu foco no aprimoramento da neuroplasticidade em qualquer idade em pessoas saudáveis sofreu uma grande mudança em resposta às estatísticas globais sobre demência, a Dra. Alberto foi convidada do meu Rotary Club de Bellevue, Distrito 5350. Nós cofundamos um esforço internacional para prevenir, retardar o início e/ou reverter a demência. Ela ensina tudo o que escrevo com suas atividades na Argentina, Uruguai, Paraguai, Chile, Brasil e outros países. Ela conseguiu que eu me juntasse a seus esforços por duas semanas na Argentina e organizou eventos de apresentação para cerca de 2.000 pessoas.

Liliana também foi fundamental na combinação de nossos esforços com os trabalhos do *MusicMendsMinds.org*. No Dia Mundial do Cérebro, em 22 de julho de 2023, tivemos atividades em quatro continentes! Ela me impulsiona bastante. Quando pensei em parar o que estava fazendo e realizar na América do Norte o que ela havia realizado na América do Sul, ela disse categoricamente: "Não, continue fazendo o que está fazendo". Por isso, gosto de dizer aos amigos que Liliana me disse para ficar na biblioteca, onde é o meu lugar.

Carol Rosenstein teve uma carreira como quiroprática, obteve um mestrado em psicologia clínica e praticou medicina mente/corpo durante muitos anos. Ela é uma orgulhosa associada do Westwood Village Rotary Club, Distrito 5280, e presidente e fundadora da organização Music Mends Minds®, dedicada a restaurar o ritmo da vida. Suas atividades em muitas comunidades de vários países têm alcance global, usando a música para curar o corpo e a mente. Seu site *MusicMendsMinds.org* oferece muitas atividades benéficas, incluindo *podcasts* e eventos virtuais para pessoas que não podem viajar para participar de um círculo de percussão; e seus eventos são intergeracionais. Eles foram fundamentais para a realização de atividades em quatro continentes para o Dia Mundial do Cérebro, em 22 de julho de 2023!

John Kander II é diretor-executivo da Music Mends Minds®, uma organização global sem fins lucrativos com dez anos de existência, sediada em Los Angeles, que cria grupos de música gratuitos para idosos, muitos dos quais têm problemas neurodegenerativos. Ele se sente afortunado por seu trabalho premiado na mídia ter influenciado com frequência os debates nacionais, enquanto seu trabalho voluntário ajudou várias organizações de bem comum. Ele tem orgulho de levar as alegrias e o poder curativo da música para aqueles que mais precisam.

Eric J. Topol, médico, cardiologista e escritor, é diretor e fundador do Scripps Research Translational Institute, conforme descrito na *Wikipédia*.

Embora eu nunca tenha conhecido o Dr. Topol, quero expressar minha gratidão pelo quanto aprendi com suas palestras do TED. Eu as compartilhei porque elas alimentam minha paixão pelo tema de potencializar a neuroplasticidade e por uma Revolução da Neuroplasticidade Inteligente.

David Yu, médico, forneceu as muitas ilustrações deliciosamente expressivas deste livro, que foram produzidas enquanto ele era estudante de medicina na Universidade de Washington, em Seattle. Um clínico e artista brilhante!

CWO Charles T. Shaffer, durante sua turnê de serviço na Marinha dos Estados Unidos, viajou para casa para perguntar como estavam indo minhas inscrições para o treinamento de enfermeiras. Quando eu disse que não estava me candidatando porque não tinha dinheiro, em um instante meu irmão Charles disse: "Diga-me quanto custarão os três anos e eu lhe enviarei o dinheiro".

Não há menção de empréstimo, pagamento ou cobrança de juros sobre esses fundos. Sem que meu irmão Charles tivesse financiado essa formação, nunca teria sido possível continuar minha educação por meio de um doutorado em psicologia, dois mestrados em psicologia e outras credenciais; nunca teria sido possível ler, entender, publicar e ensinar neuroplasticidade. É por isso que dou crédito total ao meu irmão Charles por toda a minha educação e por todas as minhas publicações.

Uma pessoa que deve permanecer anônima recebe crédito semelhante por minha crescente paixão e conhecimento sobre neuroplasticidade. Depois de quinze anos na Educação Especial em escolas públicas com aulas repetitivas de matemática e leitura, esses déficits de habilidades persistiram. Um curto período em uma faculdade comunitária com esforços de remediação semelhantes foi igualmente ineficaz.

Foi disponibilizado, então, um programa computadorizado de treinamento em matemática. Conforme descrito aqui, esse programa melhorou as habilidades matemáticas desse indivíduo a ponto de sua velocidade de processamento de respostas matemáticas mentais precisas exceder significativamente a de especialistas com diplomas avançados. Observar isso preparou o terreno para minha séria apreciação da pesquisa aqui descrita sobre os benefícios substanciais do treinamento cognitivo computadorizado para ganhos neurocognitivos e outros ganhos funcionais, conforme compartilhado aqui.

Kristine Rynne Mendansky é editora sênior da Taylor and Francis (editora acadêmica). Ela tem sido extremamente prestativa ao responder muitas perguntas e paciente com o meu progresso. Sou muito grata a Tom Lawry por ter nos apresentado. Sou muito grata à Kris por trabalhar comigo.

Jaime Dubè gentilmente forneceu sua excelente ilustração do *Abraço de Resgate*. Ela diz mais do que 10.000 palavras!

É fácil render gratidão a muitas outras pessoas que tornaram este livro possível, e meu agradecimento é sincero. A Revolução da Neuroplasticidade Inteligente é urgente e pode ser divertida, fácil, portátil, gratuita ou de baixo custo e adaptada culturalmente. Desejamos a você muitas décadas mais de alegria potencializando a neuroplasticidade, para que a sua Revolução da Neuroplasticidade Inteligente possa ajudar o cérebro a envelhecer de forma saudável.

Universidade de Washington e **Centro Médico Harborview**. Trabalhar com pessoas no Harborview tem sido um privilégio e uma experiência muito enriquecedora. Nossas pessoas vulneráveis, que passam por dificuldades tão sérias, aumentaram minha paixão por ler, escrever, ensinar e compartilhar a neurociência em evolução. Trabalhar para a Universidade de Washington aumenta meu acesso a esse importante banco de dados. A exploração da neuroplasticidade para o benefício de todos é uma das maneiras pelas quais podemos tornar nosso mundo um lugar melhor.

Lyalla Magsi. Aluna de honra, artista, poeta. Ganhou muitas medalhas internacionais em competições globais de debate. Como artista criativa, Lyalla ajudou a refinar e atualizar alguns de meus gráficos.

Referências

1. Lawry T. (2023). *Hacking Healthcare*: How AI and the Intelligence Revolution Will Reboot an Ailing System. Nova York: Routledge.
2. Peterson C. (2008) What Is Positive Psychology, and What Is It Not? *Psychol Today*, publicado on-line em 16 de maio de 2008; https://www.psychologytoday.com/us/blog/the-good-life/200805/what-is-positive-psychology-and-what-is-it-not? (Acessado on-line em 2 de julho de 2023).
3. Flynn JR. (2018). Reflections about Intelligence over 40 Years. *Intelligence*, 70:73–83. https://doi.org/10.1016/j.intell.2018.06.007
4. Diamond MC, Scheibel AB, Murphy Jr GM & Harvey T. (1985) On the Brain of a Scientist: Albert Einstein. *Exp Neurol*, Apr; 88(1):198-204. https://doi.org/10.1016/0014-4886(85)90123-2.
5. Curing Alzheimer's with Science and Song – Rudy Tanzi & Chris Mann – *TEDxNatick* (youtube.com)

Sumário

Prefácio

Quem lê ciência com os dois olhos – o do rigor e o da imaginação – aprende a acolher promessas sem lhes dar *status* de decreto. É nessa chave que recebo o livro de Joyce Shaffer. Ele reúne, com ambição e fôlego, a melhor tradição da neurociência aplicada ao envelhecer: da plasticidade cerebral em idade avançada aos efeitos de intervenções combinadas – exercício, treino cognitivo computadorizado, sono, dieta, engajamento social. E acrescenta uma peça nova e disruptiva ao tabuleiro: a inteligência artificial como aceleradora de protocolos personalizados.

Convém situar a autora. Joyce Shaffer é psicóloga com doutorado pela Hofstra University, professora associada na Universidade de Washington e especialista reconhecida em neuroplasticidade, com trajetória que integra clínica, pesquisa e educação. Entre suas contribuições, destaca-se a revisão "Neuroplasticity and Clinical Practice: Building Brain Power for Health", que consolidou intervenções baseadas em evidências para direcionar a plasticidade de modo positivo; sua produção recente também dialoga com o uso de IA para envelhecimento cerebral saudável.

O mérito primeiro está na costura das evidências. Dos pioneiros que demonstraram plasticidade ao longo da vida (Marian Diamond) aos programas estruturados de treinamento cognitivo (KarleneBall, Michael Merzenich; estudo *ACTIVE*), passando por sínteses de políticas públicas (como as comissões internacionais sobre prevenção do declínio cognitivo), o repertório aqui apresentado indica ganhos específicos e mensuráveis em funções cognitivas, com repercussões práticas na autonomia e na qualidade de vida. Quando transportamos esse arcabouço para a clínica real, emerge uma mensagem prudente e poderosa: cérebros envelhecidos respondem a estímulos certos, no tempo certo, com intensidade e desenho adequados. Responder não é "milagre"; é biologia em diálogo com contexto.

A IA entra como lente, bússola e, às vezes, como metrônomo. Lente, ao refinar a medição – estratificar risco, detectar alterações sutis, acompanhar trajetórias individuais com sensibilidade que o olho nu não alcança. Bússola, ao guiar personalizações: quem precisa de qual treino, por quanto tempo, com que progressão e que combinatórias de hábitos potencializam efeitos. Metrônomo, ao sustentar aderência e ritmo – lembretes inteligentes, *feedback* contínuo, ajustes finos baseados em dados do cotidiano (sono, atividade, humor, função executiva). Onde há reabilitação e compensação de déficits, os sinais são particularmente encorajadores.

Convém, porém, manter a régua da boa tradição intelectual: distinguir prevenção, detecção precoce e reabilitação (campos em que a evidência é robusta) da ideia de "reversão plena" de quadros neurodegenerativos estabelecidos (hipótese que ainda carece de provas consistentes e replicáveis). O consenso científico atual sustenta que protocolos multimodais bem estruturados podem preservar e, em certos domínios, melhorar desempenho; que a IA amplia alcance, precisão e personalização; e que ganhos cumulativos são possíveis quando combinamos intervenções. Não sustenta, contudo, que a IA, isoladamente, interrompa ou reverta de forma definitiva a progressão de demências.

Há também uma lição metodológica que o livro respeita e o leitor deve guardar: efeitos pequenos a moderados podem ser clinicamente relevantes quando se acumulam no tempo; heterogeneidade de amostras e desenhos pede cautela interpretativa; e desfechos que importam às pessoas – autonomia, participação social, bem-estar – precisam acompanhar métricas de laboratório. Em suma, boas perguntas, bons métodos e transparência de dados são tão terapêuticos quanto qualquer aplicativo.

Por fim, há a moldura ética. Tecnologias que personalizam cuidado devem personalizar também respeito: à privacidade, à diversidade de trajetórias, às preferências de pacientes e famílias. IA não substitui vínculos; pode, no máximo, liberá-los do peso do improviso para que médicos, terapeutas e cuidadores façam melhor aquilo que nenhuma máquina faz: reconhecer o humano no outro.

No Brasil, a cena não é de laboratório distante: iniciativas concretas já trabalham a neuroplasticidade em nosso próprio quintal. Instituições de referência, como o Fleury, e *startups*, como a IS Games, experimentam caminhos que combinam avaliação qualificada, treino estruturado e suporte digital. São experiências que, quando bem desenhadas e acompanhadas, ajudam a traduzir o que a literatura descreve em práticas que cabem na rotina de pessoas e serviços: menos bravata, mais entrega.

Também falo a partir do que vi de perto em projetos sociais orientados por dados e IA – do diagnóstico preditivo em Alzheimer ao uso de aplicativos para problemas do dia a dia, passando por empreendimentos focados em atividades cognitivas para o público sênior. A lição mais clara é simples e exigente: o maior desafio não é o algoritmo, é o hábito. Criar uma rotina pessoal de exercício do potencial cognitivo – pensar, imaginar, refletir, deixar-se intrigar e inspirar – até o ponto de agir, tentar, errar, acertar, compartilhar e aprender. Neuroplasticidade em ação. É nessa disciplina viva, repetida e humana que a saúde cognitiva encontra sua melhor chance de permanecer por muito tempo – com a IA como aliada, não como atalho.

Celso Ienaga

Engenheiro de Produção formado pela Poli-USP, com especializações executivas na Wharton School, Harvard Business School, University of Michigan, UC Berkeley, IESE Business School (Espanha) e AOTS (Japão), atua na interseção entre estratégia, inovação e governança corporativa. É presidente do Instituto Mauricio de Sousa, sócio-principal da Dextron Consulting e da DXCapital Advisory Service, além de Senior Advisor da Cambridge Family Enterprise Group.

Prefácio

No cenário em constante evolução da neurociência, poucos conceitos cativaram tanto a comunidade científica e o público em geral quanto a plasticidade cerebral. A notável capacidade do cérebro de se reconectar, de formar novas conexões neurológicas e de se adaptar em resposta à experiência é nada menos que milagrosa.

Este novo livro de Joyce Shaffer, PhD, ABPP, oferece muito a aprender e considerar sobre o cérebro humano.

Mas, se você estiver com pressa, deixe-me resumir o que você deve saber: o cérebro humano é um órgão incrível. Pesando em média 1,3 kg, ele tem 100 bilhões de neurônios e 160.000 km de capilares.[1] Foi isso que levou o *homo sapiens* ao topo da cadeia alimentar.

Você provavelmente não está ciente de como seu cérebro está funcionando neste momento:

Assim que você viu esta página, algo começou a acontecer dentro do seu cérebro. As transmissões elétricas de seus olhos acionaram neurorrespondedores em seu cérebro. Viajando a uma velocidade de até 431 km/h, esses sinais estimularam seu cérebro a começar a reconhecer padrões conhecidos como letras, palavras e pontuação.

Com base em outras capacidades cognitivas, essas palavras encapsulam e acionam o conhecimento retido de padrões anteriores que são desbloqueados com base na sequência exclusiva de padrões nas páginas deste livro.

Apesar de representar apenas cerca de 2% do peso corporal, o cérebro consome aproximadamente 20% da energia do corpo. Esse alto consumo de energia é necessário para manter as funções cerebrais, incluindo sua extensa rede de comunicação e a atividade constante dos neurônios.

O cérebro humano é tão inteligente que inventou maneiras de terceirizar certos recursos de inteligência humana para as máquinas. Hoje, chamamos isso de inteligência artificial (IA), que é o campo em que eu trabalho.

Além de ter sido desenvolvida por seres humanos, a IA é fornecida por meio de elementos criados pelo homem, como silício, plásticos e códigos.

A inteligência humana natural (IHN), entretanto, é muito diferente. Ela é fornecida por meio de uma massa de protoplasma que o pioneiro da IA, Alan Turing, descreveu certa vez como um órgão "com a consistência de um mingau frio".

A IA tornou-se recentemente o "objeto brilhante" nos campos da ciência e da tecnologia. E, embora continuemos a ver a evolução da IA, seus recursos permanecem limitados em comparação à variedade de coisas que o cérebro humano pode fazer.

Uma das características mais notáveis e mais incompreendidas do cérebro é sua plasticidade, ou seja, a capacidade de se reorganizar formando novas conexões neurais ao longo da vida. Essa adaptabilidade é fundamental para o aprendizado, a memória e a recuperação de lesões cerebrais. Por exemplo, quando uma parte do cérebro é danificada, outras partes podem, às vezes, compensar.

A plasticidade cerebral desempenha um papel importante em nossa saúde, felicidade e sucesso em todas as fases da vida. É uma área especialmente importante a ser compreendida e aproveitada quando se considera a saúde e o bem-estar dos idosos.

Atualmente, nos Estados Unidos, as taxas de natalidade continuam a diminuir. Enquanto isso, mais de 10.000 *baby boomers* completam setenta anos todos os dias. E, apesar de fatores como a pandemia de Covid-19, há cada vez mais evidências de que estamos no início de uma revolução da longevidade. Em um futuro não muito distante, espera-se que muitos cidadãos vivam até os cem anos de idade.

Caso você ache isso exagerado, considere o fato de que a expectativa de vida mais do que dobrou nos últimos cem anos.[2]

De muitas maneiras, chegamos a um ponto em que a longevidade se tornou a nova fronteira da humanidade.

À medida que aumentamos o tempo de vida de um ser humano médio, a questão real que se coloca não é a expectativa de vida, mas a expectativa de saúde. A expectativa de vida é o número total de anos que vivemos. A expectativa de saúde é quantos desses anos vivemos com um nível aceitável de saúde e bem-estar.

Em vez de se preocuparem se morrerão muito jovens, muitas pessoas hoje em dia se preocupam em viver muito tempo sem qualidade de vida suficiente. Nos Estados Unidos, a diferença entre a expectativa de vida, ou tempo de vida, e a expectativa de vida saudável, ou tempo de vida saudável, é de quase dez anos.[3]

Embora existam muitos fatores a serem considerados para fechar essa lacuna, a saúde do cérebro ou a neuroplasticidade é uma das principais áreas a serem consideradas e estudadas. Embora vários estudos sejam citados neste livro, foi publicado recentemente um ensaio clínico controlado e randomizado que demonstra pela primeira vez como uma intervenção intensiva no estilo de vida, sem medicamentos, pode melhorar significativamente a cognição e a função em muitos pacientes com comprometimento cognitivo leve ou demência precoce em decorrência da doença de Alzheimer.[4]

Cada vez mais evidências como essa relacionam fatores de estilo de vida com o início e a progressão da demência, incluindo a doença de Alzheimer. Esses fatores incluem dietas prejudiciais à saúde, sedentarismo, estresse emocional e isolamento social. Os resultados desse estudo sugerem que a plasticidade cerebral é um fator crítico em relação a como a mudança dos hábitos diários pode afetar a saúde do cérebro.

Embora ainda haja muito a ser compreendido, há cada vez mais evidências que desafiam a noção de longa data de que o cérebro adulto é imutável. Em vez disso, estamos vendo estudos e dados que oferecem uma perspectiva mais esperançosa: de que nosso cérebro é dinâmico, capaz de crescer e mudar em qualquer idade. A plasticidade cerebral é uma característica notável do cérebro humano que sustenta nossa capacidade de aprender, adaptar-se e recuperar-se. Sua importância para a saúde e o bem-estar não pode ser subestimada, pois influencia o desenvolvimento cognitivo, a recuperação de lesões, a saúde mental, o envelhecimento e a adaptabilidade. Ao entendermos e aproveitarmos o poder da neuroplasticidade por meio de escolhas de estilo de vida e intervenções terapêuticas, temos o potencial de ampliar nosso entendimento e aprendizado para melhorar a saúde do cérebro, a resiliência e a qualidade de vida geral para todos.

Tom Lawry
Autor de Hacking Healthcare.

Referências

1. Emma Scott, How much does the human brain weigh? *Med Health Daily*, https://www.medhealthdaily.com/how-much-does-the-human-brain-weigh/
2. Max Roser, Twice as long – life expectancy around the world, *Our World in Data*, 8 de outubro de 2018. https://ourworldindata.org/life-expectancy-globally
3. Ken Dychtwald, Lifespan versus Healthspan, 2 de setembro de 2021, *LinkedIn*. https://www.linkedin.com/pulse/lifespan-versus-healthspan-ken-dychtwald/
4. Ornish, D., Madison, C., Kivipelto, M. et al. Effects of intensive lifestyle changes on the progression of mild cognitive impairment or early dementia due to Alzheimer's disease: a randomized, controlled clinical trial. *Alz Res Therapy* 16, 122 (2024). https://doi.org/10.1186/s13195-024-01482-z

Introdução

A neuroplasticidade é uma das maiores dádivas de nossa existência. Nosso cérebro é plástico! Nosso cérebro é uma obra de arte em andamento!

Há uma base de dados em rápida mudança de intervenções baseadas em evidências para nos ajudar a ser os melhores artistas possíveis na obra de arte em evolução de nossos aprimoramentos neuroplásticos. Esse conhecimento é uma dádiva. Ele é empoderador, porque a construção de cérebros maiores e melhores foi documentada na neurociência em evolução aqui descrita. A inteligência artificial pode acrescentar superpoderes aos nossos esforços conjuntos na Revolução da Neuroplasticidade Inteligente.

O uso dessas intervenções baseadas em evidências pode ser bom para os negócios, a educação, a saúde, o governo, a filantropia e o desenvolvimento pessoal, conforme descrito nesta obra. A não utilização dessas intervenções baseadas em evidências deixa todos nós sob o risco de resultados prejudiciais, também descritos no livro, que incluem o aumento dos custos da saúde.

Essas mudanças são urgentemente necessárias e podem ser facilitadas de maneiras que as pessoas gostem. Apreciá-las é essencial, porque as pessoas querem fazer o que é divertido, fácil, portátil, culturalmente adaptável e gratuito ou de baixo custo.

Outra boa notícia é que muitas dessas intervenções baseadas em evidências também melhoram a saúde e o bem-estar físico, mental, neurobiológico, emocional, profissional e social. Isso pode influenciar uma economia significativa nos custos de saúde, bem como ajudar a promover uma melhor qualidade de vida, com um discurso mais civilizado e uma coexistência pacífica.

A Psicologia Positiva[2] é o foco deste texto, porque as emoções negativas podem ser prejudiciais aos neurônios, enquanto as emoções positivas podem aumentar a saúde das células cerebrais. Além disso, é mais provável que as pessoas façam o que é divertido. É uma sorte que várias dessas intervenções baseadas em evidências sejam divertidas, fáceis, portáteis, culturalmente adaptáveis e gratuitas ou de baixo custo. Isso é pertinente ao longo de toda a vida.

Meus estudos sobre neuroplasticidade, ao longo de décadas, começaram com o foco no incremento do Efeito Flynn[3] de aumento dos índices de QI observado nas últimas décadas em 34 países. No início, meus estudos foram realizados pelo prazer de aprender e ajudar pessoas saudáveis. Minha missão era capacitar os superdotados que têm um histórico de serviço para o bem. O que me fez parar para pensar foi saber da frequência com que uma nova pessoa era diagnosticada com demência na população mundial.

A Revolução da Neuroplasticidade Inteligente é urgente. Potencializar a neuroplasticidade para seu cérebro envelhecer de forma saudável é urgente. Usar nossos melhores esforços humanos com inteligência artificial para acelerar um esforço internacional para aprimorar a neuroplasticidade, aumentar a pró-socialidade e aumentar a inteligência humana como forma preferencial de prevenir, retardar o início e/ou reverter a demência é urgente. Juntos, podemos desenvolver "superpoderes para a mudança" em nossos esforços para tornar o mundo um lugar melhor para todos.

1

Nossos cérebros são plásticos... Nossas obras de arte cerebrais em andamento

Nossos cérebros são plásticos. A mídia tem sido sobrecarregada com todas as evidências negativas e preocupantes sobre como os seres humanos causam danos cerebrais. Beber álcool em excesso. Lidar mal com o estresse. Praticar poucos exercícios físicos. Dormir de forma inadequada e insuficiente. Lesões cerebrais traumáticas. A lista é longa.

Felizmente, os neurocientistas começaram a nos trazer notícias mais positivas, encorajadoras e fortalecedoras. Há uma onda crescente de pesquisas que fornecem intervenções baseadas em evidências associadas ao aprimoramento de nossos cérebros. Isso é expresso de forma mais sucinta no título do livro *Enriching Heredity*,[1] escrito por Marian Diamond, PhD, que foi pioneira em provar de quantas maneiras podemos ter esse impacto muito positivo em nossos cérebros. Isso certamente faz dela a "Mãe da Neuroplasticidade", a primeira a mostrar que nossos cérebros são plásticos.

Desde que ouvi a Dra. Diamond descrever o quanto podemos influenciar o "enriquecimento da hereditariedade", sua pesquisa está presente em tudo o que faço, seja escrevendo, falando, seja planejando meu dia. Cada um de nós é o artista com maior impacto na mudança da obra de arte em evolução de nossos cérebros plásticos, pois influenciamos a maneira como nossos cérebros mudam ao longo de nossa vida. Isso é empoderador.

Digo "maior impacto" porque há alguma verdade no ditado que diz que nos tornamos as pessoas com quem convivemos. As emoções são contagiosas. As pessoas que sabem coisas que não sabemos podem nos ajudar a aprender. Cada um de nós tem sua própria versão de como isso acontece em nossa vida.

Em minha juventude, eu não me encaixava muito bem nesse molde de me tornar a pessoa com quem eu andava. Como a sétima de sete filhos nascidos em uma fazenda, seis dos quais fugiram de casa e vários dos quais não concluíram o ensino médio, frequentar a universidade era algo anormal. Uma das principais críticas feitas a mim em minha juventude foi: "Tudo o que você quer fazer o tempo todo é *ler*!".

Isso foi anos antes de eu aprender que tudo o que realmente quero fazer é *ler*, *escrever* e *ensinar* neuroplasticidade, porque temos muitas maneiras de nos beneficiar ao saber que nossos cérebros são plásticos e que somos os artesãos que influenciam essas obras de arte cerebrais em andamento. Nossa jornada de vida pode incluir o "enriquecimento da hereditariedade".

Descobertas de Flynn para a diversão futura

O Efeito Flynn sugere que devemos estar fazendo algo certo, já que aumentos na inteligência humana foram documentados nas últimas décadas em 34 países.[2] Mesmo Flynn teve seus críticos, e talvez o mais notável deles seja Arthur Jensen, que se opôs a alguns aspectos dos trabalhos de Flynn e de seus colegas. Sem se deixar abater, Flynn modelou uma perspectiva sábia.[3]

> Vou detalhar o que aprendi em meu longo debate com Arthur Jensen. Ele era insubstituível no sentido de que, muitas vezes, você aprende mais com pensadores que desafiam opiniões que você tende a considerar como certas. Eles o sacodem de seu sono dogmático e o forçam a defender suposições feitas sem reflexão que clamam por esclarecimento.
>
> *(Flynn, 2018)*[3]

A descoberta de Flynn e de seus colegas de que a inteligência humana tem aumentado nas últimas décadas é conhecida como Efeito Flynn. Isso nos empodera. Que tipo de futuro podemos imaginar para nós mesmos e para os outros? Nossos esforços concentrados podem aumentar o Efeito Flynn? Se sim, em quanto? Para quem? Com que rapidez? Quais habilidades neurocognitivas podem ser melhoradas? Quais intervenções baseadas em evidências podem ter os melhores, mais fortes e mais amplos efeitos? Por onde devemos começar?

É nessas perguntas que a diversão começa. A extensa visão geral da pesquisa aqui escrita nos fornece tantas intervenções baseadas em evidências associadas a ganhos neurocognitivos que podemos rir à vontade, usando toda a lista de intervenções de múltipla escolha que personalizamos usando inteligência artificial e revisamos com nosso profissional de saúde.

Rir ao longo do caminho é uma boa ideia, como você lerá mais adiante. Mas, primeiro, um pouco mais sobre o Efeito Flynn.

Uma análise recente de conjuntos de dados de 72 países, incluindo 299.155 participantes, corroborou o Efeito Flynn do aumento das pontuações de QI.[4] As gerações mais jovens e os países de renda média tiveram Efeitos Flynn mais fortes.

Temos muito a comemorar

Estar vivo na era da tecnologia nos dá acesso em tempo real à neurociência em evolução. Isso continua a ser uma grande dádiva, pois torna muito mais eficiente a minha paixão por ler, escrever e ensinar neuroplasticidade. Outro motivo para comemorar é que neurocientistas renomados continuam a refinar, modificar e adicionar muitas opções de temas e variações de intervenções baseadas em evidências associadas à condução da neuroplasticidade em uma direção positiva, em qualquer idade e independentemente dos níveis de habilidade. Muitas delas são discutidas em capítulos posteriores deste livro.

As emoções positivas estão no topo dessa lista de opções baseadas em evidências. Elas aumentam os neuroquímicos que melhoram a saúde do cérebro e diminuem os químicos do estresse que, se prolongados, podem ter um impacto negativo na neuroplasticidade. Como as emoções são contagiosas, esses benefícios de aprimoramento cerebral dos neuroquímicos associados às suas emoções positivas podem ser igualmente benéficos para as pessoas que testemunham e compartilham sua felicidade e suas risadas. Ao servir a si mesmo sendo alegre, você compartilha os benefícios do envelhecimento saudável do cérebro com as pessoas que passam algum tempo sendo felizes com você.

A gelotologia é o estudo do riso, e pesquisas recentes sugerem que a prescrição do riso melhora o envelhecimento saudável.[5] O riso é de baixo risco, está ao alcance de todos, é facilmente provocado, é aceitável em muitos ambientes, especialmente se for para celebrar uma pessoa de alguma forma, tem poucos ou nenhum efeito colateral e pode melhorar a saúde geral e a longevidade.

A inteligência artificial usada com a criatividade e a sabedoria humanas é outro grande motivo de comemoração. Os cérebros humanos criaram a inteligência artificial, e esses mesmos cérebros podem aprimorar a neuroplasticidade usando-a com sabedoria, conforme será ampliado aqui.

Mais idosos, menos incidência de demência

O *Estudo das Freiras*[6] combinou avaliações anuais da função cognitiva e física com avaliações neuropatológicas pós-morte. O "padrão ouro" para o envelhecimento saudável, a Irmã Matthia, continuou a ser "feliz, produtiva e vivaz" até o fim de sua vida, apenas algumas semanas antes dos 105 anos, tendo "desfrutado de mais de cem anos de vida sem demência". A "vida, a capacidade cognitiva e a longevidade da Irmã Marcella eram extraordinárias". Aos cem anos, sua pontuação no Miniexame do Estado Mental (MEEM) foi de 28/30, indicando um funcionamento cognitivo muito bom. No pós-morte, "ela tinha um cérebro notavelmente limpo e grande" quando morreu, aos 101 anos.

Dos 27 cérebros de centenários, havia três centenários "supernormais" que mantiveram um bom funcionamento mental; em seus achados neuropatológicos "não foram encontradas alterações senis aparentes ou lesões isquêmicas". Os achados pós-morte dos 27 cérebros centenários não eram "fundamentalmente diferentes" dos achados dos cérebros de pessoas menos idosas.[7]

As pesquisas que mostram uma redução na taxa de incidência de demência de 13% por década na Europa e nos Estados Unidos também são encorajadoras. É possível obter um envelhecimento saudável sem demência,[7-11] mesmo com lesões pós-morte.[7]

A neurociência oferece intervenções baseadas em evidências para "prevenir, retardar o início e/ou reverter" o declínio cognitivo e a demência[12-14] e para melhorar a arquitetura e a função do cérebro.[15-30]

Estudos sugerem que a demência senil pode ser vista como "relacionada à idade", porque ocorre em idades específicas, "em vez de ser um distúrbio 'relacionado à idade' (ou seja, causado pelo próprio processo de envelhecimento)".[31] Centenários holandeses que obtiveram 26 pontos ou mais no MEEM mantiveram seu alto nível de desempenho cognitivo dois anos depois.[32,33]

Embora as porcentagens variassem, havia centenários sem demência em muitos países. O *Estudo Centenário Fordham* não encontrou nenhuma ou pouquíssimas limitações cognitivas em 119 centenários.[10] Uma análise de 11.084 registros eletrônicos de centenários no Reino Unido encontrou apenas 12% das mulheres e 6% dos homens diagnosticados com demência.[34] Quase 57% de 228 indivíduos chineses com idade entre cem e 112 anos eram independentes.[35] O *Estudo do Coração de Framingham*[36] encontrou um declínio na incidência de demência ao longo de três décadas.

Em 57 centenários livres de demência, a descoberta de que "uma conectividade funcional mais forte entre a rede de controle frontoparietal direita" e uma conectividade funcional mais forte em comparação com indivíduos de 76 a 79 anos demonstraram uma eficiência neuronal bilateral mais intacta. Isso "pode estar relacionado à resistência ao declínio cognitivo em nossa coorte de quase centenários e centenários livres de demência que podem ser considerados como idosos bem-sucedidos".[37]

Uma teoria sobre como alguns permanecem cognitivamente eficientes propõe que, durante sua vida pré-natal e neonatal, a seleção de neurônios para organizar áreas específicas do córtex foi mais precisa. Assim, menos neurônios que eram vulneráveis à degeneração promovida pelos depósitos de amiloide conseguiram sobreviver. Isso deixou um conjunto de neurônios mais saudável e forte para os circuitos neurais corticais, que poderiam resistir às mudanças relacionadas à idade.[38]

Uma compressão da morbidade foi documentada.[39-42] Viver mais de um século em boa saúde com morbidade reduzida é "um bom modelo de envelhecimento bem-sucedido".[42]

Entre os motivos pelos quais o exercício continua sendo importante está o fato de que ele aumenta os fatores cerebrais que podem desempenhar um papel na "reversão do envelhecimento do cérebro" e "melhorar o funcionamento cognitivo".[43-45] Idosos chineses com comprometimento cognitivo leve (CCL) apresentaram ganhos cognitivos, menos depressão e melhor equilíbrio após doze semanas de dança em grupo.[46] Após dezoito meses de dança, os participantes melhoraram o equilíbrio e aumentaram o volume do hipocampo,[47] conforme medido por ressonância magnética, em comparação com indivíduos cuja rotina de condicionamento físico era convencional. Um aumento do BDNF (sigla em inglês para fator neurotrófico derivado do cérebro) plasmático foi encontrado em dançarinos cuja atenção e memória espacial foram melhoradas.[48] Veremos muito mais sobre isso em capítulos posteriores.

Como artistas que criam a obra de arte de nossos cérebros em evolução, somos fortalecidos pela pesquisa que nossos neurocientistas oferecem. Rir e celebrar nossos esforços para melhorar a química, a arquitetura e a função de nossos cérebros plásticos seria benéfico para nós e, potencialmente, para aqueles com quem passamos o tempo, conforme descrito anteriormente.

Com nossos esforços, podemos nos divertir influenciando ainda mais as descobertas de Flynn. Temos uma variedade enorme de opções para comemorar e desfrutar em nossos esforços para prevenir, retardar o início e/ou reverter a demência por meio da construção de cérebros maiores e melhores.

Nós somos os artesãos. Que comece a dança! Deixe que a nossa alegria e o nosso riso aprimorem nossas obras de arte cerebrais em andamento, enquanto celebramos o fato de que nossos cérebros são plásticos.

Referências

1. Diamond MC. (1988*). Enriching Heredity: The Impact of the Environment on the Anatomy of the Brain.* New York: The Free Press.
2. Flynn JR. (2012). *Are We Getting Smarter? Rising IQ in the Twenty-First Century.* Nova York: Cambridge University Press.
3. Flynn JR. (2018). Reflections about Intelligence over 40 Years. *Intelligence*, 70:73–83. https://doi.org/10.1016/j.intell.2018.06.007
4. Wongupparaj P, Wongupparaj R, Morris RG & Kumari V. (2023). Seventy Years, 1000 Samples, and 300,000 SPM Scores: A New Meta-Analysis of Flynn Effect Patterns. *Intelligence*, 98:101750. https://doi.org/10.1016/j.intell.2023.101750
5. Gonot-Schoupinsky F. (2023) From Positive Psychology to Positive Biology: Laughter and Longevity. *Explor Med*, 4: 1109-1115. https://doi.org/10.37349/emed.2023.00198
6. Snowdon DA. (2003). Healthy Aging and Dementia: Findings from the Nun Study. *Ann Intern Med*, 139:450-454. https://doi.org/10.7326/0003-4819-139-5_part_2-200309021-00014
7. Mizutani T & Shimada H. (1992). Neuropathological Background of Twenty-Seven Centenarian Brains. *J Neurol Sci*, 108:168-177. https://doi.org/ 10.1016/0022-510X(92)90047-O
8. Andersen-Ranberg K, Vasegaard L & Jeune B. (2001). Dementia Is Not Inevitable: A Population-Based Study of Danish Centenarians. *J Gerontol B Psychol Sci Soc Sci*, 56: 152-159. https://doi.org/10.1093/geronb/56.3.P152
9. Perls TT. (2004). Centenarians Who Avoid Dementia. *Trends Neurosci*, 27:633-636. https://doi.org/10.1016/j.tins.2004.07.012
10. Jopp DS, Park M-KS, Lehrfeld J & Paggi ME. (2016). Physical, Cognitive, Social and Mental Health in Near-Centenarians and Centenarians Living in New York City: Findings from the Fordham Centenarian Study. *BMC Geriatr*, 16:1. https://doi.org/10.1186/s12877-015-0167-0
11. Qiu C & Fratiglioni L. (2018). Aging without Dementia Is Achievable: Current Evidence from Epidemiological Research (Evidências atuais de pesquisas epidemiológicas). *J Alzheimer* Dis, 62:933-942. https://doi.org/10.3233/JAD-171037
12. Ball KK, Berch DB, Helmers KF, Jobe JB, Leveck MD, Mariske M, Morris JN, Rebok GW, Smith DM, Tennstedt SL, Unverzagt FW, Willis SL e o Grupo de Estudos ACTIVE. (2002). Effects of Cognitive Training Interventions with Older Adults: A Randomized Controlled Trial. *JAMA*, 288:2271-2281. https://doi.org/10.1001/jama.288.18.2271
13. Ball KK, Ross LA, Roth DL & Edwards JD. (2013). Speed of Processing Training in the Active Study: Who Benefits? *J Aging Health*, 25:65S-84S. https://doi.org/10.1177/0898264312470167
14. Mahncke H, Bronstone A & Merzenich MM. (2006). Brain Plasticity and Functional Losses in the Aged: Scientific Bases for a Novel Intervention. *Prog Brain Res*, 157:81-109. doi: 10.1016/S0079-6123(06)57006-2
15. Diamond MC. (1988). *Enriching Heredity: The Impact of the Environment on the Anatomy of the Brain*. New York: The Free Press.

16. Diamond MC. (2001). Response to the Brain of Enrichment. *An Acad Bras Cienc*, 73:211-220. https://doi.org/10.1016/B0-08-043076-7/03626-3
17. Pereira AC, Huddleston DE, Brickman AM, Sosunov AA, Hen R, Mckhann GM, et al. (2007). An in Vivo Correlate of Exercise-Induced Neurogenesis in the Adult Dentate Gyrus. *Proc Natl Acad Sci U S A*, 104:5638-5643. https://doi.org/10.1073/pnas.0611721104
18. Angevaren M, Aufdemkampe G, Verhaar HJJ, Aleman A & Vanhees L. (2008). Physical Activity and Enhanced Fitness to Improve Cognitive Function in Older People without known Cognitive Impairment. *Cochrane Database Syst Rev*, 2:CD005381. https://doi.org/10.1002/14651858.CD00 5381.pub3
19. Larson EB. (2008). Physical Activity for Older Adults at Risk for Alzheimer Disease. *JAMA*, 300: 1077-1079. https://doi.org/10.1001/jama.300.9.1077
20. Baker LD, Frank LL, Foster-Schubert K, Green PS, Wilkinson CW, McTiernan A, et al. (2010). Effects of Aerobic Exercise on Mild Cognitive Impairment: A Controlled Trial. *Arch Neurol*, 67:71-79. https://doi.org/10.1001/archneurol.2009.307
21. Lojovich JM. (2010). The Relationship between Aerobic Exercise and Cognition: Is Movement Medicinal? *J Head Trauma Rehabil*, 25:184-192. https://doi.org/10.1097/HTR.0b013e3181dc78cd
22. Erickson KI, Voss MW, Prakash RS, Basak C, Szabo A, Chaddock L, et al. (2011). Exercise Training Increases Size of Hippocampus and Improves Memory. *Proc Natl Acad Sci U S A*, 108:3017-3022. https://doi.org/10.1073/pnas.1015950108
23. Erickson KI, Leckie RL & Weinstein AM. (2014). Physical Activity, Fitness, and Gray Matter Volume. *Neurobiol Aging*, 35:20-28. https://doi.org/10.1016/j.neurobiolaging.2014.03.034
24. Jessberger S & Gage FH (2014). Adult Neurogenesis: Bridging the Gap between Mice and Humans. *Trends Cell Biol*, 24:558-563. https://doi.org/10.1016/j.tcb.2014.07.003
25. Nagamatsu LS, Flicker L, Kramer AF, Voss MW, Erickson KI, Hsu CL, et al. (2014). Exercise Is Medicine, for the Body and the Brain. *Br J Sports Med*, 48: 943-944. doi: 10.1136/bjsports-2013-093224. Epub 2014 Mar 21.
26. Niemann C, Godde B & Voelcker-Rehage C. (2016). Senior Dance Experience, Cognitive Performance, and Brain Volume in Older Women. Neural Plast: 9837321. https://doi.org/10.1155/2016/9837321
27. Ryan SM & Nolan Y. (2016). Neuroinflammation Negatively Affects Adult Hippocampal Neurogenesis and Cognition. Neurosci *Biobehav Rev*, 61: 121-131. https://doi.org/10.1016/j.neubiorev.2015.12.004
28. Shaffer J. (2016). Neuroplasticidade e prática clínica: Building Brain Power for Health. *Front Psychol*, 7:1118. https://doi.org/10.3389/fpsyg.2016.01118
29. Burzynska AZ, Jiao Y, Knecht AM, Fanning J, Awick EA, Chen T, et al. (2017). White Matter Integrity Declined Over 6-Months, but Dance Intervention Improved Integrity of the Fornix of Older Adults. *Front Aging Neurosci*, 9:59. https://doi.org/10.3389/fnagi.2017.00059
30. Edwards JD, Fausto BA, Tetlow AM, Crorna RT & Valdés EG. (2018). Systematic Review and Meta-Analyses of Useful Field of View Cognitive Training. *Neurosci Biobehav Rev*, 84:72-91. https://doi.org/10.1016/j.neubiorev.2017.11.004
31. Ritchie K & Kildea D. (1995). Is Senile Dementia "age-related" or "ageing-related"? – Evidence from Meta-Analysis of Dementia Prevalence in the Oldest Old. *Lancet*, 346:931-934. DOI: 10.1016/s0140-6736(95)91556-7
32. Beker N, Sikkes SAM, Hulsman M, Schmand B, Scheltens P & Holstege H. (2019). Neuropsychological Test Performance of Cognitively Healthy Centenarians: Normative Data from

the Dutch 100-Plus Study (Dados normativos do estudo holandês 100-Plus). *J Am Geriatr Soc*, 67: 759-767. https://doi.org/10.1111/jgs.15729

33. Beker N, Sikkes SAM, Hulsman M, Tesi N, van der Lee SJ, Scheltens P, et al. (2020). Longitudinal Maintenance of Cognitive Health in Centenarians in the 100-Plus Study. *JAMA Netw Open*, 3:e200094. https://doi.org/10.1001/jamanetworkopen.2020.0094
34. Hazra NC, Dregan A, Jackson S & Gulliford MC. (2015). Differences in Health at Age 100 According to Sex: Population-Based Cohort Study of Centenarians Using Electronic Health Records. *J Am Geriatr Soc*, 63:1331-1337. https://doi.org/10.1111/jgs.13484
35. Huang Z, Chen Y, Zhou W, Li X, Qin Q, Fei Y, et al. (2020). Analyzing Functional Status and Its Correlates in Chinese Centenarians: A Cross-Sectional Study. Nurs Health Sci: 1-9. https://doi.org/10.1111/nhs.12707. (Epub).
36. Satizabal CL, Beiser AS, Chouraki V, Chene G, Dufouil C & Seshadri S. (2016). Incidence of Dementia over Three Decades in the Framingham Heart Study. *N Engl J Med*, 374:523-532. https://doi.org/10.1056/NEJMoa 1504327
37. Jiang J, Liu T, Crawford JD, Kochan NA, Brodaty H, Sachdev PS, et al. (2020). Stronger Bilateral Functional Connectivity of the Frontoparietal Control Network in Near-Centenarians and Centenarians without Dementia. *Neuroimage*, 215:116855. https://doi.org/10.1016/j.neuroimage.2020.116855
38. Bugiani O. (2020). The Puzzle of Preserved Cognition in the Oldest Old. *Neurol Sci*, 41:441-447. https://doi.org/10.1007/s10072-019-04111-y
39. Andersen SL, Sebastiani P, Dworkis DA, Feldman L & Perls TT. (2012). Health Span Approximates Life Span among Many Supercentenarians: Compression of Morbidity at the Approximate Limit of Life Span. *J Gerontol A Biol Sci Med Sci*, 67A:395-405. https://doi.org/10.1093/gerona/glr223
40. Richmond RL, Law J & Kay-Lambkin F. (2012). Morbidity Profiles and Lifetime Health of Australian Centenarians. *Australas J Ageing*, 31:227-232. https://doi.org/10.1111/j.1741-6612.2011.00570.x
41. Sebastiani P, Gurinovich A, Nygaard M, Sasaki T, Sweigart B, Bae H, et al. (2019). APOE Alleles and Extreme Human Longevity. *J Gerontol A Biol Sci Med Sci*, 74:44-51. https://doi.org/10.1093/gerona/gly174
42. Hashimoto K, Kouno T, Ikawa T, Hayatsu N, Miyajima U, Yabukami H, et al. (2019). Single--Cell Transcriptomics Reveals Expansion of Cytotoxic CD4 T Cells in Supercentenarians. *Proc Natl Acad Sci U.S.A.*, 116:24242-24251. https://doi.org/10.1073/pnas.1907883116
43. Baker LD, Bayer-Carter JL, Skinner J, Montine TJ, Cholerton BA, Callaghan M, et al. (2012). High-Intensity Physical Activity Modulates Diet Effects on Cerebrospinalβ-Amyloid Levels in Normal Aging and Mild Cognitive Impairment. *J Alzheimer* Dis, 28:137-146. https://doi.org/10.3233/JAD-2011-111076
44. Baker LD. (2015). Aerobic Exercise Reduces CSF Levels of Phosphorylated Tau in Older Adults with MCI. *Apresentação* na *Conferência Internacional de 2015 da Associação de Alzheimer* (Winston-Salem, NC).
45. Horowitz AM, Fan X, Bieri G, Smith LK, Sanchez-Diaz CI, Schroer AB, et al. (2020). Blood Factors Transfer Beneficial Effects of Exercise on Neurogenesis and Cognition to the Aged Brain. *Science*, 369:167-173. https://doi. org/10.1126/science.aaw2622
46. Wang S, Yin H, Meng X, Shang B, Meng Q, Zheng L, et al. (2019). Effects of Chinese Square Dancing on Older Adults with Mild Cognitive Impairment. Geriatr *Nurs*, 41:290-296. https://doi.org/10.1016/j.gerinurse.2019.10.009

47. Rehfeld K, Müller P, Aye N, Schmicker M, Dordevic M, Kaufmann J, et al. (2017). Dança ou esporte de condicionamento físico? The Effects of Two Training Programs on Hippocampal Plasticity and Balance Abilities in Healthy Seniors. *Front Hum Neurosci*, 11:305. https://doi. org/10.3389/fnhum.2017.00305
48. Rehfeld K, Luders A, Hoekelmann A, Lessmann V, Kaufmann J, Brigadski T, et al. (2018). Dance Training Is Superior to Repetitive Physical Exercise in Inducing Brain Plasticity in the Elderly. *PLoS ONE*, 13:e0196636. https://doi. org/10.1371/journal.pone.0196636

2

Devemos estar fazendo alguma coisa certa

O Efeito Flynn sugere que devemos estar fazendo algumas coisas certas, uma vez que aumentos na inteligência humana foram documentados nas últimas décadas em 34 países.[1-3] Repetir isso está relacionado a quanta diversão pode ser obtida em atividades que influenciam novos aumentos do Efeito Flynn localmente e em todo o mundo para todos os envolvidos. Na minha juventude, eu passava o máximo de tempo possível sentada no chão, aos pés da minha querida avó, observando-a passar horas lendo. Essa foi uma das influências positivas na minha escolha de atividades que influenciaram a evolução da arte do meu cérebro muito jovem. Ela estava fazendo a coisa certa. Ela era um exemplo de aprovação do desejo de ler.

Temos muitos exemplos inspiradores, pessoais e documentados, com os quais podemos aprender. Antes que a palavra "neuroplasticidade" entrasse em nosso vocabulário, esses modelos estavam aprimorando sua neuroplasticidade fazendo algumas coisas certas.

Idosos positivos

Os dados classificaram 1.303 participantes do Biobanco do Reino Unido em grupos com base nos resultados de seus testes de inteligência fluida, coletados durante sete a nove anos com um questionário de tela sensível ao toque.[4] O resultado foi uma precisão de 77% na previsão de "envelhecimento positivo" *versus* declínio cognitivo. Os 563 participantes com envelhecimento positivo tiveram uma inclinação positiva em seus resultados de teste, indicando um aprimoramento da função cerebral ao longo do tempo; 360 mantiveram o funcionamento neurocognitivo com pouca alteração ao longo do tempo; e 380 participantes tiveram um declínio ao longo do tempo em suas medidas de inteligência fluida. Amostras de plasma foram usadas para avaliar a matriz metabolômica.

Os participantes com envelhecimento positivo tinham partículas de lipoproteína de baixa densidade (LDL) com um diâmetro médio mais alto, que tinham menor probabilidade de "contribuir para a formação de placas". Aqueles com contagens mais altas de plaquetas tinham maior probabilidade de apresentar declínio neurocognitivo, o que "pode ser devido ao aumento do risco de trombose, que poderia afetar negativamente o fluxo sanguíneo e o transporte de nutrientes para o cérebro". Os níveis de piruvato também foram mais altos na linha de base no grupo de envelhecimento positivo. Eles opinaram que seus "resultados sugerem que o envelhecimento cognitivo ideal pode não estar relacionado à idade em si, mas a fatores biológicos que podem ser passíveis de mudanças no estilo de vida ou farmacológicas". Com essa perspectiva mais positiva sobre o envelhecimento saudável de nossos cérebros, a pesquisa sobre os indivíduos que mantêm e/ou melhoram as boas habilidades neurocognitivas em idades avançadas poderia melhorar o envelhecimento bem-sucedido da população em geral. Essa pesquisa precisa "incorporar marcadores longitudinais estruturais, funcionais e moleculares de imagens cerebrais usando a ressonância magnética (RM) para prever melhor as trajetórias cognitivas". Essa é uma das muitas maneiras pelas quais a inteligência artificial usada com supervisão e criatividade humanas poderia acelerar essa pesquisa essencial e potencializar a neuroplasticidade.

Em um estudo longitudinal de base populacional, pessoas com idade média de 68,8 anos, realizaram uma tarefa de memória enquanto se submetiam a exames de ressonância magnética funcional (fMRI).[5] Eles "foram classificados como bem-sucedidos ou medianos" em relação ao desenvolvimento cognitivo durante os quinze a vinte anos em que participaram do estudo. Havia 51 idosos bem-sucedidos e 51 idosos com a mesma idade. O sinal BOLD (sigla em inglês para ressonância magnética funcional dependente do nível de oxigenação sanguínea) de sua fMRI foi maior nos idosos bem-sucedidos do que nos participantes medianos, "principalmente no CPF [*córtex pré-frontal*] bilateral e no hipocampo esquerdo". A ativação do hipocampo foi correlacionada com o desempenho da memória. Nos idosos comuns, essa ativação foi menor do que em um grupo de referência de 35,3 anos, mas, nos idosos bem-sucedidos, não foi menor do que no grupo de referência de 35,3 anos. Eles opinaram que "um mecanismo por trás do envelhecimento cognitivo bem-sucedido pode ser a preservação da função do HC combinada com uma alta responsividade frontal". HC é hipocampo, a parte do cérebro que está associada à memória e ao aprendizado. A criatividade humana e a supervisão da inteligência artificial usada no desenvolvimento de dispositivos vestíveis para avaliar esses sinais cerebrais podem contribuir para a nossa Revolução da Neuroplasticidade Inteligente, para que possamos continuar fazendo várias coisas certas.

"Superidosos"

Um conjunto crescente de pesquisas sobre os "superidosos" pode aumentar a determinação de empregar responsavelmente a inteligência artificial no uso da neurociência em evolução para aprender com esses modelos de excelente saúde cerebral ao longo de uma vida prolongada, identificar a melhor forma de avaliar e atender às suas necessidades e desenvolver aplicativos para aprimorar o Efeito Flynn de forma mais eficaz, mais ampla e para um número maior de cidadãos globais. Embora o padrão típico seja o declínio da memória com o envelhecimento, nossos "superidosos" têm funções de memória semelhantes às de indivíduos vinte anos mais jovens do que a idade em que foram avaliados. Portanto, os "superidosos" nos oferecem uma nova perspectiva sobre o envelhecimento cognitivo.

A avalanche de pesquisas sobre os "superidosos" é valiosa para nos ajudar a projetar nossa Revolução da Neuroplasticidade Inteligente. Ao revisar 21 estudos sobre esses adultos cognitivamente resilientes, observou-se que a maneira como eles preservaram seu córtex foi seletiva.[6,7] "Nesse contexto, o córtex cingulado anterior é destacado como uma assinatura histológica e de imagem desses subconjuntos." Em comparação com indivíduos de controle com a mesma idade, o córtex cingulado anterior era significativamente mais espesso nos "superidosos", assim como o hipocampo. Suas habilidades de memória foram positivamente correlacionadas com a espessura cortical média do córtex cingulado nesses "superidosos" adultos. Vale a pena observar que os depósitos de amiloide tinham níveis semelhantes nos "superidosos" e nos controles. Esses pesquisadores opinaram que "a resiliência cerebral pode ser parcialmente independente da neurodegeneração".

Os seres humanos cuja memória episódica é igual ou melhor do que a de adultos de meia-idade são considerados "superidosos"; eles nos dão um modelo positivo e proporcionam uma oportunidade de estudar como seus cérebros alcançam essa excelente resiliência neurocognitiva.[8] Os testes neuropsicológicos detalhados incluíram:

> Intervalo de Dígitos para a Frente e para Trás, Teste de Trilhas A e B, Fluência Verbal (animais) e Fluência Verbal de Letras, Figura Complexa de Rey-Osterrieth (cópia e recordação tardia), memória lógica da Escala de Memória de Wechsler, Teste de Aprendizado Auditivo-Verbal de Rey, versão de sessenta itens do Teste de Nomeação de Boston e Quociente de Inteligência Estimado medido com a Escala de Inteligência de Wechsler para Adultos, terceira edição.

Com base em um grupo de indivíduos com oitenta anos ou mais, eles identificaram quatorze que se qualificavam como "superidosos" e um grupo de controle de dezessete pessoas que eram cognitivamente medianas. Foram obtidas imagens de ressonância magnética funcional em estado de repouso em 3T e 7T nesses participantes. "As principais redes que diferenciaram os 'superidosos' e os controles idosos foram as redes de modo padrão, saliência e linguagem." Eles opinaram que esses achados de conectividade funcional "podem fornecer potenciais biomarcadores de imagem para prever 'superidosos'. O campo de 7T é promissor como ambiente de estudo mais apropriado para detectar com precisão os padrões de conectividade funcional em 'superidosos'."

Um estudo definiu os "superidosos" como tendo entre sessenta e oitenta anos de idade e desempenho "igual ou superior ao valor para adultos jovens" com idades entre dezoito e 32 anos na "medida de recordação livre de longa duração" do CVLT (sigla em inglês para Teste de Aprendizagem Verbal da Califórnia), bem como "não inferior a 1 DP [*desvio-padrão*] abaixo da média para sua faixa etária no Teste de Trilhas parte B".[9] Os "superidosos"

> tiveram um desempenho melhor do que os adultos mais velhos típicos no Teste 1 do CVLT, no Teste 5, no aprendizado total, na taxa de intrusão de recordação livre de longa duração e no agrupamento semântico de recordação livre de longa duração, e apresentaram uma tendência de melhor desempenho na precisão da memória de reconhecimento de longa duração.

Os "superidosos" tinham um córtex significativamente mais espesso em alguns locais. Eles também preservaram o volume do hipocampo, que estava associado ao desempenho da memória. Esses pesquisadores opinaram que seus resultados "indicam que adultos mais velhos com habilidades de memória jovem têm regiões cerebrais jovens nos principais nós paralímbicos e límbicos das redes de modo padrão e de saliência que apoiam os processos atencionais, executivos e mnemônicos que servem à função da memória".

Outro estudo considerou "superidosos" as pessoas com mais de oitenta anos de idade "com desempenho de memória episódica pelo menos tão bom quanto os valores normativos para pessoas de cinquenta a 65 anos de idade".[10] O córtex cerebral desses "superidosos" era significativamente mais espesso do que o de seus pares saudáveis com a mesma idade, e não apresentava atrofia em comparação com o grupo saudável mais jovem. Além disso, "uma região do córtex cingulado anterior esquerdo era significativamente mais espessa nos 'superidosos' do que nos controles idosos e de meia-idade". A inteligência artificial poderia ajudar no desenvolvimento de pesquisas essenciais para entender os fatores relacionados a como esses "superidosos" preservaram os benefícios cognitivos e neuroanatômicos e resistiram ao chamado declínio "normal relacionado à idade" no volume cerebral e na capacidade de memória.

Outro estudo fez uma "análise retrospectiva de dados de testes neuropsicológicos de 'superidosos'" com mais de oitenta anos de idade e desempenho superior em memória episódica e "pelo menos desempenho médio para a idade em domínios de memória não episódica."[11] Esses 56 "superidosos" foram comparados a 23 colegas de idade semelhante que tinham memória episódica média. Em comparação com seus colegas de memória média, esses "superidosos" tiveram melhores pontuações "em medidas de atenção, memória de trabalho, nomeação e mudança rápida de conjuntos". A variabilidade na memória não episódica desses "superidosos" inclui alguns que estão "acima da média para a idade em todos os domínios cognitivos, enquanto outros tiveram desempenho na faixa média para a idade em testes não relacionados à memória". Em todos os participantes, mais de 20% da diferença em suas pontuações de memória episódica foi explicada por suas pontuações na função executiva e atenção.

Sucessos extraordinários de centenários

Entre os centenários que podem servir de inspiração está "Howard Tucker (Estados Unidos, nascido em 10 de julho de 1922), que tem 98 anos e 231 dias de idade, conforme verificado em Cleveland, Ohio, Estados Unidos, em 26 de fevereiro de 2021", quando foi listado no GuinnessWorldRecords.com como o médico mais velho em atividade.[12] O CNBC.com inclui uma entrevista com este senhor.[13]

Ele é um "médico e neurologista praticante há mais de sete décadas" e ainda atende pacientes aos 101 anos de idade. Ele enfatiza a estimulação cerebral consistente, o que demonstra com sua permanência no trabalho. O Dr.

Howard Tucker é um modelo inspirador. Ele fortalece minha determinação de manter a promessa que fiz de ainda estar trabalhando no Harborview Medical Center quando tiver 150 anos.

Nossa Revolução da Neuroplasticidade Inteligente precisa considerar várias intervenções e avaliações baseadas em evidências em nossos esforços para potencializar a neuroplasticidade em todas as idades. À medida que nossa população envelhece em todo o mundo, podemos aumentar o grau de contribuição dos idosos mais velhos, bem como os benefícios dos tipos e métodos de intervenções que a inteligência artificial pode agilizar, tornando-as adequadas à idade e culturalmente adaptadas.

Os exemplos de contribuições, além do Dr. Tucker, já são impressionantes, considerando o que ficamos sabendo pela mídia. Esses sucessos extraordinários de centenários são cada vez mais importantes como modelos a serem seguidos.

O autor Herman Wouk, ganhador do Prêmio Pulitzer, escreveu suas memórias como centenário, intituladas *Marinheiro e violinista: reflexões de um centenário.*[14] Ele disse que era um "senhor feliz" aos cem anos. Ele viveu até os 103 anos de idade.

Eileen Kramer, na Austrália, continuou a dançar e a ser coreógrafa aos 103 anos de idade.[15] Segundo a *Wikipédia*, ela nasceu em 1914, começou seus estudos na década de 1930, tornou-se dançarina e, em 2021, ainda estava ativa nas artes.

Bob Vollmer foi notícia quando se aposentou como agrimensor do Departamento de Recursos Naturais de Indiana, aos 102 anos de idade.[16] Eles relatam que ele atribuiu sua longevidade aos cuidados dos pais, incluindo refeições nutritivas e o conselho de sua avó de "comer muitas beterrabas vermelhas".

Man Kaur começou a correr aos noventa anos de idade quando seu filho a treinou; ela ainda estava correndo na Nova Zelândia aos 101 anos de idade. Conforme encontrado na *Wikipédia*,[17] aos 103 anos, ela conquistou "os recordes mundiais nas categorias acima de cem anos de idade em uma variedade de eventos de corrida".

Tillie Dybing sobreviveu à Covid-19 aos 107 anos de idade, depois de também ter passado pela gripe espanhola de 1918.[18] Ela sobreviveu a duas pandemias.

Como fui um dos 247 ciclistas que se inscreveram para a Odyssey 2000©, uma viagem de bicicleta ao redor do mundo com o objetivo de pedalar 128 km por dia, é especial compartilhar o recorde de Robert Marchand,[19] cravado em 10 de fevereiro de 2024. Ele estabeleceu três recordes mundiais de ciclismo de pista. Após seu primeiro recorde mundial, aos cem anos de idade, ele atraiu a atenção de pesquisadores que o orientaram em um programa de treinamento.

Marchand estabeleceu seu segundo recorde mundial aos 103 anos de idade; ele era 11% mais rápido aos 103 anos do que aos cem anos.

Talvez o mais importante em relação à melhoria de seu desempenho tenha sido o fato de Marchand ter nos dado evidências métricas da melhoria do funcionamento cardiovascular em um centenário, a primeira evidência desse tipo em um centenário! Ele teve uma melhora de 13% no funcionamento cardiovascular aos 103 anos! Aos 105 anos de idade, ele estabeleceu seu terceiro recorde mundial e, quando não superou seus recordes anteriores, é preciso adorar sua atitude: consta que ele disse: "Se eu tivesse visto o cartão de aviso de dez minutos, eu teria pedalado um pouco mais rápido". Ele ainda estava andando de bicicleta aos 107 anos de idade.

Superestrelas supercentenárias

É possível obter um envelhecimento saudável sem demência em centenários e até mesmo em supercentenários – indivíduos com 110 anos ou mais. Isso é ilustrado em uma breve comunicação sobre uma mulher que viveu até os 115 anos de idade.[20] "Em 2001, aos 111 anos de idade, ela perguntou se seu corpo frágil, após a morte, ainda seria útil para fins de pesquisa científica ou ensino." Sua visão ruim limitava os testes que poderiam ser usados. O MEEM foi feito sem os itens visuais; sua atenção foi medida com o Teste de Intervalo de Dígitos para a Frente; sua memória de trabalho foi medida com o Teste de Intervalo de Dígitos para Trás e o Teste de Setes em Série; e o raciocínio verbal usou um subteste de similaridades. Sua aritmética mental era "sem erros e rápida, exceto na divisão". Aos 113 anos e dez meses de idade, ela obteve pontuações que estavam "ainda dentro da faixa normal para idosos saudáveis" de sessenta a 76 anos de idade. Após sua morte, aos 115 anos, não havia "nenhuma aterosclerose significativa, e seu cérebro não tinha nenhuma patologia vascular, apenas uma pequena quantidade de patologia tau". Outro modelo muito inspirador é descrito aqui!

Exemplos de saúde física e cognitiva extraordinária em pessoas supercentenárias incluem uma mulher de 118 anos e nove meses de idade cujas "habilidades linguísticas estavam amplamente preservadas" e cuja memória "estava dentro dos limites normais para pessoas com mais de oitenta anos", apesar da audição e da visão prejudicadas.[21]

Isso reforça a necessidade urgente de desenvolver métricas, normas e o uso estratégico de intervenções baseadas em evidências para maximizar a condução da neuroplasticidade em uma direção positiva para nossos idosos mais velhos.

O mito do declínio cognitivo

Durante anos, especulei e ensinei isso com a analogia do manuseio de papelada acumulada. Nas primeiras décadas de minha vida, todos os documentos muito importantes podiam ser facilmente carregados em uma pasta. Com o passar dos anos, essa papelada se expandiu para 27 gavetas de grandes armários de metal. Quando um documento específico era necessário, eu tinha que me lembrar em qual armário de arquivos ir, qual gaveta abrir, qual arquivo retirar e, em seguida, classificar os muitos papéis desse arquivo. Esse ciclo se repetia até que o documento vital fosse encontrado.

O mito do declínio cognitivo é um artigo revisado por pares escrito por Ramscar e colegas que descreve suas pesquisas existentes e em andamento.[22] Embora eles observem que há mudanças no desempenho em muitas tarefas psicométricas com o envelhecimento, eles opinam que sua longa série de estudos indica que essas mudanças refletem "as consequências da aprendizagem no processamento de informações, e não o declínio cognitivo". Com o passar dos anos, os adultos desenvolvem uma maior sensibilidade aos pequenos detalhes das diferenças nos estímulos, acumulam mais conhecimento adquirido e, como resultado, têm mais e diferentes demandas em sua busca de memória "que aumentam à medida que a experiência cresce". Esses pesquisadores concluíram que o desempenho dos adultos mais velhos reflete os resultados previsíveis do aumento do aprendizado no processamento de informações; não é uma indicação de declínio cognitivo; é uma exigência de diferentes processos de mecanismos de busca.

Essa é uma maneira muito mais elegante de explicar como acessar o aprendizado acumulado. Ela também se baseia em anos de pesquisa. Seu artigo *O mito do declínio cognitivo* causou, ao mesmo tempo, uma elevação do moral e uma economia de tempo. Certamente, essa perspectiva é ainda mais pertinente agora que o acesso em tempo real a grandes quantidades de dados, 24 horas por dia, sete dias por semana, pode resultar em uma sobrecarga cognitiva para muitos de nós. Mais aprendizado pode ajudar nosso "enriquecimento da hereditariedade" e nos dar motivos adicionais para comemorar o quanto a inteligência artificial pode nos ajudar com isso.

Perspectivas positivas e fortalecedoras

Tudo isso indica que estamos fazendo algumas coisas certas. O acúmulo de mais conhecimento em nossos cérebros saudáveis e em processo de envelhecimento aumenta a neuroplasticidade. Nossas pesquisas e a coordenação de dados para adicionar a esse armazenamento de memória podem ser aceleradas com a inteligência artificial. Considerar as diferenças cognitivas ao longo da vida como relacionadas a uma melhor percepção dos detalhes e ao aprendizado acumulado é um exemplo de uma perspectiva promissora que poderia efetivamente fortalecer os esforços crescentes para melhorar a neuroplasticidade saudável ao longo da vida; isso seria bom para os negócios, a educação, a carreira, a saúde e os comportamentos pró-sociais.

Referências

1. Flynn JR. (2012). *Are We Getting Smarter? Rising IQ in the Twenty-First Century*. Nova York: Cambridge University Press.
2. Flynn JR. (1987). Massive IQ Gains in 14 Nations: What IQ Tests Really Measure. *Psychol Bull*, 101: 171-191.
3. Flynn JR. (2018). Reflections about Intelligence Over 40 Years. *Intelligence*, 70:73-83. https://doi.org/10.1016/j.intell.2018.06.007
4. Mohammadiarvejeh P, Klinedinst BS, Wang Q, Li T, Larsen B, Pollpeter A, Moody SN, Willette SA, Mochel JP, Allenspach K & Hu G. (2023). Bioenergetic and Vascular Predictors of Potential Super-Ager and Cognitive Decline Trajectories – A Uk Biobank Random Forest Classification Study. *GeroScience*, 45:491-505. https://doi.org/10.1007/s11357-022-00657-6
5. Pudas S, Persson J, Josefsson M, de Luna X, Nilsson L-G & Nyberg L. (2013). Brain Characteristics of Individuals Resisting Age-Related Cognitive Decline over Two Decades. *J Neurosc*, 33(20):8668-8677. https://doi.org/10.1523/JNEUROSCI.2900-12.2013
6. de Godoy LL, Alves CAPF, Saavedra JSM, Studart-Neto A, Nitrini R, Leite CD C & Bisdas S. (2021) Understanding Brain Resilience in Superagers: A Systematic Review. *Neuroradiology*, 63:663-683. https://doi.org/10.1007/s00234-020-02562-1
7. de Godoy LL, Studart-Neto A, Wylezinska-Arridge M, Tsunemi MH, Moraes NC, Yassuda MS, Coutinho AM, et al. (2021) The Brain Metabolic Signature in Superagers Using In Vivo 1H-MRS: A Pilot Study. *AJNR Am J Neuroradiol*, 42(10):1790–1797. https://doi.org/10.3174/ajnr.A7262
8. de Godoy LL, Studart-Neto A, de Paula DR, Green N, Halder A, Arantes P, Chaim KT, et al. (2023) Phenotyping Superagers Using Resting-State fMRI. *Am J Neuroradiol*, 44(4):424-433. https://www.ajnr.org/content/early/2023/03/16/ajnr.A7820
9. Sun FW, Stepanovic MR, Andreano J, Barrett LF, Touroutoglou A, & Dickerson BC. (2016). Youthful Brains in Older Adults: Preserved Neuroanatomy in the Default Mode and Salience Networks Contributes to Youthful Memory in Superaging. *J Neuroscience*, 36(37): 9659-9668.

10. Harrison TM, Weintraub S, Mesulam MM & Rogalski E. (2012). Superior Memory and Higher Cortical Volumes in Unusually Successful Cognitive Aging. *J Int Neuropsychol Sci*, 18(6): 1081-1085. https://doi.org/10.1017/ S1355617712000847
11. Maher AC, Makowski-Voidan B, Kuang A, Zhang H, Weintraub S, Mesulam MM & Rogalski E. (2022). Neuropsychological Profiles of Older Adults with Superior Versus Average Episodic Memory: The Northwestern 'SuperAger' Cohort. *J Int Neuropsychol Soc*, 28(6):563-573. https://doi.org/10.1017/S1355617721000837
12. Oldest doctor (male) – *Guinness World Records*, 26 de fevereiro de 2021.
13. At 101 Years Old, I'm the 'world's oldest practicing doctor': My No. 1 Rule for Keeping Your Brain Sharp (cnbc.com)
14. Wouk H. (2016). Sailor and Fiddler: Reflections of a 100-Year-Old Author. New York: Simon & Schuster.
15. Eileen Kramer – *Wikipédia*.
16. Scipioni J. (2020) At 102, Indiana's oldest state employee says this is the secret to his long success. 102-year-old Bob Vollmer says secret to long success is reading (cnbc.com).
17. Man Kaur – *Wikipédia*.
18. Tillie Dybing, 107, Is Survivor Of Both COVID And 1918 Pandemic: 'I Feel Fine' – CBS Minnesota (cbsnews.com).
19. Ebbers C. (2017) What We Can Learn from This 105-Year-Old Cyclist (outsideonline.com).
20. den Dunnen WFA, Brouwer WH, Bijlard E, Kamphuis J, van Linschoten K, Eggens-Meijer E, et al. (2008). No Disease in the Brain of a 115-Year-Old Woman. *Neurobiol Aging*, 29:1127-1132. https://doi.org/10.1016/j.neurobiolaging.2008.04.010
21. Ritchie K. (1995) Mental Status Examination of an Exceptional Case of Longevity. J. C. Aged 118. *Br J Psychia*, 166:229-235.
22. Ramscar M, Hendrix P, Shaoul C, Milin P & Baayen H. (2014). The Myth of Cognitive Decline (O mito do declínio cognitivo): Non-Linear Dynamics of Lifelong Learning. *Top Cogn Sci*, 1-38. ISSN:1756-8757 impresso/1756-8765 online. https://doi.org/10.1111/tops.12078

3

A Revolução da Neuroplasticidade Inteligente empodera você

Benefícios do acesso a dados em tempo real

Temos a sorte de viver na era da tecnologia. Isso nos dá acesso a pesquisas em desenvolvimento no campo de nosso interesse, mesmo antes de elas serem publicadas.

Temos a sorte de viver numa época em que a inteligência artificial faz parte dessa tecnologia em rápida evolução. Mais do que nunca, agora temos a capacidade de usar nosso raciocínio, julgamento, imaginação, criatividade e solução de problemas humanos para influenciar o uso da inteligência artificial para análise de variância, reconhecimento de padrões, análise de imagens, automação e processamento de informações.[1]

Exemplos recentes disso incluem o desenvolvimento de um aplicativo para smartphones que usa uma técnica de fluorescência raciométrica para avaliar a quantidade de melatonina em um ser humano.[2] A melatonina é um neuro-hormônio crucial produzido pelo nosso corpo. Suas múltiplas funções, conforme descrito aqui, incluem a regulação do sono e o controle de doenças.[3]

A autofluorescência da pele é uma forma não invasiva de estimar o acúmulo de produtos finais de glicação avançada (AGEs, na sigla em inglês) como uma estimativa do risco de demência.[4] As proteínas do corpo reagem às moléculas de açúcar que você consome, diminuindo a função proteica e reduzindo a elasticidade da pele, dos tendões e dos vasos sanguíneos por meio de rearranjos irreversíveis que criam AGEs. Assim, o dispositivo desenvolvido para medir o acúmulo de AGEs poderia ajudar a influenciar comportamentos alimentares mais saudáveis.

Com bom raciocínio, julgamento, imaginação e criatividade humanos, podemos usar a inteligência artificial para coletar dados neurocientíficos e do *status* neurobiológico em tempo real para potencializar nossa neuroplasticidade e obter a melhor química, arquitetura e desempenho possíveis do cérebro, de modo a evitar o acúmulo de danos causados pelos AGEs. Isso pode acelerar o compartilhamento dessas informações importantes para maximizar o número de vidas que podem se beneficiar desse conhecimento. Nossa Revolução da Neuroplasticidade Inteligente nos empodera, é oportuna, urgente e pode ser compartilhada com nossos cidadãos em todo o mundo.

O tema amplo e a variação da condição humana me intrigam desde a minha juventude, quando era a sétima de sete filhos nascidos em dez anos em uma fazenda onde vivíamos na pobreza. As fazendas ao nosso redor eram prósperas. Depois, como dependente do Corpo da Paz, morando na Ilha de Bornéu e viajando pelas redondezas, ficou dolorosamente óbvio que eu não sabia nada sobre pobreza em comparação com o que muitos de nossos cidadãos do mundo enfrentam. Voltei para os Estados Unidos com a nova e forte missão de capacitar os talentosos que sabem como tornar nosso mundo um lugar melhor para todos. Podemos maximizar os benefícios de nossos dons de acesso em tempo real aumentando o uso da neurociência em evolução para "enriquecer a hereditariedade".[5] Convidamos você a participar usando a criatividade, a imaginação e o bom senso, com a ajuda da inteligência artificial, para capturar os dons do acesso a dados em tempo real para facilitar e acelerar nossa Revolução da Neuroplasticidade Inteligente, que lhe dá o poder de construir cérebros maiores e melhores.

Conversando sobre tecnologia para se adaptar

Essa perspectiva é o objetivo deste texto, que apresenta uma visão geral abrangente da neurociência em evolução. Ninguém consegue ler toda a literatura disponível, nem mesmo em sua própria área de especialização. Portanto, esta visão geral tem o objetivo de trazer informações adicionais ao conhecimento atual de vários grupos.

As autoridades governamentais podem atender à solicitação dos pesquisadores mencionados aqui, que afirmam que essa ciência precisa ser refletida nas políticas governamentais. Os tomadores de decisões corporativas podem aplicar esses princípios em ambientes de negócios para aprimorar a capacidade cerebral, aumentar a felicidade, promover a saúde e aumentar a produtividade de todas as pessoas que influenciam, como uma forma proativa e mutuamente benéfica que poderia aumentar o impacto corporativo e, ao mesmo tempo, reduzir os custos de saúde. Os acadêmicos podem ensinar essa neurociência em evolução e influenciar seus alunos a levá-la adiante em seus ambientes de carreira escolhidos. Os médicos podem enfatizar isso nas avaliações e nos cuidados que prestam desde o útero até o fim da vida. Os líderes filantrópicos podem usar essas informações para agilizar o uso desses dados, o que talvez precise incluir o fornecimento de tecnologia e dispositivos para aqueles que não os têm, para expandir o alcance desses benefícios. As comunidades podem facilitar atividades de grupo organizadas em torno dessas intervenções baseadas em evidências para exercer influências saudáveis e obter benefícios pró-sociais de aumentar o envelhecimento saudável e criar comunidades positivas para uma convivência pacífica. Os indivíduos podem ter conversas técnicas com seus profissionais de saúde para adaptar essa tecnologia às suas necessidades, metas e desejos específicos.

Todos os grupos podem:

1. Disponibilizar cópias desta obra em suas bibliotecas de empréstimo para aumentar sua forte influência positiva na condução da neuroplasticidade em uma direção positiva, em resposta a estímulos internos e externos, para obter a melhor saúde e potência cerebral possível para todos.
2. Programar conversas técnicas regulares para discussões sobre (a) sua compreensão das intervenções baseadas em evidências descritas aqui; e (b) o progresso de trazê-las para suas vidas e para as vidas dos indivíduos que influenciam.
3. Exercer essa influência de forma a melhorar também a saúde física, mental, emocional, social e neurobiológica de todos os cidadãos globais.

O trabalho em equipe faz com que o time trabalhe para tornar o mundo um lugar melhor para todos. As palestras técnicas em conjunto podem adaptar as atividades e metas estratégicas para seu grupo. Como o público-alvo é amplo, muito do que está escrito aqui será altamente científico. Além disso, haverá palavras e exemplos sem o contexto científico, de modo que os não cientistas a quem buscamos atender gostarão de entender a essência do que a neurociência em evolução indica que pode ser benéfico para o envelhecimento saudável de todos os que trabalham com seu provedor de serviços de saúde para direcionar o foco da inteligência artificial, a fim de personalizar seu caminho estratégico para o melhor desempenho, química, arquitetura e desempenho do cérebro.

Você tem que amar nosso progresso em neuroplasticidade

É certamente encorajador que Flynn e seus colegas tenham documentado o aumento da inteligência humana durante o século XX em 34 países.[6,7] Esse fenômeno é conhecido como Efeito Flynn. Será que o Efeito Flynn significa que estamos fazendo algumas coisas certas? Um estudo sugeriu que, apesar de ter um melhor funcionamento cognitivo, a forma como o declínio cognitivo prossegue nos idosos é semelhante ao que foi observado anteriormente.[8]

Outros motivos para adorar nosso progresso na condução da neuroplasticidade em uma direção positiva são descritos em estudos citados aqui sobre fatores que foram associados a um aumento nos índices de QI e na inteligência dos indivíduos. Devemos estar fazendo algumas coisas certas.

Brookmeyer e colegas[9] previram que, se tudo o que fizermos for atrasar o início da demência em um ano, poderemos ter 9,2 milhões de casos a menos até 2050. Comemorar e, ao mesmo tempo, fazer todo o possível para prevenir a demência pode aumentar o fluxo de neuroquímicos associados a emoções positivas; isso é importante porque esses neuroquímicos de emoções positivas melhoram a saúde do cérebro. Essa é uma das muitas razões pelas quais este livro se concentra em oferecer esperança para muitas medidas para melhorar a saúde, enquanto os pesquisadores trabalham em direção à meta de acabar com a demência. Esses esforços de pesquisa para acabar com a demência são essenciais, mas levarão tempo para serem realizados. Enquanto isso, a estimativa de Brookmeyer[9] e muitos estudos subsequentes podem ser o impulso adicional necessário para todos aqueles que valorizam e desenvolvem a saúde do cérebro.

Outra reformulação positiva é fornecida por Ramscar e colegas,[10] que escreveram *O mito do declínio cognitivo* em resposta a pesquisas existentes e em andamento. Com o passar dos anos, desenvolvemos uma maior sensibilidade aos pequenos detalhes das diferenças nos estímulos, aumentamos os dados armazenados em nossos neurônios, e colocamos mais e diferentes demandas em nossas buscas de memória. O desempenho dos idosos reflete os resultados previsíveis do aumento do aprendizado no processamento de informações. Isso não é um indício de declínio cognitivo. É um chamado para diferentes processos de busca.

Nossas pesquisas de memória e a coordenação de dados maciços de neurociência que agora estão disponíveis em tempo real podem ser aceleradas com a inteligência artificial. Considerar as diferenças cognitivas ao longo da vida como relacionadas a uma melhor consciência dos detalhes e ao aprendizado acumulado é um exemplo de uma perspectiva promissora que poderia efetivamente fortalecer os esforços crescentes para aprimorar a neuroplasticidade saudável ao longo da vida; isso seria bom para os negócios, para a saúde e para os comportamentos pró-sociais. Esse é outro motivo para amar nosso progresso na pesquisa e nas aplicações da neuroplasticidade. Isso alimenta minha paixão por ler, escrever, ensinar e viver essas técnicas baseadas em evidências.

Também podemos nos sentir encorajados pela conclusão da Comissão Lancet sobre Prevenção, Intervenção e Cuidados da Demência.[11] Eles relataram que "a demência não é de forma alguma uma consequência inevitável" do envelhecimento e que as intervenções ao longo da vida podem "atrasar ou prevenir um terço dos casos de demência".

Um declínio na incidência e na prevalência de demência foi constatado ao longo de três décadas em indivíduos que concluíram o ensino médio e "estudos clínico-neuropatológicos constataram que quase metade dos centenários com demência não apresentava patologia cerebral suficiente para explicar seus sintomas cognitivos, enquanto a patologia de Alzheimer intermediária a alta estava presente em cerca de um terço dos idosos sem demência ou comprometimento cognitivo. Isso sugere que determinados mecanismos compensatórios (por exemplo, reserva cognitiva ou resiliência) podem desempenhar um papel em ajudar as pessoas em idades extremas" a escapar da síndrome da demência.[12]

Essa descoberta é outro motivo para valorizarmos o nosso progresso em neuroplasticidade. O mesmo ocorre com a descoberta de que os participantes do *Estudo do Coração de Framingham* mostraram um declínio na incidência de demência ao longo de três décadas em países com alta renda.[13] Desde 1975, essa análise para determinar a incidência de demência em quatro períodos de cinco anos incluiu 5.205 pessoas com sessenta anos de idade ou mais.

> Em relação à incidência durante o primeiro período, a incidência diminuiu em 22%, 38% e 44% durante o segundo, terceiro e quarto período, respectivamente. Essa redução de risco foi observada somente entre as pessoas que tinham pelo menos um diploma do ensino médio.

Apesar da prevalência de fatores de risco vascular, a pesquisa não esclareceu completamente quais fatores contribuíram para essa redução da incidência de demência ao longo de três décadas. No entanto, ela argumenta a favor da educação continuada e da garantia de educação para todos.

O amor pelo nosso progresso na condução da neuroplasticidade em uma direção positiva pode incluir a celebração de exemplos pessoais. Podemos ver isso na prática.

Joni Mitchell é um exemplo comovente. O artigo on-line da *Fortune*[14] afirma que ela aprendeu a andar quando era criança, novamente aos nove anos de idade, quando a síndrome pós-poliomielite a colocou em uma cadeira de rodas, e novamente em 2015, depois de um aneurisma cerebral quase fatal. O fato de ela ter cantado *Both Sides Now* no Grammy de 2024,[15] aos oitenta anos de idade, e depois de ter sobrevivido ao aneurisma, em 2015, é um exemplo pessoal muito comovente de por que podemos amar o progresso da neuroplasticidade.

Assisti a esse vídeo cerca de dez vezes até agora e assistirei novamente, por amor ao brilhantismo de Joni Mitchell e ao uso inspirador da condução da neuroplasticidade em uma direção positiva para se curar em sua juventude e novamente como adulta, a ponto de ela ter conseguido um retorno tão impressionante. Joni Mitchell é um modelo que inspira amor por nosso progresso em neuroplasticidade. Você provavelmente tem muitos exemplos entre seus amigos e familiares, que também se beneficiaram de intervenções baseadas em evidências que poderiam melhorar sua neuroplasticidade de forma inspiradora.

A diversão promove o Efeito Flynn[6,7]

O Efeito Flynn sugere que devemos estar fazendo algumas coisas certas, pois o aumento da inteligência humana foi documentado nas últimas décadas em 34 países. A repetição desse fato está relacionada ao quanto a diversão pode influenciar o aumento do Efeito Flynn em todo o mundo para todos os envolvidos.

Temos muitos exemplos inspiradores, pessoais e documentados, com os quais podemos aprender. Antes que a palavra neuroplasticidade entrasse em nosso vocabulário, eles já estavam aprimorando a sua fazendo algumas coisas certas. Conforme descrito anteriormente, Joni Mitchell é um desses exemplos. Assim como ela estava radiante de felicidade em seu retorno aos palcos, podemos compartilhar da alegria que pode ter efeitos positivos na química, na arquitetura e no desempenho de nossos cérebros.

A produção musical surgiu para ajudar na socialização e na sobrevivência dos seres humanos por meio da cooperação.[16] As maneiras pelas quais a música pode impulsionar a neuroplasticidade em uma direção positiva são tão empoderadoras que a pesquisa musical será incluída em vários capítulos deste livro.

IA para nossa Revolução da Neuroplasticidade Inteligente

O uso da inteligência artificial com a imaginação e o julgamento humanos criativos poderia influenciar e capacitar nossa Revolução da Neuroplasticidade Saudável e Inteligente para acelerar a influência positiva sobre o Efeito Flynn[6,7] de aumentar a inteligência humana; ter como objetivo reduzir o declínio cognitivo com o envelhecimento saudável; e planejar levar esses benefícios neurocognitivos a muito mais cidadãos do mundo como um esforço essencial para prevenir, retardar o início e/ou reverter a demência de maneiras que poderiam melhorar simultaneamente as medidas sociais, emocionais, neurocognitivas, físicas, biológicas, imunoquímicas e de qualidade de vida. A IA pode acelerar a busca de intervenções baseadas em evidências para impulsionar a neuroplasticidade em uma direção positiva e a adaptação delas à pessoa e à situação.

Um exemplo disso é descrito em uma revisão de estudos que incluiu 14.966 pessoas, mostrando que comportamentos alimentares mais saudáveis podem ser promovidos com aplicativos de smartphone.[17] Os benefícios para a saúde desses aplicativos são possíveis em "um ambiente não supervisionado, remoto e naturalista, em uma grande comunidade".[18]

Amor pela saúde

Amar ou não amar? Não há questão!

Todos os nossos esforços começam com o amor, em parte porque o amor por si mesmo aumentará a probabilidade de você se proporcionar o melhor dos cuidados; mas também porque o amor e a gratidão aos outros são compartilhados livre e facilmente.

Ao caminhar pelos corredores do Harborview Medical Center, há muitas pessoas a quem se pode agradecer ao passar. "Obrigado por deixar a casa bonita", digo a qualquer um dos faxineiros, sem os quais nossas instalações não poderiam permanecer limpas, seguras e saudáveis. No início, isso só confunde alguns deles, pois estão acostumados a não serem vistos. Com o tempo, elas retribuem o sorriso. "Obrigado pela excelente nota de progresso que você escreveu sobre o paciente do quarto 7, que contribui de forma marcante para a prestação de cuidados adequados", dito a um médico, alegra o dia dele, além de destacar os "cuidados adequados". Os profissionais de saúde também precisam de apoio e reforço positivo do trabalho bem-feito. O amor e o uso das adversidades para o crescimento são essenciais para o envelhecimento saudável do cérebro.

A segunda razão para começar com o amor é que as emoções positivas são gratuitas e fáceis de compartilhar. Depois de ler a pesquisa de Marian Diamond,[5] aqui apresentada, sobre o poder do carinho na construção de cérebros maiores e melhores, e até mesmo de uma vida mais longa, a pesquisa dela provavelmente fortalecerá seu uso e apreciação do carinho. Podemos melhorar a saúde do cérebro, a saúde geral e o bem-estar de nós mesmos e dos outros com a mesma facilidade com que compartilhamos carinho.

A gratidão vem facilmente. Ela está entre as muitas emoções positivas que foram associadas à química saudável do cérebro, que pode proteger e melhorar suas células cerebrais. A Psicologia Positiva nos proporcionou muitas pesquisas que mostram os benefícios dessas emoções positivas que são contagiosas.

Isso significa que suas próprias emoções positivas podem beneficiar as pessoas ao seu redor, bem como a si mesmo. Alguns dizem, e a pesquisa citada aqui confirma, que não é possível dar sem receber algo em troca. No caso das emoções positivas, isso é bom, pois elas podem contribuir para a saúde física, mental, emocional, cognitiva, da carreira, dos negócios e do cérebro de todos. A pesquisa de Marian Diamond[5] aqui citada enfatiza que o carinho é uma parte essencial da nossa Revolução da Neuroplasticidade Inteligente. Que haja amor pela saúde de todos.

É urgente potencializar a neuroplasticidade com o uso responsável da inteligência artificial para personalizar nossa Revolução da Neuroplasticidade Inteligente a fim de aumentar a potência cerebral saudável. A Década do Envelhecimento Saudável 2021-2030[19] deve incluir um foco no aprimoramento do poder cerebral de maneiras que incluam o aumento de comportamentos pró-sociais, bem como outros componentes da saúde, como ficará claro nos estudos mencionados posteriormente.

Essas intervenções devem continuar muito além da Década do Envelhecimento Saudável e se tornar o novo *modus operandi*. O objetivo deste livro é apresentar uma visão geral abrangente do crescente corpo de pesquisas que sugere como isso pode ser influenciado de forma positiva ao longo de toda a vida, promovendo uma vida saudável e prolongada.

A neurociência fornece intervenções baseadas em evidências para "prevenir, retardar o início e/ou reverter" o declínio cognitivo e a demência.[20,21] Este texto sobre a neurociência em evolução enfatiza o foco na vida útil. Com os avanços na era da tecnologia, agora é possível capturar evidências de forma não invasiva desde os primeiros momentos da vida. Essa influência pode começar no útero e continuar por toda a vida, incluindo indivíduos com demência e outros com distúrbios neurocognitivos.

A música ouvida antes do nascimento fornece resposta neuronal suficiente para sustentar a memória fetal até a primeira infância.[22,23] Os avanços na UTI Neonatal (UTIN) em termos de cuidados e tecnologia resultaram na sobrevivência de mais bebês prematuros. Os estudos citados aqui destacarão as maneiras pelas quais o tempo de necessidade de cuidados em nível de UTIN foi reduzido; a intervenção precoce é essencial para proteger o neurodesenvolvimento desses recém-nascidos e evitar deficiências de neurodesenvolvimento, como deficiência visual, paralisia cerebral e atraso na socialização.

Esse é outro momento da vida em que a inteligência artificial pode agilizar a forma como projetamos técnicas de pesquisa para (1) maximizar os dados sobre como reduzir o tempo que os bebês prematuros precisam ser cuidados na UTIN; (2) esclarecer os tipos de cuidados que maximizam a aquisição neuroplástica; e (3) manter o máximo de saúde física e neurocognitiva em recém-nascidos. Os estudos citados aqui fornecem algumas ideias sobre por onde começar esse uso da inteligência artificial com a criatividade e a influência humanas para ajudar a estimular a neuroplasticidade no início da vida.

A música surgiu para ajudar na socialização e na sobrevivência dos seres humanos por meio da cooperação.[16] As maneiras pelas quais a música pode impulsionar a neuroplasticidade em uma direção positiva ao longo de nossa vida são fortalecedoras de tantas maneiras que a pesquisa sobre música será incluída em vários capítulos do livro.

À medida que o número de centenários e supercentenários aumenta, muitos deles fornecem modelos de envelhecimento bem-sucedido que podem nos capacitar à medida que aprendemos com a sabedoria dos mais velhos. Mesmo que nossas estratégias mais bem pensadas e projetadas para hoje nos fortaleçam, devemos nos lembrar constantemente de que é uma dádiva ter a neurociência evoluindo e nos trazendo evidências de que os seres humanos podem usar a inteligência artificial de forma responsável para refinar os protocolos para nossa Revolução da Neuroplasticidade Inteligente daqui para a frente. Assim, faremos questão de revisitar, atualizar e refinar constantemente as várias maneiras pelas quais influenciaremos o "enriquecimento da hereditariedade"[4] para a nossa versão exclusiva do "envelhecimento ideal", ao mesmo tempo que celebramos o poder da inteligência artificial para agilizar nosso pronto acesso e uso da avalanche da neurociência em evolução.

Nossa alavanca para promover o Efeito Flynn

Amor, aeróbica, neuróbica, dieta, sono. Usar *todas* essas categorias tem o potencial de alavancar o Efeito Flynn.

O amor pela saúde tem sido cada vez mais importante durante a pandemia da Covid-19. As lutas enfrentadas por grande parte do mundo durante o longo confinamento aumentaram a solidão e incluíram muitas escolhas de estilo de vida que aumentaram as dificuldades de saúde mental.[27]

Outro motivo pelo qual esta discussão, e o primeiro capítulo deste livro, começa com amor pela saúde é que você é a única pessoa em seu universo que passará vinte e quatro horas por dia com você mesmo. Os pensamentos são uma escolha. Quando apreciamos as muitas maneiras pelas quais nossas emoções positivas podem melhorar a química, a arquitetura e o desempenho de nosso cérebro, podemos ficar mais motivados a enquadrar as coisas de forma positiva para o benefício de nossa saúde cerebral e da saúde cerebral de todos ao nosso redor. A pandemia e a agitação social fizeram com que cada um de nós enfrentasse mais adversidades do que o normal. Tanto é assim que pode ser necessário reformular a situação, dizendo algo como: "Esta é mais uma oportunidade de expandir minhas habilidades", da maneira que for essencial no momento. Temos a grande sorte de contar com as descobertas de Diamond[5] sobre as enormes e múltiplas aquisições neuroplásticas do carinho aqui descritas.

Essa é uma boa introdução para explicar por que o segundo foco está na aeróbica, equilíbrio, força e flexibilidade, pois a pesquisa de Diamond foi feita com ratos que tinham acesso a uma roda de corrida.[5] Os ratos corriam naturalmente muitos metros na roda de corrida diariamente. Embora não tenhamos dados sobre se eles corriam em ritmo aeróbico, se faziam alongamento ou não, os estudos aqui contidos vão esclarecer o sério impacto dos exercícios aeróbicos e de fortalecimento no aumento da neurogênese, no aumento da química das emoções positivas e na melhoria da saúde das células cerebrais. É estimulante saber que "o simples gasto calórico, independentemente do tipo ou da duração do exercício pode, por si só, moderar a neurodegeneração e até mesmo aumentar o volume de matéria cinzenta em estruturas do cérebro centrais para o funcionamento cognitivo". Os aumentos no volume cerebral indicam que o exercício moderado a vigoroso tem o potencial de ser neuroprotetor.[26]

A neuróbica, um novo aprendizado complexo, é o próximo passo, pois queremos aumentar a taxa de sobrevivência dessas novas células cerebrais que ganhamos sendo aeróbicos e fazendo exercícios de resistência. Os novos neurônios são jovens e excitáveis; eles precisam de um convite para se juntarem ao seu cérebro complexo; e o novo aprendizado complexo que você lhes proporciona influenciará o local do cérebro onde eles se integrarão.

As pesquisas sobre dietas para melhorar a saúde do cérebro e o envelhecimento físico geral são suficientes para escrever um livro que poderia ser pesado demais para carregar. Entretanto, há temas e variações suficientes nesse banco de dados de pesquisa para facilitar a alimentação para a saúde do cérebro. Isso incluiria alimentos que reduzem a inflamação e o estresse oxidativo, conforme descrito aqui, para proteger o neurodesenvolvimento.[29] Como a energia consumida e a energia usada influenciam a taxa de autofagia, a pesquisa descrita aqui irá esclarecer as razões pelas quais a autofagia pode se tornar nossa palavra favorita. Os efeitos terapêuticos da autofagia descritos em maiores detalhes nesta obra podem aumentar a longevidade das células cerebrais e reduzir o seu envelhecimento.[24]

> Se pudéssemos dar a cada indivíduo a quantidade certa de alimentos e exercícios, nem muito pouco nem muito, teríamos encontrado o caminho mais seguro para a saúde.
>
> *(Hipócrates)*

Vamos falar agora sobre o sono profundo e o sono de ondas lentas. Outra parte agradável da pesquisa citada aqui é o foco em quanto trabalho e quão importante é o trabalho corporal realizado por meio do sistema glinfático com qualidade e quantidade de sono profundo. A recente declaração científica da Associação Americana do Coração enfatiza o papel crucial que a qualidade e a quantidade adequadas de sono desempenham na manutenção da saúde do cérebro.[28] O sistema glinfático funciona melhor enquanto dormimos.

Em essência, o amor, a aeróbica e outros exercícios, a neuróbica para a alegria de novos aprendizados, os componentes da dieta para o envelhecimento saudável e o sono para a saúde de algumas das tarefas mais fáceis do cérebro e do corpo, todos esses fatores fazem parte de uma lista valiosa de intervenções baseadas em evidências que podemos levar em conta para avançarmos na transformação de nossa neuroplasticidade para o melhor envelhecimento cerebral saudável possível. O trabalho em equipe faz a equipe funcionar. Assim, os estudos citados aqui expandirão o benefício adicional de usar mais de um desses fatores em cada sessão. Conversaremos com nosso provedor de serviços de saúde sobre nossas preferências e, em seguida, usaremos todos os dispositivos disponíveis alimentados por inteligência artificial para definir metas estratégicas, personalizá-las, adaptá-las culturalmente, avisar-nos quando nos esquecermos de algo, monitorar nosso progresso e fornecer um reforço positivo por fazermos as coisas que podem potencializar nossa neuroplasticidade para melhorar a química, a arquitetura e o desempenho do nosso cérebro para a alegria da nossa Revolução da Neuroplasticidade Inteligente.

Referências

1. Lawry T. (2023). *Hacking Healthcare*: How AI and the Intelligence Revolution Will Reboot an Ailing System. Nova York: Routledge.
2. Megha KB, Arathi A, Shikha S, Alka R, Ramya P & Mohanan PV. (2024) Significance of Melatonin in the Regulation of Circadian Rhythms and Disease Management. *Mol Neurobiol*, 61(8):5541–5571. https://doi.org/10.1007/s12035-024-03915-0. Epub 2024 Jan 11.
3. Kumar H & Obrai S. (2024) Ratiometric Fluorescent Sensing of Melatonin Based on Inner Filter Effect and Smartphone Established Detection. *Spectrochim Acta a Mol Biomol Spectrosc*, 304:123309. https://doi.org/10.1016/j.saa.2023.123309.
4. Mooldijk SS, Lu T, Waqas K, Chen J, Vernooij, Ikram Mk, Zillikens MC & Ikram MA. (2024) Skin Autofluorescence, Reflecting Accumulation of Advanced Glycation End Products, and the Risk of Dementia in a Population-Based Cohort. *Sci Rep*, 14(1):1256. https://doi.org/10.1038/s41598-024-51703-6
5. Diamond MC. (1988). *Enriching Heredity*: The Impact of the Environment on the Anatomy of the Brain. Nova York: The Free Press.
6. Flynn JR. (2012). *Are We Getting Smarter?* Rising IQ in the Twenty-First Century. New Your: Cambridge University Press.
7. Flynn JR. (2018) Reflections about Intelligence over 40 Years. *Intel*, 70:73-83. https://doi.org/10.1016/j.intell.2018.06.007
8. Gerstorf D, Ram N, Drewelies J, Duezel S, Eibich P, et al. (2022). Today's Older Adults Are Cognitively Fitter than Older Adults Were 20 Years Ago, but When and How They Decline Is No Different Than in the Past. *Psychol Sci*, 1-13. https://doi.org/10.1177/09567976221118541
9. Brookmeyer R, Johnson E. Ziegler-Graham K & Arrighi, M. (2007) Forecasting the Global Burden of Alzheimer's Disease. *Alzheimer's & Dementia*, 3: 186-191.
10. Ramscar M, Hendrix P, Shaoul C, Milin, P & Baayen H. (2014). The Myth of Cognitive Decline (O mito do declínio cognitivo): Non-Linear Dynamics of Lifelong Learning. *Top Cogn Sci*, 6: 5-42. https://doi.org/10.1111/tops.12078
11. Livingston G, Huntley J, Sommerlad A, et al. (2020) Dementia Prevention, Intervention, and Care: 2020 Report of the Lancet Commission. *The Lancet*, 396:413-436. https://doi.org/10.1016/S0140-6736(20)30367-6
12. Qiu C & Fratiglioni L. (2018). Aging without Dementia Is Achievable: Current Evidence from Epidemiological Research (Evidências atuais de pesquisas epidemiológicas). *J Alzheimer Dis*, 62:933-942. https://doi.org/10.3233/JAD-171037
13. Satizabal CL, Beiser AS, Chouraki V, Chene G, Dufouil C & Seshadri, S. (2016). Incidence of Dementia over three Decades in the Framingham Heart Study. *N Engl J Med*, 374:523-532. https://doi.org/10.1056/NEJMoa1504327
14. After a Two-Decade Hiatus, Joni Mitchell Emerged as the Queen of Songstresses in the Best Year Yet for Women Artists – *Fortune*.

15. Watch: Joni Mitchell Performs "Both Sides Now" With Brandi Carlile, Allison Russell, Lucius, Jacob Collier, Blake Mills e SistaStrings – *2024 GRAMMYs Performance* – grammy.com
16. Fukui H & Toyoshima K (2023) Testosterone, Oxytocin and Co-Operation: A Hypothesis for the Origin and Function of Music. *Front Psychol*, 14:1055827. https://doi.org/10.3389/fpsyg.2023.1055827
17. Seid A, Fufa DD & Bitew ZW. (2024) The Use of Internet-Based Smartphone Apps Consistently Improved Consumers' Healthy Eating Behaviors: A Systematic Review of Randomized Controlled Trials. *Front Digit Health*, 6:1282570. https://doi.org/10.3389/fdgth.2024.1282570
18. Sunderaraman P, Anda-Duran ID, Karjadi C, Peterson J, King H, Devine SA, Shih LC, Popp Z, Low S, Hwang PH, Goyal K, Hathaway L, Monteverde J, Lin H, Kolachalama VB & Au R. (2024) Design and Feasibility Analysis of a Smartphone-Based Digital Cognitive Assessment Study in the Framingham Heart Study. *J Am Heart Assoc*, 13(2):e031348. https://doi.org/10.1161/JAHA.123.031348.
19. UN Decade of Healthy Ageing – The Platform, obtida em 14 de novembro de 2023.
20. Ball KK, Berch DB, Helmers KF, Jobe JB, Leveck MD, Mariske M, Morris JN, Rebok GW, Smith DM, Tennstedt SL, Unverzagt FW, Willis SL e o Grupo de Estudos ACTIVE. (2002). Effects of Cognitive Training Interventions with Older Adults: A Randomized Controlled Trial. *JAMA*, 288:2271-2281. https://doi.org/10.1001/jama.288.18.2271
21. Mahncke H, Bronstone A & Merzenich MM. (2006). Brain Plasticity and Functional Losses in the Aged: Scientific Bases for a Novel Intervention. *Prog Brain Res*, 157:81-109. doi: 10.1016/S0079-6123(06)57006-2.
22. Movalled K, Sani A, Nikniaz L & Ghojazadeh M. (2023). The Impact of Sound Stimulations during Pregnancy on Fetal Learning: A Systematic Review. *BMC Pediatr*, 23:183. https://doi.org/10.1186/s12887-023-03990-7
23. Partanen E, Kujala T, Tervaniemi M & Huotilainen M. (2013). Prenatal Music Exposure Induces Long-Term Neural Efects. *PLoS ONE*, 8(10):e78946.
24. Marzoog BA. (2024). Autophagy as an Anti-Senescent in Aging Neurocytes. *Curr Mol Med*, 24(2):182–190. https://doi.org/10.2174/1566524023666230120102718
25. Raji CA, Merrill DA, Eyre H, Mallam S, Torosyan N, Erickson KI, Lopez OL, Becker JT, Carmichael OT, Gach HM, Thompson PM, Longstreth WT & Kuller LH. (2016) Longitudinal Relationships between Caloric Expenditure and Gray Matter in the Cardiovascular Health Study. *J Alzheimers Dis*, 52: 719-729.
26. Raji CA, Meysami S, Hashemi S, Garg S, Akbari N, Ahmed G, Chodakiewitz YG, Nguyen TD, Niotis K, Merrill DA & Attariwali R. (2024) Exercise-Related Physical Activity Relates to Brain Volumes in 10,125 Individuals. *J Alzheimers Dis*, 97(2):829-839. https://doi.org/10.3233/JAD-230740. Online antes da impressão.
27. Gutiérrez-Pérez IA, Delgado-Floody PD, Molina-Gutiérrez N, Campos-Jara C, Parra-Rojas I, Contreras-Osorio FH, Falfán-Valencia R, et al. (2024) Changes in Lifestyle and Physical and Mental Health Related to Long-Confinement due Covid-19: A Study during the First and Second Pandemic Waves in Mexico and Chile. *Psychol Health Med*, 29(1):174-190. https://doi.org/10.1080/13548506.2023.2281295
28. Gottesman RF, Lutsey PL, Benveniste H, Brown DL, Full KM, Lee J-M, et al. (2024). Impact of Sleep Disorders and Disturbed Sleep on Brain Health: A Scientific Statement from the American Heart Association. *Stroke*, 55:e00-e00. https://doi.org/10.1161/STR.0000000000000453
29. Houldsworth A. (2024). Role of Oxidative Stress in Neurodegenerative Disorders: A Review of Reactive Oxygen Species and Prevention by Antioxidants. *Brain Commun*, 6(1):fcad356. https://doi.org/10.1093/braincomms/fcad356

4

Amor pela saúde

O poder de cura do toque é capturado na história por trás da foto do *Abraço de Resgate*, conforme ilustrado por Jaime Dubè na Figura 4.1. Irmãs gêmeas nascidas com várias semanas de prematuridade necessitaram dos serviços da Unidade de Terapia Intensiva Neonatal (UTIN). Elas estavam em incubadoras separadas. Como a irmã mais forte estava prosperando e a irmã mais fraca corria risco de morte, uma enfermeira as colocou na mesma incubadora. A irmã mais forte colocou o braço em volta dos ombros da irmã mais fraca, que começou a se desenvolver e sobreviveu. Esse estudo de caso sobre o resultado de um braço

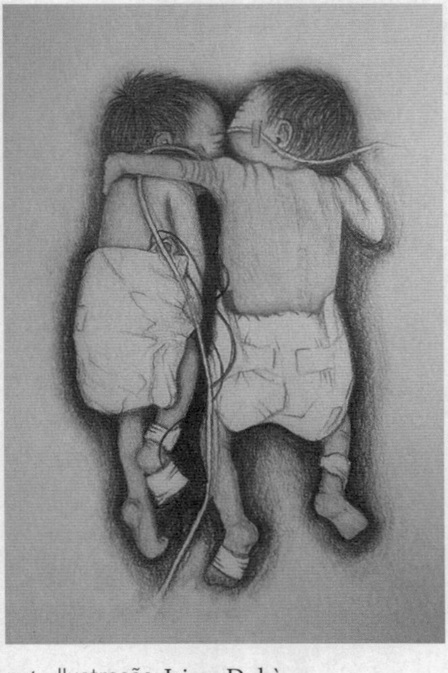

Figura 4.1 *Abraço de Resgate*. Ilustração: Jaime Dubè.

em volta do ombro que salvou a vida de uma irmã gêmea que estava morrendo é um exemplo poderoso do poder de cura potencial do toque humano em uma idade em que o amor pela saúde ainda não estava no vocabulário desses bebês. Uma prática comum atualmente é incentivar o "cuidado canguru", no qual os pais seguram o recém-nascido pele a pele contra o peito para promover a saúde.

Cada um de nós tem lembranças do poder de cura do braço de outra pessoa ao redor de nossos ombros. Um dos componentes de cura na fazenda de minha juventude era dormir com as irmãs aconchegadas juntas em camas de casal.

Profundos resultados positivos do amor, do carinho e do toque foram encontrados na pesquisa de Marian Diamond, PhD, a mãe da neuroplasticidade, conforme descrito em seus livros *Enriching Heredity*[1] e *Magic Trees of the Mind*.[2,3] O amor pela saúde trouxe ganhos significativos.

O amor

Quando Marian Diamond falou na Associação Psicológica do Estado de Washington (WSPA, na sigla em inglês) há alguns anos, tivemos a grande sorte de ouvir sobre seu trabalho pioneiro. Há muito mais dados no Capítulo 6, de Neuróbica, sobre as maneiras pelas quais o ambiente enriquecido que ela proporcionou a seus animais produziu melhorias significativas na estrutura e na função de suas células cerebrais. Na reunião da WSPA, ela disse que, quando contou em uma conferência de neurocientistas que tinha evidências de "enriquecimento da hereditariedade" até mesmo em idosos, um neurocientista lhe disse: "Mocinha, a senhora não pode dizer que seus ratos eram idosos; os nossos vivem muito mais do que os seus".

Observação: Marian Diamond voltou ao seu laboratório e fez apenas uma alteração. Ela instruiu os técnicos do laboratório a retirar os ratos da gaiola todos os dias, segurá-los e conversar com eles, conforme mostrado na Figura 4.2. A Dra. Diamond descobriu que, com essa única mudança, que ela chamou de carinho, seus animais:

- Aumentaram sua expectativa de vida em 50%.
- Viveram até o equivalente a noventa anos humanos.
- Continuaram a "enriquecer a hereditariedade" durante toda a sua vigorosa longevidade!

Ao longo do tempo, ela se referiu a isso dizendo: "Nós adicionamos *amor*".

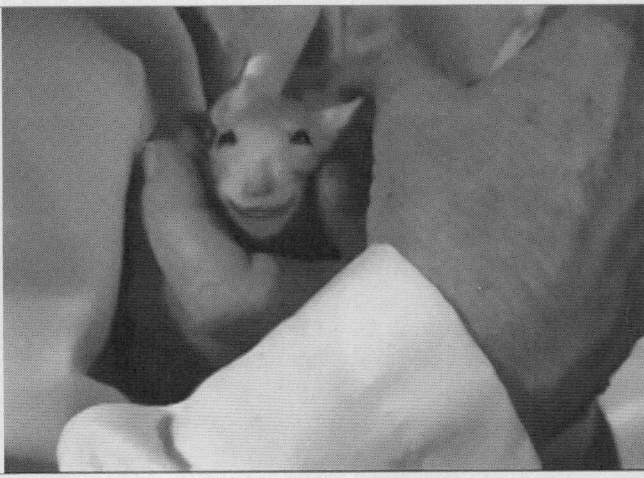

Figura 4.2 Como visto no documentário da Davidson Films, Inc., *Older Brains, New Connections: A Conversation with Marian Diamond at 73* ("Cérebros mais velhos, novas conexões: uma conversa com Marian Diamond aos 73 anos", em tradução livre), quando Marian Diamond adicionou carinho, seus animais desfrutaram de enormes benefícios em sua vida e saúde cerebral.

Toque e conversa

Como indicam muitos estudos discutidos aqui, a Dra. Diamond foi perspicaz quando escreveu que acreditava que os seres humanos também poderiam desfrutar do "enriquecimento da hereditariedade" por meio de uma longevidade vigorosa.[3] Isso foi constatado em vários estudos posteriores. Suas impressionantes descobertas com a simples adição de carinho certamente também a qualificam como a mãe da Psicologia Positiva,[4] que demonstrou que as emoções positivas promovem a saúde.[5-7]

Isso nos fortalece! O carinho de segurar, tocar e falar são presentes que podemos compartilhar facilmente em praticamente qualquer lugar. Como se vê na Figura 4.3, estas são algumas pessoas especiais em minha vida que compartilham o carinho do toque, da conversa e de um braço em volta dos ombros. Essa foi a visita pré-Covid-19 compartilhando amor e o braço reconfortante em volta dos ombros! Daqui em diante, que isso inclua lembrar o potencial de enorme ganho neuroplástico que pode continuar entre nossos benefícios de toque e conversa por nove décadas.

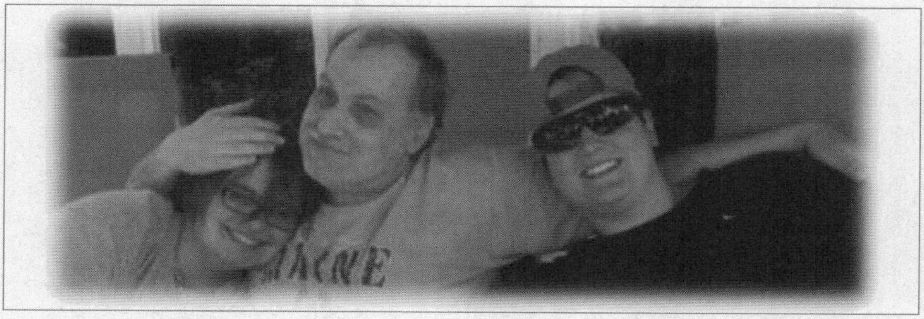

Figura 4.3 Primos podiam se abraçar antes da Covid-19 para compartilhar o amor do toque e da conversa que nos fortalece e constrói cérebros melhores. Foto: acervo pessoal.

O tema e a variação de como podemos trazer isso para nossas comunidades são retratados de forma comovente em várias vinhetas por Izmaylov[8] em seu artigo *Maneiras de sussurrar amor*. A escuta solidária pode ser outra forma de aumentar a resiliência cognitiva, mesmo em idosos com volume cerebral reduzido.[9]

A inteligência artificial usada com a criatividade, a imaginação, o julgamento e a solução de problemas humanos será inestimável na coleta de dados sobre a influência do amor pela saúde nos fatores fisiológicos, neurocognitivos, emocionais e comportamentais dessa importante intervenção nos cuidados da UTIN e ao longo da vida. A inteligência artificial pode lidar com análise de variância, reconhecimento de padrões, análise de imagens, automação e processamento de informações; os seres humanos podem fornecer raciocínio, julgamento, imaginação, criatividade e solução de problemas.[10] Assim, os esforços humanos que usam a inteligência artificial poderiam acelerar nosso carinho personalizado para "enriquecer a hereditariedade", impulsionando a neuroplasticidade em uma direção positiva, e a inteligência artificial poderia ajudar a avaliar até que ponto esse amor pela saúde poderia influenciar o Efeito Flynn de descobrir que o século XX foi "dominado por ganhos maciços de QI de uma geração para outra", conforme documentado em "pelo menos 34 países".[11] À medida que os refinamentos evoluem, a inteligência artificial pode ajudar a levar esses benefícios a mais de 34 países. Acrescentar essa forma de carinho é uma maneira comovente de começarmos na linha da não farmacologia. A Dra. Liliana Alberto está incluindo esse conceito de forma brilhante e sustentável na Argentina, incentivando mulheres grávidas e novas mães a amamentar seus bebês. Essa é uma maneira muito especial de tocar e conversar. Um estudo com 571 adolescentes descobriu que "a duração do aleitamento materno exclusivo estava associada à espessura cortical nos lóbulos parietais superior e inferior".[12] Nesses adolescentes, a maior duração do aleitamento materno também estava associada "a um maior QI de escala total e desempenho". Isso aumenta nossa percepção do impacto especial do toque e falar sobre a saúde de nossos neurônios.

Ouvir

Permaneça aberto para ouvir quando outra pessoa estiver pronta para compartilhar. Qualquer pessoa que souber quando e como ficar em silêncio enquanto ouve e quando e como provocar risadas merece um lugar na minha lista. Se ela também souber como expressar cuidado e preocupação sem mencionar o fator estressante, isso será um presente adicional de grande valor!

> Em uma demonstração de apoio compassivo notável, ela caminhou silenciosamente atrás de mim, tocando brevemente meu ombro com a mão, sorriu quando olhei para cima para ver a fonte desse carinho, fez uma pausa quase imperceptível em seus passos enquanto mantínhamos contato visual por tempo suficiente para que eu indicasse se precisava de tempo para conversar e, então, virou-se e seguiu em frente.
>
> *Susan Johnson, BSN/RN, demonstrando habilmente compaixão por mim*

Com o tempo, aprendi a treinar amigos naquilo que Susan fazia naturalmente e em outras habilidades. Ofereci a eles opções de múltipla escolha entre os dois extremos representados por Joan Rivers e pelo ex-prefeito de Nova York Ed Koch. Quando questionada sobre algo específico e doloroso, Rivers era conhecido por colocar as costas da mão na testa e dizer: "Não me pergunte!". O modo como dizia isso era cômico, mas essa resposta tem seu valor. O político Koch era famoso por cumprimentar os eleitores com a pergunta genérica: "Como estou indo?".

Esses são modelos valiosos de como ser um bom amigo durante uma tragédia, especialmente se o estresse for duradouro e inevitável. Para começar, não faça perguntas específicas sobre esse fator de estresse. E sorria enquanto faz uso de sua versão exclusiva da pergunta genérica de Koch: "Como vai o seu mundo?".

Ao mesmo tempo, isso faz com que seus amigos saibam que você se importa e que está aberto para quando eles sentirem a necessidade de permanecer na experiência do mundo deles naquele momento. Ao mesmo tempo, isso não cria uma abertura imprevisível do tópico doloroso, o que pode trazer lágrimas aos olhos do seu amigo que está tentando permanecer feliz e funcional no trabalho e na comunidade.

A maioria das pessoas aceitou bem essas opções. Aqueles que se recusaram a evitar perguntas diretas sobre tópicos trágicos nunca mais ouviram uma palavra minha sobre qualquer assunto doloroso. Muitos disseram: "Mas eu preciso perguntar, pois eu me importo!". Esses amigos profundamente preocupados, compassivos e orientados para o serviço ficaram gratos por perceberem que falar seletivamente e falar menos sobre tragédia e estresse proporciona a todos os envolvidos uma melhor saúde cerebral e mais poder cerebral durante as tarefas. Eles também perceberam que isso poderia melhorar a resposta imunológica, a saúde geral e o aprimoramento saudável da neuroplasticidade nos cérebros de todos os envolvidos.

> Sei que você acredita
> Que entende
> O que pensa que eu disse,
> Mas
> Não tenho certeza se você percebeu
> Que o que ouviu
> Não foi o que eu quis dizer.
>
> *(Autor desconhecido)*

Atividades voluntárias

As maneiras pelas quais um indivíduo pode usar seu amor pelos outros para adotar a Psicologia Positiva são limitadas apenas por sua imaginação e criatividade. Por exemplo, ele pode ser um voluntário, pois manter-se socialmente ativo estimula o cérebro a se manter em forma, como foi constatado no estudo que descobriu um melhor funcionamento neurocognitivo em pessoas que prestaram serviços voluntários nas escolas de Baltimore.[13] Enquanto estavam nas escolas para ajudar os alunos que precisavam de apoio, seus serviços voluntários melhoraram sua própria neurocognição. Ryan Hreljac[14] é um excelente exemplo de esforços voluntários criativos em prol dos outros. Conforme relatado em *www.RyansWell.ca*, ele tinha seis anos de idade quando teve a visão, a missão, a motivação e outras qualidades pessoais que alimentaram a motivação desse jovem extraordinário para ajudar os outros. Quando soube que alguns africanos sem acesso à água potável estavam sofrendo de muitas doenças, resolveu arrecadar setenta dólares para construir um poço em um pequeno vilarejo para aliviar o sofrimento deles. Em quatro meses, ele atingiu sua meta. Atualmente, ele é fundador e diretor executivo da Fundação Ryan's Well. Compartilhar essas informações e vídeos com os jovens pode incentivá-los e empoderá-los.

Encontre uma organização de prestação de serviços que tenha a ver com a forma como você deseja dedicar seu tempo e talentos. Por exemplo, o Rotary Internacional é uma rede de 1,4 milhão de pessoas que se dedicam a questões como a erradicação da poliomielite e da malária. Seu lema é servir acima de si mesmo. *MusicMendsMinds.org* é um esforço intergeracional para usar a música para melhorar a neurocognição, a saúde mental e o bem-estar. Eles acreditam que a música é um remédio.

A PlayingForChange.org une músicos de todo o mundo na criação de músicas para promover a paz; em seu site, o vídeo *The Weight* é um exemplo comovente de como eles criam e usam a música a serviço dos outros; a letra dessa música inclui este trecho: "Tire o peso da Fanny. Coloque o peso em mim".

Apesar do poder do amor, a adversidade acontece. Para alguns, ela é terrível.

Adversidade

> Da noite que me cobre,
> Escura como o poço de polo a polo,
> Agradeço a todos os deuses
> Por minha alma inconquistável.
> Na queda em meio às circunstâncias,
> Não me retraí nem chorei em voz alta.
> Sob os golpes do acaso,
> Minha cabeça está ensanguentada, mas não se curva.
> Além desse lugar de fúria e lágrimas,
> Só existe o horror da sombra
> E, ainda assim, a ameaça dos anos
> Me encontra e me encontrará sem medo.
> Não importa quão estreito seja o portão,
> Nem quão carregado de punições esteja o pergaminho,
> Eu sou o mestre do meu destino,
> Sou o capitão da minha alma.
>
> *(William Ernest Henley)*

É lamentável que tantos de nossos cidadãos globais estejam sujeitos a adversidades tão terríveis. Com essas palavras de Henley, lemos sobre o horror, enquanto ele também fornece ao leitor alguns ajustes essenciais que ele ensinou ao escrever: "Eu sou o mestre do meu destino, sou o capitão da minha alma". Embora sejamos gratos por estarmos lidando com menos adversidades, tenhamos em mente algumas das opções necessárias para lidar com situações difíceis.

Autoempoderamento

Esse foco crítico na capacitação pessoal é uma das chaves para usar a adversidade para aprender novas habilidades. Nunca deixemos de abordar os problemas humanos. Ao resolver e/ou reparar esses problemas, façamos o melhor que pudermos; depois, aprendamos com o resto. Continuo a ensinar que cada um de nós precisa de várias pessoas com as quais possa compartilhar sua agonia e, talvez, chorar por alguns minutos, antes de se afastar da intensidade da dor e adotar uma postura mais feliz. Um colega de profissão brilhante disse: "A tragédia compartilhada é dividida. A alegria compartilhada é multiplicada". O empoderamento para expressar a agonia, a sabedoria ao escolher com quem essas emoções intensas serão expostas e o cuidado consigo mesmo e com os outros fazem parte da capacitação pessoal a serviço da proteção e nutrição de nossos preciosos neurônios.

Uma importante variável de confusão a ser considerada é a percepção humana. O *Estudo Longitudinal de Envelhecimento de Baltimore* avaliou estereótipos em pessoas sem demência décadas antes da realização anual de imagens magnéticas e autópsias cerebrais.[15] Suas descobertas foram bastante motivadoras (ou preocupantes, dependendo de sua perspectiva): "Aqueles que tinham estereótipos de idade mais negativos no início da vida tinham uma perda de volume do hipocampo significativamente mais acentuada e um acúmulo significativamente maior de emaranhados neurofibrilares e placas amiloides, ajustando-se para covariáveis relevantes". As habilidades cognitivas de fluência verbal e memória[16] também apresentaram um declínio ao longo de dois anos, associado a "percepções negativas do envelhecimento".

Assim, o autoempoderamento poderia incluir um estereótipo positivo da idade ao longo da vida. O impacto do estresse que estaria associado a percepções negativas não foi abordado nesses estudos. No entanto, esses relatórios científicos reforçam o valor do relatório de Diamond sobre as aquisições neuroplásticas do carinho e sugerem que essa prática talvez precise começar com o amor e a crença no autoempoderamento.

Perdoar

Vejamos mais um exemplo do horror que a maioria de nós nunca conhecerá – acompanhado de uma resposta surpreendente.

"Quando recebi a ligação de Mike, meu irmão, na manhã de ano-novo, fiquei atônito. 'Aconteceu algo terrível', disse ele. Mamãe foi assassinada. Havia sangue no carpete, nas paredes...'" Everett Worthington escreveu essas palavras em seu livro *Cinco passos para o perdão*.[17] A maioria de nós evitará notícias tão horríveis, mas todos podem se beneficiar da sabedoria de seu livro, que descreve seu modelo para reduzir uma agonia que alguém escolhe perdoar.

- Lembre-se da mágoa... para transformar a experiência em ouro.
- Tenha empatia... para obter compaixão pelo transgressor.
- Alcance o altruísmo... para oferecer o dom do perdão em benefício do outro.
- Comprometa-se publicamente a perdoar... para eliminar qualquer dúvida em sua mente de que você perdoou.
- Mantenha o perdão... ensaiando até se tornar mestre em perdoar.

Uau! Henley e Worthington[17] fornecem exemplos de superação de situações horríveis com o objetivo de recuperar a saúde. Ambos são modelos inspiradores de autoempoderamento e perdão com os quais podemos aprender.

Reformular

Albert Ellis é outra fonte de inspiração. Como criador da terapia comportamental emotiva racional, uma das primeiras formas de terapia cognitiva comportamental, ele escreveu que "realmente se tornou um terapeuta" para trabalhar em seu próprio desempenho e ansiedade social.[18] Durante uma série de experiências traumáticas longas e severas (muito menos do que as descritas anteriormente), apenas duas alternativas me ocorreram em reação aos ensinamentos de Ellis: ou a perspectiva dele era uma grande besteira, ou eu estava fracassando miseravelmente em ser racional. Eu não me sentia confortável com nenhuma das opções, então dei-lhe um esboço sem dados de identificação, para que ele não adivinhasse que eu estava falando de mim mesma. Sua resposta foi instrutiva: "Há alguns resultados na vida que são realmente trágicos. Eles justificam emoções fortes". A terapia cognitivo-comportamental nunca teve a intenção de negar a dor real resultante de uma tragédia real.

Seu objetivo é diminuir a intensidade, a duração e a frequência dessas emoções para ajudar até que a tempestade passe. A gentileza e a compaixão de Ellis nesse momento evanescente muitas vezes me ajudaram a transformar limões em limonada; isso tem sido igualmente útil para me ajudar a ajudar outras pessoas que precisam de apoio. Muitos estudos demonstraram que a terapia cognitivo-comportamental é tão ou mais eficaz que os antidepressivos de prescrição.[19]

Como exemplo pessoal de uma reformulação positiva, comecei a dizer a amigos que me apoiavam que eu estava tão estressada que temia ter um colapso nervoso se não fosse a um psicólogo; eu procurava me olhar no espelho, mas isso não ajudava. Depois de vários momentos de riso compartilhados com um ou outro amigo, mudei a frase para: "então me olhei no espelho, fiz contato visual direto comigo mesma e disse: 'Obrigada por me ajudar a me ajudar'". Porque, geralmente, sabemos como aprender com o melhor e recolher o restante. Sabemos, ainda, como passar da causa do estresse para os elementos que nos fortalecem, e reenquadrar a situação de forma a proporcionar motivos para a gratidão.

Muitas vezes, a clareza da comunicação está mais na mente do orador do que na consciência daqueles com quem ele deseja compartilhar seus pensamentos. Uma de nossas especialistas em influências em nossas percepções é Ellen Langer. Ela escreveu o artigo *Acreditar é ver*,[20] mostrando que "a manipulação da mente pode neutralizar os limites fisiológicos impostos à visão". Estando acostumada com o gráfico tradicional que tinha letras grandes no topo e letras cada vez menores no corpo, os indivíduos enxergavam mais quando sua visão era medida na ordem inversa, ou seja, com as letras menores no topo e cada vez maiores abaixo. A manipulação de sua mentalidade neutralizou os "limites fisiológicos impostos à visão".

A preocupação com os problemas humanos é essencial e compreensível. As emoções negativas podem interferir na cognição. Por exemplo, quarenta estudantes universitários saudáveis foram avaliados por meio de EEG e potencial relacionado a eventos (ERP) durante um estudo recente.[21] O ERP "pode refletir a atividade cerebral em um nível de milissegundos" para avaliar o processamento cognitivo e a emoção. Após dois a quatro segundos de uma tela neutra, eles tiveram intervalos de estímulos negativos e positivos. Seu desempenho cognitivo foi prejudicado e seu tempo de reação foi significativamente mais lento quando os estímulos provocaram emoções extremamente negativas.

Suporte social

O apoio social pode ser emocional, além de funcional. Trata-se de uma influência positiva na neuroplasticidade ao longo da vida.

Estudos de difusão por ressonância magnética foram coletados em 103 recém-nascidos de duas a seis semanas de idade durante o sono natural.[22] As mães responderam a questionários on-line quando esses bebês tinham seis, doze e dezoito meses de idade. Seus resultados "oferecem evidências de que vários tratos de massa branca envolvidos na emoção mostram diferenciação precoce, especificamente em termos de medo". Eles observaram que "os bebês que apresentaram níveis iniciais mais altos de medo e um aumento do medo em uma taxa mais acentuada tinham uma microestrutura de massa branca inferior". A raiva e a tristeza não apresentaram esse padrão. Esse é um começo interessante para pesquisar os aspectos de neurodesenvolvimento da emoção.

Membros do grupo do Consórcio IMAGEN analisaram dados de 957 participantes aos quatorze anos e, novamente, aos dezenove anos de idade, com foco em "problemas com colegas, sintomas emocionais e volumes cerebrais regionais". Níveis mais altos de ansiedade ou transtornos de humor alteraram o volume de massa cinzenta no córtex pré-frontal ventromedial com maior impacto do que os problemas com colegas. Intervenções baseadas em evidências para aliviar fortes respostas emocionais a eventos negativos vivenciados poderiam ajudar a proteger esse volume de massa cinzenta. O apoio familiar pode ser um fator. Como os participantes do IMAGEN foram "recrutados em vários países europeus", isso pode aumentar a generalização desses resultados. Outro estudo constatou que a idade cerebral aumentou significativamente junto com graves perdas no funcionamento cognitivo na meia-idade em indivíduos com depressão que foram avaliados periodicamente durante 25 anos.[24]

Imagens ponderadas por difusão e fMRI em estado de repouso foram coletadas em 246 indivíduos.[25] Eles encontraram "evidências de amortecimento das regiões de controle emocional pré-frontal da amígdala durante a adolescência, particularmente na amígdala CM (centro-medial) e rACC (cingulado anterior rostral), paralelamente a reduções conhecidas na influência do afeto sobre o comportamento na idade adulta". Como o aumento da depressão e da ansiedade na juventude influenciou essa diminuição da influência das emoções nos comportamentos dos adultos, eles sugerem que esses fatores podem influenciar as escolhas e a eficácia da intervenção baseada em evidências durante a adolescência.

A percepção que uma pessoa tem de eventos estressantes e de sua capacidade de lidar com eles influencia a neuroplasticidade, inclusive a "mielina intracortical (ICM), que é uma importante microestrutura do cérebro, sendo é essencial para funções cerebrais saudáveis".[26] Foram avaliados dados de ressonância magnética de 1.076 adultos saudáveis com idades entre 22 e 35 anos e medidas comportamentais de "estresse crônico percebido" e apoio social. Eles descobriram que "tanto o apoio emocional quanto o apoio instrumental foram negativamente associados ao estresse crônico percebido, sugerindo o efeito protetor do apoio social sobre o estresse".

Após o terremoto de Kumamoto, quando adultos com 65 anos ou mais foram realocados, seu tipo e quantidade de atividade física foram influenciados pelo apoio social.[27] Ter 75 anos ou mais e não participar de atividades comunitárias foram significativamente associados a menos atividade física. Os pesquisadores recomendaram a participação ativa em atividades comunitárias, bem como receber e dar apoio social em atividades saudáveis. Isso é especialmente importante quando um indivíduo se muda para uma nova comunidade, segundo a base de evidências sobre o valor do apoio social.

Um grupo interdisciplinar analisou os dados atuais sobre intervenções baseadas em evidências para fortalecer o bem-estar emocional.[28] As percepções resumidas da análise foram: "(1) as intervenções existentes devem continuar a ser adaptadas para obter um efeito suficientemente grande, para resultar em melhorias posteriores no funcionamento psicológico e na saúde; (2) a pesquisa deve determinar a durabilidade das intervenções necessárias para promover mudanças duradouras em nível populacional; (3) é necessária uma mudança do atendimento e tratamento em nível individual para um modelo de saúde pública de prevenção em nível populacional, o que exigirá uma nova infraestrutura que possa oferecer intervenções em escala; (4) as intervenções devem ser acessíveis e eficazes em amostras racial, étnica e geograficamente diversas". Como a meditação baseada na atenção plena e a redução do estresse podem influenciar a epigenética e a neuroplasticidade, elas podem influenciar a melhoria da saúde física, possivelmente com a "transmissão intergeracional do bem-estar, que pode ser vista como um efeito de intervenção particularmente duradouro".

Certa vez, foi ministrado um novo curso universitário eletivo chamado Arte e Ciência do Florescimento Humano.[29] Eles definiram "florescimento" como levar uma vida engajada, gratificante e significativa, que beneficia os outros e também a si mesmo. Depois de concluírem o curso, 217 estudantes universitários "relataram uma melhora significativa na saúde mental (ou seja, redução da depressão) e no florescimento, melhorias em várias habilidades de atenção e socioemocionais (por exemplo, função de atenção, autocompaixão) e aumento nas atitudes pró-sociais (preocupação empática, humanidade compartilhada)" em comparação com o grupo de controle de estudantes que não fizeram o curso.

Gratidão

A gratidão vem facilmente. Um dos presentes de minhas muitas mudanças geográficas é ter muitos amigos em vários continentes. Embora muitos deles tenham me incentivado a telefonar 24 horas por dia, sete dias por semana, conforme necessário, muitas vezes o efeito de cura requer somente ficar sozinha e analisar como uma ou mais pessoas específicas expressariam sua perspectiva única de apoio social.

Uma revisão sistemática de 64 estudos encontrou uma variedade de intervenções de gratidão, incluindo escrever ou expressar verbalmente gratidão a outras pessoas; pensar em coisas pelas quais se possa sentir gratidão; publicar fotos com palavras de gratidão; visitas; treinamento; diários de gratidão; e programas de conversação.[7] Os grupos de controle tiveram outras atividades. Apesar do risco de viés e de outras limitações, os resultados incentivam as intervenções de gratidão. Os participantes dessas intervenções apresentaram menos ansiedade, menos depressão, mais gratidão, melhor saúde mental e mais satisfação com a vida. Seus outros benefícios foram "humores e emoções mais positivos, maior apreciação e otimismo, mais comportamento pró-social, menos preocupação e menos dor psicológica". Cartas de gratidão aumentaram a felicidade, a qual durou um mês. Os participantes tiveram uma semana para escrever sobre sua gratidão e, em seguida, ler a carta de gratidão para alguém que nunca havia sido agradecido por ter sido especialmente gentil com eles; então, eles leram a carta com a expressão total de suas próprias emoções; em seguida, deixaram a carta com a pessoa a quem estavam agradecendo. Como essa atividade foi associada a uma maior felicidade que persistiu por um mês, esse pode ser um bom motivo para escrever uma carta de gratidão a cada novo mês.

Vários métodos de expressão de gratidão foram avaliados em 958 adultos australianos.[30] Cartas e ensaios escritos sobre qualquer tópico de gratidão de sua escolha foram associados a um maior bem-estar subjetivo do que depois de escrever listas de gratidão. Quando as cartas de gratidão eram escritas para uma pessoa específica, esses escritores sentiam intensamente outras emoções positivas, além de mais gratidão.

Avaliações e instruções on-line foram coletadas de 671 australianos com idades entre dezoito e 84 anos, que foram aleatoriamente designados para uma intervenção.[31] Todas as quatro condições eram "atividades socialmente desejáveis (ou seja, comportamento pró-social, atos gentis para si mesmo, comportamento extrovertido, comportamento de mente aberta)" em que eles se envolveram em quinze dias e "mediram várias emoções usando avaliações momentâneas". Ao adotar comportamentos pró-sociais, eles relataram maior autoconfiança, maior senso de competência e mais significado, sugerindo ganhos pessoais significativos no serviço comunitário. Ter atitudes gentis para com os outros também aumentou seu senso de conexão. Esse relato de "benefícios exclusivos da pró-socialidade" é de particular interesse, juntamente com as descobertas de neuroplasticidade aprimorada em instrutores que participaram do estudo *Baltimore Experience*, que constatou um aumento dos volumes cerebrais corticais e hipocampais nos instrutores, depois que eles prestaram serviços voluntários nas escolas de Baltimore.[13]

Pró-socialidade

O Instituto Nacional de Saúde, nos Estados Unidos, financiou redes de pesquisa em 2021 para estudar clinicamente o bem-estar emocional nas famílias e como isso se reflete no envelhecimento do cérebro.[32] O bem-estar emocional analisou as redes como

> um composto multidimensional que engloba quão positivo um indivíduo se sente em geral e sobre a vida como um todo. Ele tem características experienciais, como a qualidade emocional das experiências momentâneas e cotidianas, e características reflexivas, como julgamentos sobre a satisfação com a vida, o senso de significado e a capacidade de buscar objetivos que podem incluir e ir além de si mesmo. Essas características ocorrem no contexto da cultura, das circunstâncias da vida, dos recursos e do curso de vida.

Observou-se que os idosos típicos evitam a negatividade, aumentam as perspectivas positivas e são menos emocionalmente excitados. A força *versus* vulnerabilidade foi um fator funcional. O estresse, a posição de controle, a satisfação com a vida e o senso de propósito foram outros fatores.

Vamos abraçar a mudança de paradigma na psicologia, deixando de definir a patologia e de consertar as responsabilidades e os pontos fracos. É bom para a saúde do cérebro que sigamos essa mudança de paradigma da Psicologia Positiva[4] e nos concentremos em desenvolver pontos fortes, melhorar a autoestima, ser empáticos, celebrar amizades, expressar amor, estabelecer metas, assumir compromissos, fomentar a criatividade, alcançar objetivos, estar atentos, beneficiar-nos de nossas crenças e conexões espirituais, ter senso de humor, aumentar a resiliência, aumentar o otimismo, resolver o que pode ser resolvido do estresse e colher o que pudermos do resto, aprender à medida que transformamos o estresse em "outra oportunidade de desenvolver novas habilidades" e aumentar significativamente o bem-estar.

A Psicologia Positiva pesquisa esses fatores, técnicas e conceitos para nos ajudar a alcançar a vida mais gratificante e próspera que possamos imaginar, o que inclui celebrar e usar nossa saúde física ideal, desenvolver positivamente a potência cerebral ideal durante toda a vida, a criatividade, a inteligência emocional, compaixão, esperança, talentos, habilidades, sabedoria, altruísmo, voluntarismo, perdão, gratidão, forças de caráter, motivação moral, motivação e foco intrínsecos, apoio social, significado e propósito na vida, comportamentos pró-sociais, conquistas, humildade e quaisquer outros pontos fortes que tenham o potencial de aprimorar a neuroplasticidade para uma longevidade vigorosa para todos. Ao acrescentar o benefício do toque e da conversa, conforme relatado na pesquisa de Marian Diamond, destacamos a sabedoria dessa mudança de paradigma na psicologia, para se concentrar no impacto comportamental do aprimoramento da neuroplasticidade. Embora nenhuma medida em seus animais pudesse estimar a aquisição neuroplástica dessa nova maneira de usar a Psicologia Positiva, seu valor em humanos é enorme.

A falta de esperança e o desespero ameaçam a saúde e a longevidade. Precisamos urgentemente de estratégias para neutralizar esses efeitos e melhorar a saúde da população. A pró-socialidade contribui para melhorar a saúde mental e física dos indivíduos e das comunidades em que vivem. Propomos que a pró-socialidade seja uma prioridade de saúde pública.[33]

Como a pró-socialidade melhora a saúde física e mental do indivíduo, a proposta desses pesquisadores de torná-la uma prioridade na saúde pública é bem fundamentada e urgente. A inteligência artificial, trabalhando com uma equipe multidisciplinar de pesquisadores e clínicos, pode refinar os protocolos de pesquisa e as intervenções de pró-socialidade que avaliam e atendem às nossas diversas populações para maximizar a neuroplasticidade e o bem-estar em benefício da nossa população global, das nossas instituições acadêmicas, do nosso sistema de saúde e do meio corporativo.

Risos

O riso é outra forma de promover muitos fatores de saúde.[34] Sua revisão considerou oito estudos com 315 participantes, cuja idade média era de 38,6 anos. As intervenções de riso foram associadas a uma redução significativa dos níveis de cortisol, mesmo quando apenas uma sessão de riso foi adotada. Outro exemplo de intervenção durante uma situação horrível foi descrito por Petrov e Marchalik quando, "em dezembro de 2022, um vídeo viral de uma soldado ucraniana dançando em um monte de neve ganhou as manchetes.[35] A coreografia alegre e a música ucraniana animada contrastavam com o barulho de tiros ao fundo". Alguns militares apoiaram fortemente essa iniciativa, pois "reconheceram a realidade da vida militar e do trauma, e a necessidade de encontrar uma saída emocional". Um estudo muito pequeno com estudantes de enfermagem durante a pandemia constatou redução da depressão com sessões on-line de terapia do riso.[36] Até mesmo o riso simulado pode trazer benefícios à saúde. Sessões de riso espontâneas ou planejadas podem ser adicionadas à sua lista de comportamentos saudáveis, podendo ser conduzidas em grupos. Tita Begashaw liderou o grupo de risadas Tee Hee no Centro Médico Harborview, aberto a todos e potencialmente bom para todos. Durante o confinamento por causa da Covid-19, ela ainda provocava risadas por trás de sua máscara a três metros de distância, para todos que faziam uma pausa para compartilhar seu amor e seu riso (Figura 4.3).

> – Doutor, vejo que você cortou o cabelo.
> – Que nada! Raspei ele todo.
> *(Dr. James Gottesman, urologista extraordinário – e mestre do alívio cômico)*

Yoga

A *Intelligent Internet of Medical Things* (IIoMT, "internet das coisas médicas inteligente") avaliou o impacto da *Mano Shakti Yoga* (MSY) na ansiedade de estudantes universitários.[37] O grupo do experimento teve uma hora de *Mano Shakti Yoga* duas vezes por semana, enquanto o grupo de controle continuou a fazer suas atividades habituais. Os dados do cinto inteligente foram analisados com algoritmos de aprendizado de máquina. Como resultado, houve uma redução significativa da ansiedade no grupo experimental em comparação com os controles. Esse pequeno estudo fornece outro exemplo de como a inteligência artificial pode aumentar nosso banco de dados sobre intervenções eficazes.

Em um pequeno estudo com pessoas saudáveis, cuja idade média era de 27 anos, foi estudada a interferência cognitivo-motora.[38] Isso se refere à extensão em que os recursos cognitivos são reduzidos para tarefas motoras ou cognitivas quando uma atividade exige tanto a cognição quanto a atividade motora. A cognição foi testada com subtração em série, que requer matemática mental e memória. Indivíduos que relataram ter praticado yoga duas ou três vezes por semana, por até uma hora, por mais de um ano, foram comparados a indivíduos com dados demográficos semelhantes, mas que não praticavam yoga. Em seguida, eles foram testados em suas respostas corretas na subtração em série durante três variações de tarefas de equilíbrio.

Esses pesquisadores opinaram que "os praticantes de yoga gastaram menos recursos motores e cognitivos, reduzindo significativamente o CMI durante tarefas duplas do que os não praticantes, sugerindo que a prática de yoga a longo prazo poderia promover efetivamente a capacidade de manter a função ideal em condições desafiadoras de tarefas duplas". Embora este seja um estudo pequeno, ele se concentra em uma área que merece mais pesquisas, pois as quedas podem causar lesões cerebrais com perdas associadas nas funções neurocognitivas.

Uma análise de 89 estudos constatou que a yoga melhora a neuroplasticidade, protege as células cerebrais do envelhecimento em resposta ao estresse e à depressão, reduz o cortisol sérico e aumenta o BDNF em pessoas saudáveis e em pacientes deprimidos.[39] Eles opinaram que a yoga e a meditação "podem evitar o início do uso de medicamentos para combater o estresse, a ansiedade e a depressão em populações vulneráveis".

Meditação de atenção plena

Considerando que o treinamento em meditação pode contribuir para o envelhecimento saudável por meio da influência nos telômeros, descobriu-se que "o treinamento em meditação pode afetar as respostas agudas e habituais ao estresse como caminhos para melhorar o envelhecimento celular". Como o comprimento dos telômeros é considerado uma forma de medir o envelhecimento biológico, além de estar relacionado ao estresse grave, os pesquisadores analisaram a relação entre esse comprimento e o padrão de seus participantes de se manterem presentes, em comparação com deixar a mente vagar. Telômeros mais curtos foram encontrados em mulheres que tinham muita divagação mental, em comparação com as mulheres que relataram pouca divagação. E isso aconteceu independentemente do nível de estresse. Esses pesquisadores sugerem que uma bioquímica mais saudável e uma maior longevidade celular podem resultar da manutenção da atenção no presente. A atenção plena e o foco no momento presente são componentes da meditação que têm sido associados a melhorias na saúde mental, emocional e física.

Talvez o maior especialista mundial em usar apenas o pensamento para melhorar a plasticidade cerebral seja Richard Davidson, cujo estudo com praticantes de meditação budista com quinze a quarenta anos de prática "encontrou uma oscilação robusta da banda gama e uma sincronia de fase de longa distância durante a geração do estado meditativo de compaixão não referencial".[41] Após oito semanas de meditação de atenção plena, os participantes aumentaram a ativação cerebral que "previu a magnitude do aumento do título de anticorpos" para uma vacina.[42] Davidson analisou os resultados de pesquisas que "destacam a plasticidade estrutural dos circuitos emocionais em resposta ao estresse agudo e crônico, particularmente alterações na densidade da coluna vertebral e no comprimento e ramificação dendrítica no hipocampo, na amígdala e no córtex pré-frontal".[43,44] Ele estudou gurus da meditação que tinham maior volume cerebral no córtex pré-frontal, a parte do cérebro envolvida no processamento de pensamentos e decisões complexas. Como a inflamação tem sido associada a muitas condições que incluem o declínio mental, é importante frisar que a meditação de atenção plena pode reduzir a inflamação do mesmo modo que a prescrição de medicamentos o faz. Uma resposta mais rápida foi observada em meditadores experientes. Após oito horas de meditação intensa em meditadores experientes, eles "identificaram 61 sítios de metilação diferencial (DMS) após a intervenção. Esses DMS foram enriquecidos em genes associados principalmente ao metabolismo e ao envelhecimento das células imunológicas e em locais de ligação para vários fatores de transcrição envolvidos na resposta imunológica e na inflamação".[45] O grupo de controle não apresentou nenhuma dessas alterações. Esses pesquisadores opinaram que "uma breve intervenção de meditação em indivíduos treinados pode influenciar rapidamente o epigenoma em locais de possível relevância para a função imunológica e fornecer uma melhor compreensão da dinâmica do metiloma humano em intervalos curtos de tempo".

Mais informações sobre a pesquisa de Richard Davidson e seus colegas estão disponíveis no site CenterHealthyMinds.org, onde estão disponíveis suas muitas publicações sobre as bases neurais das emoções. Em um vídeo, ele relata que Sua Santidade o Dalai Lama desafiou a perspectiva da pesquisa sobre aspectos negativos da condição humana e sugeriu o estudo dos componentes saudáveis de nossas condições humanas.

Na década de 1980, quando o Dalai Lama perguntou "que relação poderia haver entre o budismo, uma antiga tradição filosófica e espiritual indiana, e a ciência moderna?", isso "levou à criação do Instituto Mente e Vida", que estuda a ciência contemplativa. Em seguida, ele lançou a "neurociência contemplativa", na qual os cientistas estudam as atividades cerebrais de especialistas em meditação budista que praticaram meditação por mais de 10.000 horas. Sua pesquisa esclareceu "por que esse conjunto de técnicas para treinar a mente tem grande potencial para fornecer benefícios cognitivos e emocionais", que podem incluir maior bem-estar e sensação de calma. Eles também descobriram que: "Mudanças fisiológicas no cérebro – um volume alterado de tecido em algumas áreas – ocorrem por meio da meditação. Os praticantes também experimentam efeitos psicológicos benéficos: eles reagem mais rapidamente aos estímulos e são menos propensos a várias formas de estresse". Grande parte da pesquisa analisada foi sobre três formas de meditação: meditação da compaixão e da bondade amorosa; meditação de atenção plena; e meditação de atenção concentrada.

Pessoas com mais de sessenta anos de idade participaram de um estudo que utilizou "terapia cognitiva baseada na atenção plena (MBCT) por oito semanas.[46] O grupo de controle recebeu tratamento como de costume. Seus sintomas foram avaliados com a Escala de Ansiedade de Hamilton (HAMA) e a Escala de Depressão de Hamilton (HAMD). O estado de repouso e a conectividade estrutural e funcional foram medidos por meio de ressonância magnética. Foi avaliada a relação entre a melhora dos sintomas clínicos e as mudanças na conectividade cerebral. Os indivíduos que receberam MBCT tiveram pontuações significativamente mais baixas na HAMD após as oito semanas e no acompanhamento de três meses, em comparação com o grupo de controle. "As análises das imagens de tensor de difusão mostraram que a anistrofia fracionada do MFG-amígdala aumentou significativamente". Esses pesquisadores opinaram que "a TMCM melhora os sintomas de depressão e ansiedade" associados à depressão tardia, que a TMCM fortaleceu as conexões funcionais e estruturais entre a amígdala e o MFG, e que esse aumento na comunicação se correlacionou com melhorias nos sintomas clínicos".

Os pesquisadores compararam meditadores de longo prazo com controles entre 24 e 77 anos de idade. Os praticantes de meditação de longo prazo podem ter menos perda de massa cinzenta cerebral relacionada à idade (onde estão as células cerebrais). Portanto, a meditação poderia proteger seu cérebro reduzindo o declínio das células cerebrais relacionado à idade. Isso poderia beneficiar a estrutura de todo o cérebro. Até mesmo melhorias na massa branca do cérebro foram encontradas com curtos períodos de meditação. A massa branca do cérebro são os axônios, ramos isolados do corpo celular que se conectam a outras células. Pesquisas sobre o treinamento da meditação da compaixão descobriram que uma maior compaixão pelos outros pode incluir o benefício da diminuição da depressão. Portanto, pode ser mutuamente benéfico para o humor e a matéria cerebral, para você mesmo e para aqueles em quem você se concentra com compaixão.

Outro benefício de ter vivido e viajado para o exterior foi a experiência de meditação, yoga e a perspectiva de pessoas que usaram essas experiências regularmente. Eles expressaram e demonstraram os benefícios de uma forma que a simples leitura não consegue alcançar. No entanto, os resultados da pesquisa são convincentes. Meditadores saudáveis do sexo masculino, com idade média de 43 anos, que meditaram diariamente por cerca de sete anos, tinham telômeros mais longos em comparação com um grupo semelhante que não meditou.[47] Os telômeros são estruturas de proteína nas duas extremidades de um cromossomo para proteger e preservar nossas informações genéticas. Eles opinaram que a descoberta de telômeros mais longos nos indivíduos que praticavam meditação diária sugere que essa frequência tem o potencial de promover um envelhecimento mais saudável, com benefícios em vários níveis da meditação notados na dinâmica dos telômeros.

Quarenta e sete crianças entre nove e onze anos de idade que tinham problemas de atenção e/ou ansiedade foram avaliadas por ressonância magnética e testes de ansiedade antes e depois de receberem dez semanas de treinamento de atenção plena.[48] Um dos testes foi o CPT 3, que "mediu quatro aspectos da atenção, incluindo atenção sustentada, desatenção, impulsividade e vigilância, por meio de 360 tentativas apresentadas em quatorze minutos. As variáveis medidas incluíam detectabilidade, erros de comissão, omissões e tempo de resposta de acerto". O treinamento de atenção plena incluiu incentivá-los a deixar seus pensamentos irem e virem; eles também foram ensinados a concentrar sua atenção na respiração. "As habilidades de atenção plena foram desenvolvidas por meio de conceitos que incluíam prestar atenção, reconhecer a preocupação, deixar de lado os pensamentos, lidar com emoções difíceis e gratidão". Suas diferentes etnias incluíam "94% caucasianos, 4% asiáticos, 2% aborígenes e habitantes das Ilhas do Estreito de Torres". Após o treinamento de atenção plena, eles tiveram um desempenho melhor. Também apresentaram maior conectividade funcional na rede de saliência e na rede frontoparietal, que "foram ainda mais associadas a melhores resultados comportamentais após a intervenção". Esses pesquisadores opinaram que suas descobertas "sugerem que as estratégias de atenção plena podem ser uma intervenção eficaz para deficiências de atenção relacionadas à ansiedade subclínica em crianças pré-adolescentes; no entanto, precisam ser consideradas no contexto do desenvolvimento da conectividade funcional".

> O segredo da saúde, tanto para a mente quanto para o corpo, não é lamentar o passado, preocupar-se com o futuro ou antecipar problemas, mas viver o momento presente com sabedoria e seriedade.
>
> *Buda*

Sistema de recompensa cerebral

A mobilização do sistema de recompensa do cérebro pode proteger a resiliência ao estresse e melhorar os resultados de saúde relacionados ao estresse (Anderson et al., 2023). A ativação do sistema de recompensa do cérebro reduz a resposta ao estresse e está associada a uma saúde melhor, incluindo menos depressão.[49] A inteligência artificial com orientação humana poderia aumentar o conhecimento sobre fatores neuroanatômicos e neurológicos no sistema de recompensa para refinar intervenções estratégicas baseadas em evidências para maximizar o aprimoramento da neuroplasticidade.

> Não paramos de jogar porque envelhecemos;
> envelhecemos porque paramos de jogar.
>
> *George Bernard Shaw*

Sinta-se reconfortado em saber que as pesquisas apoiam essa perspectiva renovadora! Concentre-se e celebre seus pontos fortes exclusivos, em vez de passar a maior parte do tempo corrigindo o que você rotula como seus pontos fracos. Dessa forma, você pode tornar seus pontos fortes produtivos e seus pontos fracos irrelevantes. Pergunte o que o mundo precisa, é claro. Há muita saúde em colocar o serviço acima de si mesmo. Pergunte também o que faz seu coração vibrar e o que faz seu rosto sorrir. Faça isso. Porque as pessoas gostam de fazer o que fazem bem. Quanto ao resto, pergunte: "Quem pode fazer isso?". Grande parte da vida requer uma equipe; algumas coisas exigem uma comunidade; e a agitação social, como vimos na pandemia, exige esforços baseados em evidências de toda a nossa comunidade global.

As pesquisas têm identificado opções focadas especificamente no aumento da felicidade. Ao manter uma lista de experiências positivas e compartilhá-las com amigos próximos, a felicidade aumentou, especialmente quando o ouvinte respondeu com apoio e entusiasmo.

A Covid-19 mudou muito a forma como mantemos e apoiamos nossas amizades. Por exemplo, ao visitar casas de pacientes com Covid-19, o que vale é sorrir pelo conforto de saber que eles estão em casa, enquanto você passa pelas portas sorrindo para os sapatos que eles deixaram do lado de fora, como visto nas Figuras 4.4 e 4.5.

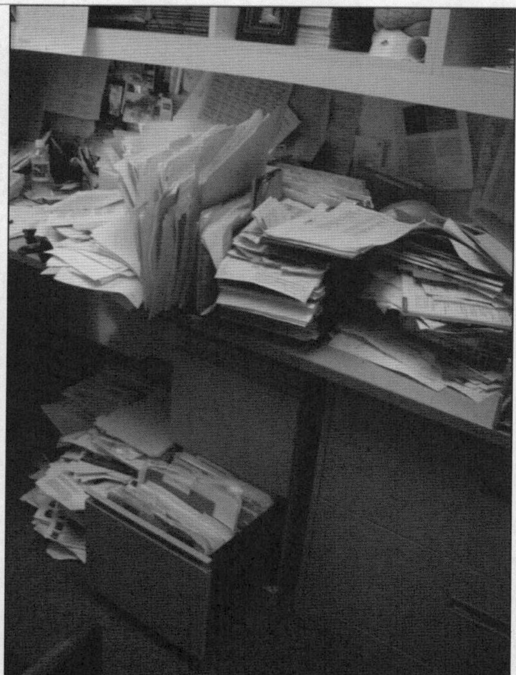

Figura 4.4 O psiquiatra que atendia pacientes nesse consultório foi informado por um de seus pacientes: "Doutor, o último terapeuta que consultei tinha um consultório tão arrumado que me senti inferior! Não me sinto assim aqui". Foto: acervo pessoal.

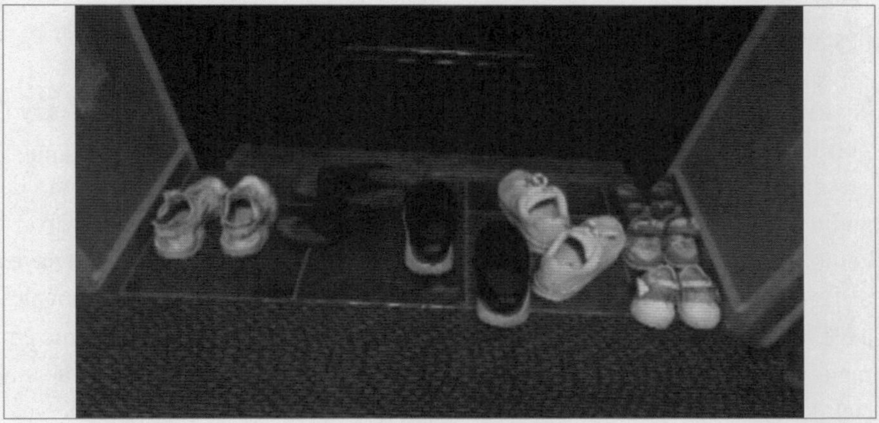

Figura 4.5 Covid-19: não podíamos acariciar as pessoas. Mas podíamos nos sentir confortáveis ao saber que os vizinhos estavam em casa. Foto: acervo pessoal.

> Três coisas são importantes na vida humana.
> A primeira é ser gentil.
> A segunda é ser gentil.
> A terceira é ser gentil.
>
> *(Henry James)*

As maneiras pelas quais um indivíduo pode participar do aumento do uso da Psicologia Positiva podem ser limitadas apenas por sua imaginação e criatividade. Os exemplos podem incluir ser um voluntário, pois manter-se socialmente ativo estimula o cérebro a se manter em forma, como foi constatado no estudo que descobriu um melhor funcionamento neurocognitivo em pessoas que prestaram serviços voluntários nas escolas de Baltimore.[13] Sorria livremente, pois isso pode transformar o dia de outra pessoa de forma positiva. Faça elogios abundantes: isso ajuda você e os outros a crescerem. Mantenha-se socialmente ativo, tendo em vista que as relações funcionam como um remédio.

Um de meus primeiros *workshops* foi sobre solidão. A sala estava lotada e todos estavam de pé. A multidão solitária se espalhou pelos corredores. O grande número de pessoas que sofrem de solidão é uma preocupação de saúde pública devido ao maior risco associado de problemas de saúde. Há várias maneiras de prosperar no amor e proteger suas preciosas células cerebrais dos estragos da química do estresse. Permita que suas metas incluam o uso da adversidade para expandir suas habilidades nas várias maneiras que mencionamos, além de outras que possam fazer seu coração vibrar.

Resposta de relaxamento condicionada

Uma das melhores ferramentas para fazer isso é o relaxamento progressivo, pois essa técnica pode aumentar sua consciência da tensão nos músculos antes mesmo de você perceber que eles estão tensos. Você pode criar uma versão de áudio com sua própria voz que o instrua a tensionar e depois liberar a tensão em conjuntos opostos de músculos das mãos, braços etc. Use-a para desenvolver uma resposta de relaxamento condicionada. Com essa resposta, você desenvolve a habilidade de passar do sofrimento para a calma em milissegundos, mesmo em meio a uma multidão de pessoas, bem como quando se depara com algo que inicialmente parece insuportável. Criar uma resposta condicionada a uma sugestão é um elemento-chave para transformar o estresse em poder. A maioria das pessoas pode desenvolver a resposta condicionada em cerca de duas semanas usando a técnica de relaxamento progressivo duas vezes por dia. Ao usá-la uma vez por dia, leva-se mais tempo para se condicionar a responder ao estímulo com um relaxamento profundo. Essa resposta condicionada pode ajudá-lo a desenvolver as habilidades para ficar mais calmo até que a tarefa em questão seja resolvida.

> Um talento é formado na quietude; um caráter, na turbulência do mundo.
>
> *(Goethe)*

Exercício aeróbico

Na mesma linha, reduzir a depressão é uma prioridade máxima. A duração da depressão é mais significativa do que a idade para prever a perda de volume no hipocampo humano – a parte do cérebro que está associada ao aprendizado e à memória. O exercício aeróbico está no topo da lista de habilidades empoderadoras para o gerenciamento do estresse, além de sua ação antidepressiva e de elevação do humor.

> Meu amigo, você estava certo sobre os exercícios aeróbicos! No início, eu tinha que me forçar a superar a tristeza e a falta de energia até mesmo para subir no aparelho. Depois, o selim me irritava tanto que eu achava que não conseguiria ficar lá, não importava o que acontecesse! Movido apenas pela força de vontade, comecei a pedalar a bicicleta. Mas... depois de uns dez minutos...era como se eu pudesse ver claramente que o sol estava prestes a nascer (Figura 4.6).

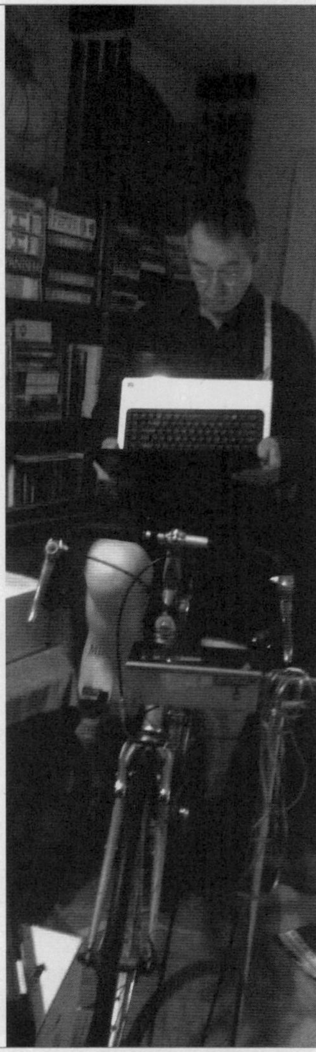

Figura 4.6 Quanto maior o amor, maior a dor. Felizmente, a atividade aeróbica pode facilitar a saúde e a cura. Foto: acervo pessoal.

Então... por volta de 22 minutos, o sol de fato apareceu. Eu me senti muito melhor, pois sabia que conseguiria atingir a meta de trinta minutos. E então... quando eu estava terminando os trinta minutos, lembrei-me de você dizendo que ficar quarenta minutos seria ainda melhor. Então, eu fiquei. Aos quarenta minutos, parecia que o sol estava glorioso e as flores estavam desabrochando!

Esta é a citação literal de uma pessoa recém-convertida ao valor da atividade aeróbica para mudar a química do luto. Esse ganho de percepção e capacitação ocorreu poucos dias depois de tomar conhecimento de uma morte na família.

Discussão

Há centenários sem demência e com bom funcionamento cognitivo em muitos países. A incidência de demência por década diminuiu 13% nos Estados Unidos e na Europa nas últimas décadas. A frequência de visitas acompanhados dos filhos foi associada à manutenção da eficiência cognitiva em centenários chineses.[50] Como as emoções são contagiosas, o amor pela saúde pode ser o melhor presente, o mais portátil, gratuito e que melhora o cérebro, que você pode compartilhar generosamente com sua família, amigos e comunidade.

> Juntos, vocês podem resgatar a alma de nossa nação.
>
> Peço que vocês atendam ao chamado mais elevado de seu coração e defendam aquilo em que realmente acreditam.
>
> Quando os historiadores pegarem suas canetas para escrever a história do século XXI, que eles possam dizer que a paz finalmente triunfou sobre a violência, a agressão e a guerra.
>
> Por isso, eu lhes digo: caminhem com o vento, irmãos e irmãs, e deixem que o espírito de paz e o poder do amor eterno sejam seus guias.
>
> *(John Lewis, escrito no último ensaio, nos dias finais antes de sua morte, em 17/7/2020)*

Amor, carinho, paz e felicidade podem ser as formas não farmacológicas mais portáteis e fáceis de compartilhar para aumentar a potência do cérebro, transformando a adversidade em energia para lidar com o estresse. Vinte e quatro horas por dia, sete dias por semana, você pode estampar um sorriso em seu rosto para compartilhar a felicidade, de modo a contagiar a sua comunidade. É isso que motiva minha recomendação anterior, incentivando-o a construir com diversão (e não com trabalho) as mudanças de estilo de vida que você vier a escolher.

Como ilustram os dois exemplos no início deste capítulo, vale a pena enfatizar o poder e as muitas conquistas do amor, do carinho, da conversa e do toque. Marian Diamond,[1,2] a mãe da neuroplasticidade e da Psicologia Positiva, foi a primeira a fornecer dados fundamentais sobre como um ambiente enriquecedor (falaremos mais sobre isso no Capítulo 6, sobre neuróbica) melhora a estrutura e a função das células cerebrais. Então, com a simples mudança de pedir aos seus técnicos de laboratório para tirarem os animais da gaiola, segurá-los e conversar com eles... houve uma mudança que ela chamou de carinho... os benefícios incluíram um aumento de 50% na expectativa de vida, equivalente a noventa anos humanos, e os animais continuaram com seu "enriquecimento da hereditariedade" durante o equivalente a noventa anos humanos.[3] Pesquisas subsequentes mostram que a Dra. Diamond acertou ao dizer que esses mesmos ganhos na neuroplasticidade humana seriam possíveis ao longo de uma vida vigorosa e extensa. As aquisições neuroplásticas do amor e do carinho são significativas. Como mostra a imagem do *Abraço de Resgate*,[51] o poder do braço em volta do ombro para salvar a vida da irmã gêmea que corria risco de morte é igualmente empoderador. O toque de carinho deve fazer parte de todas as vidas, para que se possa potencializar a neuroplasticidade e atingir um envelhecimento saudável do cérebro!

Potencializar a neuroplasticidade com amor, carinho, toque e apoio social são escolhas de estilo de vida essenciais, como esses dois exemplos deixam bem claro. É por isso que o amor está no topo da nossa lista. Embora o estresse aconteça com todos, para algumas pessoas ele é horrível e, sendo assim, requer uma resposta maior.

Os seres humanos criam a química da luta ou fuga para lidar com ameaças reais à vida ou à integridade física. Isso é bom quando aumenta a sua capacidade de correr pela savana para evitar ser o almoço de um leão. Os parentes próximos de um indivíduo com traumatismo cranioencefálico (TCE) também são severamente afetados por essa experiência traumática abrangente. Serão necessários serviços para a família, bem como para a pessoa com TCE. Voluntários treinados em *Ajudar os Outros através do Propósito e do Envolvimento* (AOPE) deram credibilidade à perspectiva de que não se pode dar sem receber. Esses voluntários treinados em AOPE experimentaram melhorias significativas em sua satisfação com a vida e em sua percepção de sucesso ao ajudar os outros.

William Ernest Henley forneceu um modelo exemplar de como responder ao horror através do autoempoderamento ao escrever: "Não importa quão estreita seja a porta, quão carregado de punições seja o pergaminho, eu sou o mestre do meu destino. Eu sou o capitão da minha alma". Everett Worthington respondeu ao horror escrevendo o modelo REACH de como perdoar em seu livro *Cinco passos para o perdão*.[17] Albert Ellis[18] "realmente se tornou um terapeuta" para se curar e ensinou métodos para reformular os pensamentos por trás da nossa depressão e ansiedade. Um senhor em seu terceiro ciclo de quimioterapia, quando ouviu: "Vejo que você está perdendo cabelo novamente", respondeu: "Não. Estou mudando de penteado". Muitos pesquisadores nos fornecem dados sobre as múltiplas maneiras pelas quais ter um bom apoio social influencia positivamente a saúde geral e a neuroplasticidade; isso inclui a escuta empática. A gratidão expressa por escrito, pessoalmente ou on-line tem sido associada à melhora da saúde mental. A pró-socialidade tem demonstrado tanta influência positiva na saúde física e mental que os pesquisadores afirmam que "deveria ser uma prioridade de saúde pública".[33] O riso tem muitos fatores benéficos para a saúde,[34] incluindo a redução do cortisol; a terapia do riso também pode ser administrada on-line. Os benefícios da yoga para melhorar a saúde mental foram medidos usando inteligência artificial e algoritmos de aprendizado de máquina.[37] A meditação pode reduzir o estresse e influenciar mudanças positivas na cognição e na resposta imunológica.[45] O relaxamento progressivo, usado com frequência suficiente para criar uma resposta condicionada, pode proporcionar alívio nos estágios iniciais da construção da tensão com o estresse. O exercício aeróbico é uma maneira saudável de eliminar a química do estresse, essencial para a resposta imediata a algumas formas de estresse.

Na maioria das vezes, você provavelmente usa boas habilidades de resolução de conflitos e/ou resolução de problemas e/ou habilidades superiores de relações humanas para superar traumas. Em seguida, você volta à tarefa com a qual estava lidando. Mesmo que você tenha feito um bom julgamento, empregado uma gestão de tempo superior e demonstrado excelentes habilidades de relacionamento pessoal, o estresse pode deixar sua química pronta para uma corrida pela savana, para evitar ser o almoço de alguém.

Essa é uma das muitas razões pelas quais empresários sensatos têm um aparelho de exercício aeróbico à disposição, e recompensam os funcionários por usá-lo. Isso poderia introduzir a aeróbica promotora da saúde cedo o suficiente para não interferir no sono; também poderia aumentar os lucros da empresa, economizando dinheiro que seria gasto com problemas médicos decorrentes da falta de exercícios. Ter vídeos cômicos com várias opções para assistir durante o breve intervalo para exercícios poderia adicionar risadas ao dia, trazendo benefícios adicionais à saúde. Outra pequena sala para meditação durante os intervalos também poderia aumentar os benefícios para a saúde e economizar dinheiro para as empresas em benefícios de saúde. Coloque um cartaz na parede onde os funcionários possam escrever suas razões pessoais de gratidão.

A inteligência artificial com criatividade humana responsável pode ajudar a coletar dados sobre os benefícios dessas intervenções baseadas em evidências.

A título de nota pessoal, amigos ao longo dos anos me disseram que nunca conheceram ninguém como eu, cuja vida foi tão cheia de extremos. Acredito que alguns dos meus leitores possam ter experiências semelhantes. Os extremos negativos que esses amigos observaram ao longo da minha vida variaram desde a pobreza, passando pelo cuidado de familiares com problemas de saúde e enfrentando a morte iminente, bem como mortes prematuras, às vezes até evitáveis. Os extremos positivos incluem ter dado duas voltas ao mundo, ter vivido na ilha de Bornéu como dependente do Corpo da Paz e ter feito parte da família O2K, que percorreu 45 países em seis continentes de bicicleta ao longo do ano 2000. Vários amigos que estiveram ao meu lado durante as dificuldades e tragédias declararam que sou a maior especialista mundial em gestão do estresse; eles também concordam comigo que a minha vida tem sido abençoada.

Ignore isso se, de alguma forma, lhe parecer inaceitável que minha gestão do estresse sempre incluiu a forma como interajo com os amigos. Há muito tempo, comecei a reunir amigos brilhantes que eram espontaneamente positivos, sensíveis, compassivos, engraçados e disponíveis para abraços. Qualquer pessoa que soubesse quando e como ficar em silêncio enquanto ouvia, e de vez em quando provocar risadas, permanecia na minha lista. Se eles também soubessem como expressar cuidado e preocupação sem mencionar o fator estressante, isso seria um presente adicional de grande valor durante os momentos em que precisamos evitar as constantes lembranças do fator estressante, enquanto precisamos permanecer objetivos, convincentes e persuasivos em nosso importante trabalho do dia! O exemplo dado anteriormente do notável apoio compassivo de Susan Johnson é um modelo supremo. Todos nós precisamos de várias almas especiais com quem possamos discutir a agonia, para que ela não fique sendo remoída em nossas mentes; talvez precisemos chorar com elas por alguns minutos. Estou me referindo a pessoas com quem também possamos passar da angústia para emoções mais felizes – e, com sorte, risadas – e com quem possamos alimentar o cérebro celebrando nossas forças e sucessos.

Saindo do pessoal e voltando para a ciência, o cortisol, uma substância química do estresse que pode danificar as células, e a proteína C reativa (PCR), que é um indicador de inflamação, foram medidos antes e depois de ensinar a idosos algumas maneiras de transformar pensamentos negativos em uma perspectiva positiva. Essa intervenção reduziu os níveis de cortisol. Quatro anos depois, a PCR nesses idosos melhorou. Como muitos problemas de saúde, como doenças cardiovasculares, hipertensão, diabetes e demência estão associados à inflamação e ao estresse, essa redução na PCR também pode incluir uma melhora significativa na quantidade e qualidade de vida. Essas são conquistas importantes!

O potencial do exercício aeróbico e dessas perspectivas positivas para melhorar seu cérebro é, no mínimo, empoderador. Uma situação de estresse é o momento ideal para praticar algum tipo de atividade aeróbica para eliminar essa química, obter os antidepressivos e os compostos químicos que elevam o humor que a aeróbica produz e, provavelmente, melhorar o seu sono; no entanto, o momento certo é um fator importante. As mudanças descritas anteriormente sugerem que o início do dia seria preferível, para que você possa desfrutar desses benefícios durante as horas em que está acordado. Isso também dará à sua temperatura corporal interna a chance de se refrescar novamente, para que você possa dormir bem.

O poder curativo do *Abraço de Resgate*,[51] o serviço acima de si próprio e o carinho no laboratório de Marian Diamond[1-3] estão entre os modelos que podemos usar ao compartilhar o amor pela saúde e usar as adversidades para aumentar nossas habilidades de amar e curar. Vamos trabalhar, brincar, amar, ouvir, ser voluntários, empoderar, perdoar, reformular, ser socialmente ativos, expressar nossa gratidão, enfatizar a pró-socialidade, rir, usar a *Intelligent Internet of Things* (IIoT, "internet das coisas inteligente") para yoga, meditar, desenvolver uma resposta de relaxamento condicionada e praticar exercícios aeróbicos para empregar o amor de forma saudável para a saúde. Unidos nesse esforço, podemos tornar nosso mundo um lugar melhor para todos. Isso é pertinente às suas células cerebrais, músculos, habilidades etc. Confortados pela imagem do *Abraço de Resgate*,[51] podemos apreciar a demonstração de nossa capacidade humana, logo após o nascimento, de usar o poder curativo da compaixão e do abraço. Isso pode começar com a compaixão por si mesmo, trazendo benefícios para a atividade cerebral, além de reduzir as emoções negativas.[52]

Sorria livremente, pois isso pode transformar o dia de outra pessoa de maneira positiva. Faça elogios generosamente, pois isso ajuda você e os outros a crescerem. Permaneça socialmente ativo, pois as relações são terapêuticas.

Referências

1. Diamond MC. (1988). *Enriching Heredity*: The Impact of the Environment on the Anatomy of the Brain. New York: The Free Press.
2. Diamond MC & Hopson J. (1999). *Magic Trees of the Mind*: How to Nurture Your Child's Intelligence, Creativity and Healthy Emotions from Birth through Adolescence. New York: Plume.
3. Diamond MC, Johnson R, Protti A, et al. (1984). Plasticity in the 904-day-Old Male Rat Cerebral Cortex. *Exp Neurol*, 87: 309-317.
4. Peterson, C. (2008) What Is Positive Psychology, and What Is It Not? *Psychology Today*, 16 de maio. https://www.psychologytoday.com/us/blog/the-good-life/200805/what-is-positive-psychology-and-what-is-it-not? (Acessado on-line em 2 de julho de 2023).
5. Seligman MEP, Steen TA, Park N & Peterson C. (2005) Positive Psychology Progress: Empirical Validation of Interventions. *Amer Psychol*, 60(5): 410-421.
6. Diener E, Oishi S & Tay L. (2018). Advances in Subjective Well-Being Research. *Nat Hum Behav*, 2(4):253–260. https://doi.org/10.1038/s41562-018-0307-6.
7. Diniz G, Korkes L, Tristão LS, Pelegrini R, Lacerda B & Bernardo WM. (2023). The Effects of Gratitude Interventions: A Systematic Review and Meta-Analysis. *Einstein* (São Paulo), 21:eRW0371. https://doi.org/10.31744/einstein_journal/2023RW0371.
8. Izmaylov MI. (2023). The Ways We Whisper Love. *The Amer J Med*, 136(1). https://doi.org/10.1016/j.amjmed.2022.06.024
9. Salinas J, O'Donnell BA, Kojis DJ, et al. (2021) Association of Social Support with Brain Volume and Cognition. *JAMA Netw Open*, 4(8):e2121122. https://doi.org/10.1001/jamanetworkopen.2021.21122
10. Lawry T. (2023). *Hacking Healthcare*: How AI and the Intelligence Revolution Will Reboot an Ailing System. Nova York: Routledge.
11. Flynn JR. (2018). Reflections about Intelligence over 40 Years. *Intelligence*, 70:73–83. https://doi.org/10.1016/j.intell.2018.06.007
12. Kafouri S, Kramer M, Leonard G, Perron M, Pike B, Richer L, et al (2013) Breastfeeding and Brain Structure in Adolescence. *Int J Epidemiol*, 42:150-159.
13. Carlson MC, Kuo JH, Chuang Y-F, et al. (2015). Impact of the Baltimore Experience Corps Trial on Cortical and Hippocampal Volumes. *Alzheimer's Dementia*. https://doi.org/10.1016/j.jalz.2014.12.005
14. Hreljac R. www.RyansWell.ca (Acesso on-line em 12 de novembro de 2023).
15. Levy, BR, Ferrucci L, Zonderman AB, Slade MD, Troncoso J & Resnick SM. (2016). A Culture-Brain Link: Negative Age Stereotypes Predict Alzheimer's Disease Biomarkers. *Psychol Aging*, 31(1):82-88. https://doi.org/10.1037/pag0000062
16. Robertson DA, King-Kallimanis BL & Kenny RA. (2016). Negative Perceptions of Aging Predict Longitudinal Decline in Cognitive Function. *Psychol Aging*, 31(1): 71-81. https://doi.org/10.1037/pag0000061
17. Worthington E. (2001) *Five Steps to Forgiveness, the Art and Science of Forgiving*: Bridges to Wholeness and Hope. Nova York: Crown Publishers.
18. Ellis A. (2005). Why I (Really) Became a Therapist. *J Clin Psychol*, 61(8): 945-948.
19. Antonuccio DL, Danton WG, DeNelsky GY, Greenberg R & Gordon JS. (1999). Raising Questions about Antidepressants. *Psychother Psychosom*, 68: 3-14.

20. Langer EJ, Djikic M, Pirson M, Madenci A & Donohue R. (2010). Believing Is Seeing: Using Mindlessness (Mindfully) to Improve Visual Acuity. *Psychol Sci*, 21(5):661–666. https://doi.org/10.1177/0956797610366543
21. Yang K, Zeng Y, Tong L, Hu Y, Zhang R, Li Z & Yan B. (2023). Extremely Negative Emotion Interferes with Cognition: Evidence from ERPs and Time-Varying Brain Network. *J Neurosci Methods*, 396:109922. https://doi.org/10.1016/j.jneumeth.2023.109922
22. Planalp EM, Dowe KN, Alexander AL, Goldsmith HH, Davidson RJ & Dean DC. (2023). *White Matter Microstructure Predicts Individual Differences in Infant Fear* (But not Anger and Sadness). Dev Sci, 26(3):e13340. https://doi.org/10.1111/desc.13340.
23. Stepanous J, Munford L, Qualter P, Nees F, Elliott R & IMAGEN Consortium. (2023). Longitudinal Associations between Peer and Family Relationships, Emotional Symptoms, and Regional Brain Volume across Adolescence. *J Youth Adolesc*, 52: 734-753. https://doi.org/10.1007/s10964-023-01740-7
24. Dintica CS, Habes M, Erus G, et al. (2023) Long-Term Depressive Symptoms and Midlife Brain Age. *J Affect Disord*, 320:436-441.
25. Jalbrzikowski M, Larsen B, Hallquist MN, Foran W, Calabro F & Luna B. (2023) Development of White Matter Microstructure and Intrinsic Functional Connectivity between the Amygdala and Ventromedial Prefrontal Cortex: Associations with Anxiety and Depression. *Biol Psychiatry*, 82(7):511–521. https://doi.org/10.1016/j.biopsych.2017.01.008
26. Guo Y, Wu H, Dong D, Zhou F, Li Z, Zhao L & Long Z. (2023). Stress and the Brain: Emotional Support Mediates the Association between Myelination in the Right Supramarginal Gyrus and Perceived Chronic Stress. *Neurobiol Stress*, 22:100511. https://doi.org/10.1016/j.ynstr.2022.100511
27. Kanamori Y, Ide-Okochi A & Samiso T. (2023). Factors Related to Physical Activity among Older Adults Who Relocated to a New Community after the Kumamoto Earthquake: A Study from the Viewpoint of Social Capital. *Int J Environ Res Public Health*, 20: 3995. https://doi.org/10.3390/ijerph 20053995
28. Kubzansky LD, Kim ES, Boehm Jk, Davidson RJ, Hufman JC, Loucks EB, et al. (2023). Interventions to Modify Psychological Well-Being: Progress, Promises, and an Agenda for Future Research. *Afect Sci*, 4: 174-184. https://doi.org/10.1007/s42761-022-00167-w
29. Hirshberg MJ, Colaianne BL, Greenberg MT, Inkelas KK, Davidson RJ, Germano D, et al. (2023). Can the Academic and Experiential Study of Flourishing Improve Flourishing in College Students? A Multi-University Study. *Mindful* (NY), 13(9):2243-2256. https://doi.org/10.1007/s12671-022-01952-1
30. Regan A, Walsh LC & Lyubomirsky S. (2023). Are Some Ways of Expressing Gratitude More Beneficial Than Others? Results from a Randomized Controlled Experiment. *Affect Sci*, 4(1): 72-81. https://doi.org/10.1007/ s42761-022-00160-3.
31. Regan A, Margolis S, Ozer DJ, Schwitzgebel E & Lyubomirsky S. (2023). What Is Unique About Kindness? Exploring the Proximal Experience of Prosocial Acts Relative to Other Positive Behaviors. *Affect Sci*, 4(1): 92-100. https://doi.org/10.1007/s42761-022-00143-4. eCollection 2023 Mar.
32. Lin FV, Zuo Y, Conwell Y & Wang KH. (2023). New Horizons in Emotional Well-Being and Brain Aging: Potential Lessons from Cross-Species Research. *Int J Geriatr Psychiatry*, e5936. https://doi.org/10.1002/gps.5936
33. Kubzansky LD, Epel ES & Davidson RJ. (2023). Prosociality Should Be a Public Health Priority. *Nat Hum Behav*, 7(12):2228. https://doi.org/10.1038/s41562-023-01717-3. On-line antes do impresso.

34. Kramer Ck & Leitao CB. (2023). Laughter as Medicine: A Systematic Review and Meta-Analysis of Interventional Studies Evaluating the Impact of Spontaneous Laughter on Cortisol Levels. *PLoS One*, 18(5):e0286260. https://doi.org/10.1371/journal.pone.0286260
35. Petrov D & Marchalik D. (2023) Laughter Is the Best Medicine. *Lancet*, 401(10391): 1844. https://doi.org/10.1016/S0140–6736(23)01074-7
36. Ozturk FO & Tekkas-Kerman K. (2022). The Effect of Online Laughter Therapy on Depression, Anxiety, Stress, and Loneliness among Nursing Students during the Covid-19 Pandemic. *Arch Psychiatr Nurs*, 41:271-276. https://doi.org/10.1016/j.apnu.2022.09.006.
37. Pal R, Adhikari D, Heyat BB, Guragai B, Lipari V, Ballester JB, et al. (2022). A Novel Smart Belt for Anxiety Detection, Classification, and Reduction Using IIoMT on Students' Cardiac Signal and MSY. *Bioeng* (Basel), 9(12):793. https://doi.org/0.3390/bioengineering9120793
38. Subramaniam S & Bhatt T (2017) Effect of Yoga Practice on Reducing Cognitive-Motor Interference for Improving Dynamic Balance Control in Healthy Adults. *Complement Ther Med*, 30:30-35. https://doi.org/10.1016/j.ctim.2016.10.012
39. Varne SR & Balaji PA (2023) A Systematic Review on Molecular, Bio-Chemical, and Pathophysiological Mechanisms of Yoga, Pranayama and Meditation Causing Beneficial Effects in Various Health Disorders. *Indian J Integr Med*. https://www.researchgate.net/publication/375888948
40. Conklin QA, Crosswell AD, Saron CD & Epel ES. (2019) Stress Processes, and Telomere Biology. *Curr Opin Psychol*, 28: 92-101. https://doi.org/10.1016/j.copsyc.2018.11.009
41. Lutz A, Greischar LL, Rawlings NB, Ricard M & Davidson RJ (2004). Long-term Meditators Self-Induce High-Amplitude Gamma Synchrony during Mental Practice. *PNAS*, 101(46):16369-16373. www.pnas.org-cgi; https://doi.org/10.1073.pnas.040740110
42. Davidson RJ, Kabat-Zinn J, Schumacher J, Rosenkranz M, Muller D, Santorelli SF, et al. (2003). Alterations in Brain and Immune Function Produced by Mindfulness Meditation. *Psychosom Med*, 65:564-570. https://doi.org/10.1097/01.PSY.0000077505.67574.E3
43. Davidson RJ & Lutz A. (2008). Buddha's Brain: Neuroplasticity and Meditation. *IEEE Signal Process Mag*, 25(1):176-174.
44. Davidson RJ & McEwen BS. (2012). Social Influences on Neuroplasticity: Stress and Interventions to Promote Well-Being. *Nat Neurosci*, 15(5). https://doi.org/10.1038/nn.3093
45. Chaix R, Fagny, M, Cosin-Tomás, M, Alvarez-López, M, Lemee, L, Regnault, B, Davidson, RJ, Lutz, A & Kaliman, P. (2020). Differential DNA Methylation in Experienced Meditators after an Intensive Day of Mindfulness-Based Practice: Implications for Immune-Related Pathways. *Brain Behav Immun*, 84:36-44. https://doi.org/10.1016/j.bbi.2019.11.003
46. Li H, Yan W, Wang Q, Liu L, Lin X, Zhu X, Su S, Sun W, Sui M, Bao Y, Lu L, Deng J, & Sun X. (2022) Mindfulness-Based Cognitive Therapy Regulates Brain Connectivity in Patients with Late-Life Depression. *Front Psychiatry*, 13:841461. https://doi.org/10.3389/fpsyt.2022.841461
47. Dasanayaka NN, Sirisena ND & Samaranayake N (2023) Associations of Meditation with Telomere Dynamics: A Case-Control Study in Healthy Adults. *Front Psychol*, 14:1222863. https://doi.org/10.3389/fpsyg.2023.1222863
48. Kennedy M, Mohamed AZ, Schwenn P, Beaudequin D, Shan Z, Hermens DF & Lagopoulos J. (2022) The Effect of Mindfulness Training on Resting-State Networks in Preadolescent Children with sub-Clinical Anxiety Related Attention Impairments. *Brain Imaging Behav*, 16:1902-1913. https://doi.org/10.1007/s11682-022-00673-2
49. Dutcher JM. (2023) Brain Reward Circuits Promote Stress Resilience and Health: Implications for Reward-Based Interventions. *Curr Dir Psychol Sci*, 32(1):65–72. https://doi.org/10.1177/09637214221121770

50. Yin S, Yang Q, Xiong J, Li T, & Zhu X (2020) Social Support and the Incidence of Cognitive Impairment Among Older Adults in China: Findings from the Chinese Longitudinal Healthy Longevity Survey Study. *Front Psychiatry*, 11:254. https://doi.org/10.3389/fpsyt.2020.00254
51. The Hug That Helped Change Medicine – YouTube.
52. Luo S, Che X & Li H. (2023). Concurrent TMS-EEG and EEG Reveal Neuroplastic and Oscillatory Changes Associated with Self-Compassion and Negative Emotions. *Int J Clin & Health Psychol*, 23:100343. https://doi.org/10.1016/j.ijchp.2022.100343

5

Aeróbica, equilíbrio, força e flexibilidade

Vamos dançar? Sim! Porque a dança geralmente inclui exercícios aeróbicos, melhora o equilíbrio, fortalece alguns músculos e pode aumentar a flexibilidade.

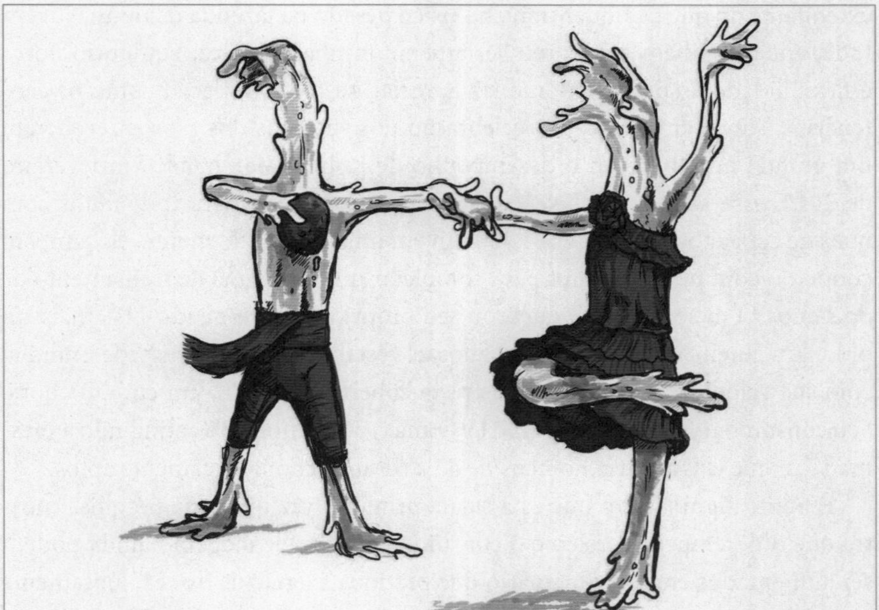

Figura 5.1 Esta ilustração do Dr. David Yu, mostrando células cerebrais dançando, captura uma maneira agradável de obter o melhor do exercício, além do contato físico e da conversa, para a saúde.

Como ilustram os neurônios dançando na Figura 5.1, dançar com alguém agrega os benefícios muito positivos para a saúde cerebral, social e da expectativa de vida decorrentes do toque, frequentemente descritos neste livro.

O capítulo sobre neuróbica aborda as muitas aquisições neuroplásticas da música e da dança. Este capítulo irá expandir os tipos, razões e benefícios de ser aeróbico, de fazer atividades que melhoram o equilíbrio, o poder dos exercícios de fortalecimento e a sabedoria de aumentar a flexibilidade física. Esta é uma das muitas maneiras pelas quais podemos influenciar o Efeito Flynn[1-3] de aumentar a inteligência humana.

Quando vi o cartaz da excursão de bicicleta Odyssey 2000 (O2K), minha motivação era dar a volta ao mundo e visitar 45 países, mas não tinha certeza se conseguiria pedalar 130 km por dia. Felizmente, eu estava fazendo fisioterapia com um senhor que disse: "Joyce! É só um treino!". Fui a terceira pessoa a se inscrever na O2K. Infelizmente, não treinei o suficiente. Aquela caminhada de bicicleta O2K aumentou seriamente minha neuróbica. Passamos metade daquele ano em nossas barracas. Aquela caminhada de bicicleta O2K foi mais extenuante do que qualquer trabalho físico pesado na fazenda da minha juventude, então também aumentou seriamente minha aeróbica, equilíbrio, força e flexibilidade. Isso também me fez apreciar de modo especial como os centenários, supercentenários e a celebração dos sucessos dos idosos receberam um grande impulso com o desempenho de Robert Marchand! Em fevereiro de 2012, esse senhor estabeleceu um recorde mundial para indivíduos com mais de cem anos ao pedalar 24,250 km em uma hora. Felizmente, ele também cooperou com pesquisadores para completar um programa de treinamento de dois anos.[4] Em seguida, ele quebrou seu próprio recorde, sendo 11% mais rápido. Em janeiro de 2014, aos 103 anos, ele estabeleceu outro recorde mundial com sua velocidade no ciclismo de pista coberta de 26,927 km em uma hora. Seu consumo máximo de oxigênio (VO_2máx) aumentou 13%, atingindo a mesma faixa que classificaria homens de 42 a 61 anos como fisicamente aptos.

É muito significativo que esta seja a primeira vez que uma pesquisa mostra que o desempenho físico e o consumo máximo de oxigênio ainda podem ser aumentados em um centenário que pratique exercícios físicos. Juntamente com outros centenários "olímpicos", a mensagem é clara: nunca é tarde para começar a praticar exercícios físicos e se beneficiar deles.[5,6]

Isso é muito importante. Que isso nos motive e incentive a todos a praticar exercícios aeróbicos, exercícios de fortalecimento, atividades para melhorar o equilíbrio e aumentar nossa flexibilidade. No estado de Washington, nos Estados Unidos, os fatores associados a viver até os cem anos incluíam morar em um bairro onde fosse possível caminhar.[7]

Apesar de toda a ciência por trás das muitas razões para a prática regular de exercícios, alguns de nós não conseguem fazer isso. Minha dificuldade era atingir um ritmo aeróbico com a frequência que as pesquisas indicavam que aumentaria minha neuroplasticidade. Achei que colocar um aparelho de ginástica no meu quarto ajudaria, mas percebi que não o utilizava. Portanto, a mudança necessária era sair da cama pela manhã, ir ao banheiro, subir no aparelho e sair mais tarde. Isso funcionou! Enquanto faço exercícios aeróbicos, realizo várias tarefas ao mesmo tempo, como ler, meditar ou planejar o que está por vir. Fazer exercícios aeróbicos logo pela manhã aumenta minha energia, clareza de pensamento e humor de tal forma que nada pode me impedir de fazer exercícios aeróbicos regularmente, quatro ou mais dias por semana.

Existem algumas conclusões preocupantes relacionadas a comportamentos sedentários. Por exemplo, foram coletados dados de questionários quando 501.376 indivíduos sem demência foram recrutados para o Banco de Dados do Reino Unido. Os dados incluíam "atividades físicas (ou seja, atividade física no tempo livre, atividades relacionadas a tarefas domésticas e transporte) e mentais (ou seja, inteligência, contato social e uso de dispositivos eletrônicos)". Com um acompanhamento médio de 10,66 anos, foram identificados 5.185 casos de demência. O menor risco de demência estava relacionado a "um nível mais alto de adesão a padrões de atividade relacionados a exercícios vigorosos e outros exercícios frequentes (razão de risco 0,65, IC 95% 0,59–0,71), atividades relacionadas a tarefas domésticas (0,79, 0,72–0,85) e visitas a amigos/familiares (0,85, 0,75–0,96)". Isso destaca o potencial das atividades mentais e físicas para reduzir o risco de demência. Outras atividades mentais são discutidas no capítulo sobre neuróbica. Embora o artigo de Zhu[8] e colegas aborde uma variedade de atividades físicas, falamos de várias outras aqui.

Como o exercício físico sinaliza o sistema endócrino, o termo "exercinas" foi proposto para os muitos fatores que todos os órgãos secretam em resposta.[9] A função mitocondrial no cérebro é influenciada pelas exercinas que os tecidos adiposos, o fígado e os músculos esqueléticos secretam. Este é um dos benefícios inestimáveis do exercício, pois as mitocôndrias regulam ativamente o metabolismo da energia nos neurônios e outras células do corpo, a reparação das células cerebrais, a neurotransmissão e a manutenção da saúde cerebral. Assim, "as exercinas podem atuar através do impacto nas mitocôndrias cerebrais para melhorar a função cerebral e a resistência a doenças".

As exercinas ativam as vias sinápticas e podem fortalecer a memória.[10] Os níveis de exercinas no cérebro e no sangue mudam com o exercício aeróbico em comparação com o exercício de resistência e variam se a sessão de exercícios é crônica ou aguda.

A irisina é um hormônio que aumenta com o exercício aeróbico. Ela tem um papel crucial na regulação dos benefícios cognitivos do exercício e pode ser um "potencial terapêutico para o tratamento de distúrbios cognitivos, incluindo" a doença de Alzheimer.[10] Em um modelo tridimensional de cultura celular da doença de Alzheimer, a irisina induzida pelo exercício levou à eliminação da beta-amiloide, atenuando a patologia da beta-amiloide, o que "sugere uma nova via-alvo para terapias destinadas à prevenção e ao tratamento" da doença de Alzheimer.[11]

A atividade física foi identificada por autoavaliação em 12.201 homens com idades entre 65 e 68 anos durante um período de três anos.[12] Os homens que relataram "atividade física vigorosa" de 150 minutos ou mais por semana foram considerados fisicamente ativos. O envelhecimento saudável incluía boa cognição e "nenhuma dificuldade significativa em qualquer atividade instrumental ou básica da vida diária". Os 16,9% que eram fisicamente ativos apresentaram uma taxa de mortalidade mais baixa e maior probabilidade de alcançar um envelhecimento saudável. Esses pesquisadores opinaram que a atividade física vigorosa "deve ser incentivada quando segura e viável". As crianças que participaram de atividades físicas após a escola foram avaliadas quanto à sua "modularidade da rede cerebral".[13] A modularidade descreve como as redes que funcionam no cérebro se dividem em sub-redes com maior modularidade, caracterizadas por mais conexões entre seus próprios nós e menos conexões entre esses módulos, resultando em melhorias na eficiência neurocognitiva. O programa de aprimoramento do raciocínio em crianças *Fitness Improves Thinking in Kids* (FITKids2) envolveu crianças de sete a nove anos em uma atividade física de duas horas após a escola todos os dias durante 150 dias. Sua intervenção multimodal de programas de exercícios aeróbicos e de resistência aumentou gradualmente em intensidade e excedeu "a diretriz nacional de atividade física de mais de sessenta minutos de atividade física moderada a vigorosa por dia". Eles descobriram que as crianças com maior modularidade cerebral na linha de base apresentaram benefícios do programa de atividade física do FITKids2 em funções executivas aprimoradas, eficiência cognitiva e habilidades matemáticas. As crianças com maior modularidade cerebral que não foram incluídas nas intervenções físicas após a escola não tiveram esses mesmos ganhos cognitivos e acadêmicos. Assim, a construção de benefícios estruturais e funcionais do cérebro em todas as atividades poderia facilitar o aumento dos benefícios subsequentes.

Sessões únicas de exercícios intensos e exercícios crônicos estimulam a produção de exercinas, proteínas que influenciam as atividades celulares e moleculares no cérebro. Tanto o treinamento aeróbico quanto o de resistência estimulam essa produção. Programas de exercícios personalizados podem levar esses fatores em consideração. Melhorias iniciadas na infância podem aumentar os benefícios cognitivos na meia-idade. Isso é especialmente importante porque a fragilidade aumenta o risco de demência. O exercício físico influencia a duração e a qualidade do sono, a função cognitiva e a eliminação dos biomarcadores da doença de Alzheimer, conforme medido pela tomografia por emissão de pósitrons.

Com a capacidade da inteligência artificial de aumentar a profundidade e a amplitude das descobertas científicas, aprender com a resolução criativa de problemas humanos e integrar tratamentos em evolução, os benefícios podem incluir ter mais tempo para

a influência humana no progresso.[17] Isso incluirá necessariamente aplicações da ciência psicológica em todas as categorias de escolhas de estilo de vida.

Exercício aeróbico

O exercício aeróbico tem sido associado ao aumento da neurogênese em humanos.[18] Ele também influencia a sobrevivência e a maturação dos neurônios adultos.[19] Em idosos sem comprometimento cognitivo conhecido, o exercício pode melhorar o desempenho cognitivo.[20] Praticar exercícios aeróbicos por até sessenta minutos pode melhorar o processamento de informações. Um alto nível de aptidão física pode diminuir a chamada atrofia "normal relacionada à idade" do hipocampo e aumentar o volume do hipocampo.[21] Em idosos com idade média de 83 anos, isso previu uma maior integridade das microestruturas nas redes cerebrais relacionadas à memória.[22] Isso pode resultar em uma maior saúde da massa branca do cérebro em pessoas com idades entre 60 e 78 anos.[23] O exercício energiza as respostas motoras para melhorar a velocidade de reação.[24] Em residentes da comunidade com idades entre 55 e 80 anos, o exercício físico foi um método poderoso para aumentar o volume da matéria cinzenta no hipocampo e no córtex pré-frontal, "revertendo efetivamente a perda de volume relacionada à idade em um a dois anos" com melhorias relacionadas no desempenho da memória.[25]

Um ritmo aeróbico era frequente na caminhada de bicicleta O2K. A meta de 128 km por dia já era bastante extenuante. No entanto, o ganho de elevação das muitas passagens nas montanhas era meu maior obstáculo, pois nunca fui boa em subir ladeiras. No início, o grupo com o qual eu pedalava chegava ao topo da passagem e esperava por mim; então, eu chegava à base do outro lado e esperava por eles. Sugeri que estávamos maximizando as fraquezas uns dos outros e que talvez fosse melhor nos encontrarmos no acampamento no final do dia. Os primeiros a chegar poderiam montar as barracas. Isso permitiu que cada um de nós obtivesse o melhor resultado em aeróbica, equilíbrio, fortalecimento e flexibilidade, em nosso próprio ritmo.

As crianças participaram de sessões semanais de *exergames* (combinação de videogames com exercício físico) a "65% da FCmáx" com "alto nível de desafio cognitivo (adaptado ao desempenho individual)".[26] Após sessões com duração de cinco, dez, quinze ou vinte minutos, elas realizaram uma "Tarefa de Rede de Atenção". A duração do exercício teve um efeito significativo nos tempos de reação, mas não na precisão das respostas. Após quinze minutos de exercício, a velocidade de processamento de informações era mais rápida em comparação com após dez minutos do exergame. Esses pesquisadores opinaram que "uma sessão aguda de quinze minutos de exercício físico com alto desafio cognitivo aumenta os recursos alocáveis, o que, por sua vez, facilita o processamento de informações e – apenas para crianças mais ativas – também os processos executivos".

Alunos de nove a quinze anos "com melhor aptidão aeróbica podem apresentar elementos mais bem processados e menos erros de omissão".[27] Havia 187 alunos neste estudo.

A prática regular de exercícios aeróbicos ao longo da vida está associada a um melhor funcionamento cognitivo e a um melhor funcionamento cerebrovascular em idosos.[28] Entre os sete e os quinze anos, 1.244 jovens foram avaliados quanto à relação cintura-quadril e à aptidão física.[14] Com uma idade média de 44,4 anos, uma fraca "resistência e potência muscular", bem como uma fraca aptidão cardiorrespiratória na juventude, foram associadas a uma "atenção psicomotora mais baixa na meia-idade", bem como a uma "cognição global mais baixa". Esses pesquisadores consideraram que as estratégias na infância para melhorar a aptidão física e reduzir a obesidade são importantes para melhorar a cognição na meia-idade.

Após apenas seis meses de atividade aeróbica, mulheres entre 55 e 85 anos com perdas cognitivas leves apresentaram melhora na função executiva.[29] Os benefícios dessa potente intervenção não farmacológica incluíram processos de controle executivo de multitarefas, flexibilidade cognitiva, eficiência no processamento de informações e atenção seletiva. Felizmente, Laura Baker e seus colegas fizeram com que essas mulheres mantivessem o ritmo aeróbico em aparelhos de cárdio, já que o estudo foi realizado em Seattle, onde o sol pode parecer um visitante estrangeiro, cegar os olhos dos desacostumados ou até mesmo levá-los aos shoppings ou às montanhas.

É claro que o lugar é tão pitoresco que, faça chuva ou faça sol, você encontrará muitas pessoas em uma das muitas ciclovias do Condado de King... ou pedalando os 320 km de Seattle a Portland em um ou dois dias – um percurso revigorante e muito gratificante... Depois de ter completado esse trajeto sete vezes, ainda o considero um dos meus passeios favoritos. Além da paisagem, os outros ciclistas formam uma comunidade solidária. Por exemplo, em uma ocasião, quando eu estava me preparando para parar na beira da estrada, um colega que passava perguntou se eu estava bem; assim que soube do problema que eu queria resolver, ele desceu da bicicleta, resolveu o problema em poucos instantes e pedalou vigorosamente, deixando-me muito grata por poder retomar o passeio. Uau!

Em sua pesquisa, Baker e seus colegas também descobriram que exercícios aeróbicos de intensidade moderada a alta estavam associados a uma melhora na função cerebral, bem como a níveis mais baixos da proteína amiloide no plasma sanguíneo. A proteína amiloide é o principal componente das placas que são uma lesão característica da doença de Alzheimer. Na Conferência Internacional da Associação de Alzheimer em 2015, Baker relatou seu estudo recente, que avaliou um grupo que permaneceu abaixo de 35% de sua frequência cardíaca máxima durante uma rotina de alongamento. Eles compararam esse grupo a um grupo de exercícios aeróbicos que permaneceu em 70-80% de sua frequência cardíaca máxima por 45 minutos por dia, quatro dias por semana, durante seis meses, em unidades locais da Associação Cristã de Moços (ACM). Os indivíduos aeróbicos reduziram significativamente seus níveis de tau no líquido cefalorraquidiano; aumentaram significativamente o fluxo sanguíneo em partes do cérebro responsáveis pela memória e pelo processamento de informações; e essas mudanças estavam relacionadas a melhores funções executivas de atenção, planejamento e organização. Isso tem um potencial enorme, pois sugere que a escolha do estilo de vida de exercícios aeróbicos na faixa de 70-80% da frequência cardíaca máxima poderia oferecer maior proteção contra a patologia cerebral relacionada ao Alzheimer do que qualquer prescrição disponível atualmente, de acordo com Baker.

Observe, também, que é muito provável que os únicos efeitos colaterais da prática de exercícios aeróbicos sejam a melhora da saúde física, mental, cerebral e emocional. Além disso, saiba que a inteligência artificial pode fornecer dados precisos sobre tempo, duração, intensidade, variáveis cardiovasculares, alterações neurocognitivas etc., para ajustar suas rotinas de exercícios aeróbicos e garantir uma longevidade vigorosa.

Observe que 45 minutos, quatro dias por semana, a 70-80% da frequência cardíaca máxima, foi a intensidade, duração e frequência do exercício aeróbico no estudo de Baker, e lembre-se de consultar seu médico sobre o que é melhor para você. Entre as razões pelas quais isso é imperativo está o fato de que ser um atleta de resistência é um fator de risco para fibrilação atrial (FA). Existem estudos que mostram a reversão da FA em pacientes com FA não permanente.[31] No entanto, é melhor prevenir do que remediar. Portanto, mantenha seu médico informado sobre os parâmetros de seus esforços físicos: tipo, intensidade, duração, frequência, alterações na frequência cardíaca no ritmo aeróbico, alterações na frequência cardíaca em repouso etc., para obter os melhores resultados para sua saúde.

O exercício físico tem se mostrado uma forma barata, portátil, divertida e de baixa tecnologia para melhorar e manter o poder cerebral em qualquer idade. A inteligência artificial pode refinar essa base de dados. Você consegue imaginar como seria valiosa essa dupla aquisição de saúde cerebral e saúde geral?

Uma revisão de ensaios clínicos randomizados sugeriu que o exercício físico pode ser uma forma poderosa de aumentar a matéria cinzenta no cérebro dos idosos, de modo a prevenir perdas cognitivas e problemas comportamentais associados à atrofia cerebral.[32] Mulheres com mais de sessenta anos que participaram em jogos virtuais de exercício físico também apresentaram um aumento do fator neurotrófico derivado do cérebro (BDNF) após uma única sessão e uma melhoria dos marcadores inflamatórios.[33] Seu desempenho cognitivo, medido pela Avaliação Cognitiva de Montreal (MOCA), apresentou uma melhora significativa. Eles opinaram que "os jogos virtuais podem ter potencial terapêutico capaz de induzir neuroplasticidade por meio da modulação do BDNF nessa população".

O exercício aeróbico pode prevenir o CCL e ser neuroprotetor, estimulando o óxido nítrico e ativando células para reduzir a inflamação e aumentar a plasticidade sináptica.[34] Pode melhorar o funcionamento em indivíduos com CCL.

Uma revisão de 29 ensaios clínicos randomizados com 2.458 adultos com deficiência cognitiva descobriu que rotinas de exercícios de alta intensidade, curta duração, multicomponentes e alta frequência podem "ser o tipo de exercício mais eficaz" para melhorar o funcionamento cognitivo global em adultos com deficiência cognitiva.[35] Os adultos nesses estudos tinham mais de cinquenta anos.

Em sua visão geral descritiva dos estudos, os pesquisadores "destacam os efeitos neurobiológicos do exercício físico, que é capaz de promover a neuroplasticidade e a neuroproteção ao atuar no nível das citocinas e dos hormônios, e os consequentes efeitos clínicos positivos em pacientes que sofrem de comprometimento cognitivo".[36] Há cada vez mais evidências de que o exercício físico é "uma intervenção de prevenção primária, uma terapia não farmacológica e uma ferramenta de reabilitação para melhorar as funções cognitivas em doenças neurodegenerativas".

Uma revisão de estudos que utilizaram diferentes intervenções e uma variedade de medidas descobriu que o treinamento de resistência e os exercícios aeróbicos em idosos podem melhorar significativamente o funcionamento cognitivo, conforme medido por estes instrumentos:

- Miniexame do Estado Mental (MD 2,76; IC 95% 2,52 a 3,00)
- Avaliação Cognitiva de Montreal (MD 2,64; IC 95% 2,33 a 2,94)
- Escala de Inteligência de Wechsler para Adultos (MD 2,86; IC 95% 2,25 a 3,47)
- Escala de Memória de Wechsler (MD 9,33; IC 95% 7,12 a 11,54)
- Teste de Classificação de Cartas de Wisconsin (MD 5,31; IC 95% 1,20 a 9,43)
- Testes de Traçado (MD −8,94; IC 95% −9,81 a −8,07)
- Teste Stroop de Cor e Palavra (MD −5,20; IC 95% −7,89 a −2,51)

Como a cognição melhorou em todos os idosos após o exercício físico, sua meta-análise "recomendou que os pacientes realizassem pelo menos exercícios aeróbicos de intensidade moderada e exercícios de resistência no maior número possível de dias da semana".[37] Um único episódio de exercício aeróbico em adultos saudáveis melhorou seu aprendizado de uma sequência motora e aumentou a excitabilidade do córtex motor.[38] Esse foi um pequeno estudo com vinte adultos saudáveis com idade média de 26,4 anos. Eles fizeram cinco minutos de exercícios de aquecimento antes e cinco minutos de exercícios de relaxamento após vinte minutos de exercícios na faixa cardíaca-alvo. O aumento da conectividade cerebral após doze semanas de exercícios de caminhada foi associado à melhora da memória em pessoas com CCL e idade média de 78 anos.[39]

Os revisores de 62 relatórios sobre estudos de pesquisa opinaram que "o exercício regular parece ser a estratégia profilática/terapêutica não farmacológica mais eficaz" para o envelhecimento saudável da saúde vascular.[40]

Os participantes desses estudos tinham idade média de 45 anos. A combinação de exercícios aeróbicos, alongamento e treinamento de resistência melhorou a velocidade da onda de pulso, o "método padrão ouro para avaliação da rigidez arterial", e a dilatação mediada pelo fluxo. Em idosos, o alongamento melhorou a função vascular. Uma revisão de 38 estudos com 2.154.818 participantes descobriu que o exercício físico reduziu o risco de demência por todas as causas, incluindo demência vascular.[41]

A ressonância magnética mediu os volumes cerebrais e a imagem por tensor de difusão quantificou a microestrutura da substância branca cerebral em 4.365 indivíduos do *Estudo de Roterdã*. A idade média era de 64 anos. Uma maior participação em atividades esportivas durante o acompanhamento foi associada a um maior volume de matéria branca cerebral, de matéria cinzenta cerebral e do cérebro total. Como uma microestrutura da matéria branca cerebral mais intacta e maiores volumes cerebrais foram associados a pessoas que ainda eram mais ativas fisicamente quando avaliadas durante o acompanhamento, pessoas com envelhecimento cerebral avançado são uma população-alvo potencial para novas estratégias de prevenção e intervenção baseadas em evidências.

O exercício também ajuda a proteger a bainha de mielina da degeneração.[43] A bainha de mielina, formada principalmente por lipídios, fornece suporte metabólico ao axônio das células nervosas e aumenta a eficiência da transmissão de dados. Apesar da necessidade de mais pesquisas para esclarecer o tipo, o momento, a intensidade e a duração do exercício físico que poderiam maximizar a saúde da bainha de mielina ao longo da vida, as evidências atuais sugerem que o exercício físico ajuda a manter a saúde da mielina.

A cognição global e o funcionamento executivo foram melhorados pelo exercício físico em 646 adultos frágeis e com deficiências.[44] Vinte e quatro semanas de exercício também foram associadas a um aumento do fluxo sanguíneo para o cérebro.

O exercício aumenta o BDNF, que regula a regeneração muscular e fortalece a transmissão de dados nas sinapses. Ao apoiar essa interação entre músculos e cérebro, o BDNF e outras miocinas (proteínas produzidas quando os músculos se contraem) melhoram a cognição global e funções cognitivas mais complexas, como memória, aprendizagem e coordenação motora.

Uma revisão de cem estudos ao longo de vinte anos de literatura científica observou que tanto os exercícios aeróbicos quanto o treinamento de resistência são eficazes na redução da depressão. Os níveis de BDNF estão elevados em populações clínicas e em seres humanos saudáveis com "exercício agudo, particularmente exercício de alta intensidade"; eles observam que o exercício agudo aumenta o BDNF mais rapidamente do que os antidepressivos em pessoas que sofrem de depressão. Eles opinam que

> a mensagem a ser levada para casa é que os médicos devem considerar incentivar o exercício em todos os tipos de depressão, após uma avaliação clínica da capacidade e disposição do paciente para se exercitar. Eles devem trabalhar em estreita colaboração com cientistas do exercício para superar o desafio de prescrever o modo, a intensidade e a duração ideais do exercício.

Eles emitiram um "alerta" aos médicos, acadêmicos, órgãos governamentais e formuladores de políticas para que considerem como a substituição da medicação pelo exercício como terapia poderia aumentar significativamente os resultados de saúde, ao mesmo tempo que reduziria significativamente os custos com cuidados de saúde. Eles defendem a criação de cursos específicos no currículo das ciências da saúde. Recomendam, ainda, ensaios de pesquisa médica para avaliar as diferenças entre antidepressivos e o impacto da intervenção com exercícios baseados em evidências na neurocognição.

Dados de pesquisa coletados entre 2011 e 2013 com 13.773 pessoas de 40 a 74 anos que vivem em comunidade descobriram que tanto a atividade física não recreativa quanto a recreativa eram muito eficazes na redução do risco de demência.[47] As atividades não recreativas incluíam tarefas domésticas, trabalho ocupacional e deslocamento para o trabalho.

Setenta e seis adultos com idade média de 72,9 anos participaram de um estudo de 26 semanas com exercícios aeróbicos supervisionados. O grupo de controle ativo realizou exercícios não aeróbicos de alongamento e tonificação. O grupo aeróbico apresentou aumento da aptidão cardiorrespiratória, o que se correlacionou com mudanças positivas nos volumes bilaterais do hipocampo e com melhorias na memória. O grupo aeróbico também apresentou aumento da capacidade funcional em comparação com o grupo de controle de alongamento e tonificação. Os ganhos cardiorrespiratórios do grupo aeróbico não foram significativamente maiores do que os encontrados no grupo de alongamento e tonificação. Aos 46 anos, 4.481 indivíduos consentiram em usar um acelerômetro e ser testados quanto ao funcionamento executivo e à memória.[49] Em comparação com o comportamento sedentário, a atividade física vigorosa e moderada foi associada à melhor cognição na meia-idade.

A *COSMIC Collaboration* analisou a velocidade de marcha de adultos com mais de 65 anos em três continentes e seis países para determinar com o que a velocidade de marcha se correlacionava.[50] A velocidade de marcha mais rápida em todas as coortes na África, Ásia e Austrália foi correlacionada com melhor funcionamento cognitivo e menor índice de massa corporal.

Uma revisão da literatura explorou o potencial terapêutico do exercício para a depressão.[51] Ela encontrou estudos que mostram que o exercício físico influencia a mudança para um estado de humor mais positivo, com alterações estruturais e funcionais no cérebro; aumento do fluxo sanguíneo para o cérebro; redução do ACTH e do cortisol; aumento da microbiota intestinal benéfica; e aumento das miocinas e dos níveis de aptidão física. Assim, os estudos descobriram efeitos ansiolíticos e antidepressivos ao "neutralizar a fisiopatologia complexa e multifacetada dos transtornos depressivos". Mais estudos com seres humanos são necessários para esclarecer o tipo, a dose, a intensidade, a duração e a frequência dos exercícios (Figura 5.2).

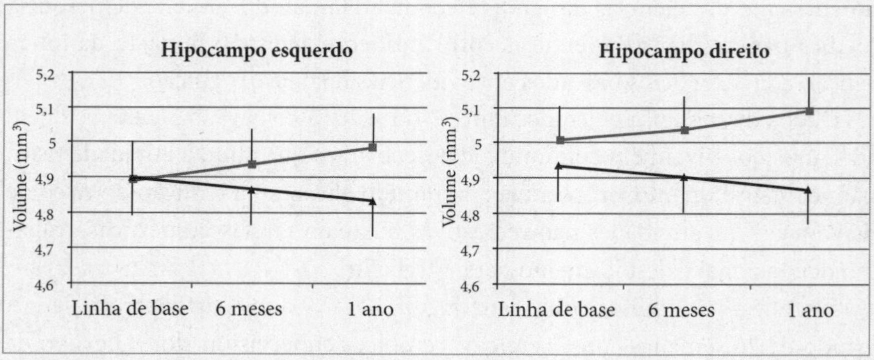

Figura 5.2 As linhas ascendentes mostram um aumento de 2% no volume cerebral com exercícios aeróbicos, o que inclui melhora na memória. As linhas descendentes mostram redução de 2% do volume cerebral em um ano, incluindo diminuição da memória, o que representa a chamada "perda normal relacionada à idade".

Fonte: Adaptado de De Erickson[25], com permissão de Arthur F. Kramer.

Muitas pesquisas descobriram uma melhora no desempenho cerebral associada ao aumento do volume cerebral após exercícios vigorosos. Isso é particularmente significativo considerando o chamado encolhimento "normal" observado no cérebro humano com o envelhecimento. Este importante estudo realizado por Erickson[25] e colegas descobriu um aumento de 2% (linhas ascendentes) no volume do hipocampo (a parte do cérebro envolvida na memória) associado ao exercício aeróbico; em comparação com a diminuição de 2% (linhas descendentes) no volume cerebral, que é a chamada atrofia cerebral normal.

Estamos diante de um aumento significativo de 2% no volume cerebral, ou de um ganho significativo de 4%, considerando o chamado encolhimento "normal" relacionado à idade? Você decide qual cálculo usar.

Observe que esse aumento no volume do hipocampo em indivíduos que praticaram exercícios aeróbicos foi associado a uma melhora na memória! Esse potencial de aumento no volume do seu hipocampo e a melhora na memória associada a ele são um presente que você deseja ganhar para si mesmo? É um ganho na saúde e no poder cerebral que você deseja que sirva de exemplo em ambientes acadêmicos e corporativos, sabendo que isso pode aumentar a saúde e a produtividade?

Você **não** quer que o volume do seu cérebro seja "normal" para a sua idade!

Tenho uma longa carreira como especialista em questões médicas e psiquiátricas para vários sistemas judiciais. Testemunhas especializadas prestam serviços à Justiça em questões que vão além da especialização do tribunal. Na minha função como especialista judicial, muitas vezes foi necessário testemunhar sobre estudos cerebrais não invasivos. Sempre foi desconfortável para o paciente, família, amigos ou qualquer ouvinte no tribunal, ouvir que o cérebro do paciente "apresenta a atrofia normal do envelhecimento". Ouvir falar em "atrofia cerebral" pode ser particularmente doloroso para indivíduos com alguma consciência das crescentes evidências da neurociência de que o encolhimento do cérebro pode ser evitado, retardado e revertido, conforme indicam os estudos aqui referenciados.

Reformulando a ideia a partir da Psicologia Positiva: você quer que o volume do seu cérebro seja maior do que o normal para a sua idade!

Treinamento de resistência

Uma mini revisão[52] descobriu que pesquisas recentes "sugeriram que a melhoria da qualidade de vida estava associada" a exercícios de resistência que fortaleciam os músculos, melhoravam o equilíbrio e aumentavam a capacidade funcional e a autonomia. Eles opinaram que evidências pré-clínicas e clínicas descobriram que exercícios de resistência podem fazer parte do tratamento baseado em evidências para aliviar os sintomas da doença de Alzheimer.

Em sua revisão sistemática de dezoito estudos,[53] as alterações cerebrais em resposta aos exercícios de resistência foram substanciais, "especialmente no lobo frontal". Essas alterações foram associadas a uma melhora no funcionamento executivo. Houve menos atrofia da substância branca cerebral e "menores volumes de lesões na substância branca" com o treinamento de exercícios de resistência. São necessárias mais pesquisas sobre o assunto para esclarecer a dosagem e o tempo de duração.

Participantes com 55 anos ou mais que viviam na comunidade e tinham sido diagnosticados com comprometimento cognitivo leve (CCL) foram supervisionados por 26 semanas em sessões duas ou três vezes por semana em treinamento de resistência de alta intensidade, que aumentou gradualmente para 80% da capacidade máxima.[54] Isso "levou a um melhor funcionamento cognitivo e executivo global aos dezoito meses", o que foi associado ao aumento do volume em locais específicos do cérebro, bem como ao fortalecimento das conexões entre várias regiões cerebrais. "Seis meses de exercícios de resistência de alta intensidade são capazes não apenas de promover uma melhor cognição em pessoas com DCL, mas também de proteger subcampos hipocampais vulneráveis à DA da degeneração por pelo menos doze meses após a intervenção".

Os exercícios de resistência aumentam a neurogênese. Como esses efeitos neuroprotetores são "diretos, espaçados e prolongados", independentemente da atividade física após o término do treinamento formal, esta pesquisa captura alguns dos enormes benefícios de fazer exercícios de fortalecimento em máquinas de resistência pneumática com aumento gradual da resistência até 80% da capacidade máxima, duas ou três vezes por semana. Benefícios adicionais que têm sido associados aos exercícios de resistência incluem, mas não se limitam a, neutralizar eficazmente a resistência à insulina, reduzir a sarcopenia (músculos fracos) e estimular mecanismos osteogênicos que fortalecem os ossos. Isso pode reduzir o risco de quedas, bem como o risco de lesões caso a queda aconteça.

Os benefícios "diretos, espaçados e prolongados" dos exercícios de resistência me motivam a mantê-los em minha rotina de exercícios matinais. No entanto, como é meu prazer ler e escrever sobre pesquisas de neuroplasticidade enquanto faço exercícios aeróbicos em uma máquina, essa é minha preferência. Ficarei grata quando um dispositivo puder monitorar meus exercícios de resistência para que eu possa pelo menos ler enquanto os faço. Enquanto isso, como os exercícios aeróbicos e de resistência aumentam a neurogênese, este é um presente que dou a mim mesma e o convido a fazer o mesmo por você.

Outro benefício do treinamento de resistência é que o tecido muscular armazena o glicogênio de que podemos precisar para qualquer corrida pela savana. Assim, a construção muscular pode ser comparada à remodelação que você faz quando adiciona prateleiras no armário onde armazena nutrientes para guardar mais enlatados.

Os benefícios neuroprotetores dos exercícios de resistência incluem efeitos anti-inflamatórios, redução dos depósitos de placas beta-amiloides e aumento dos fatores neurotróficos. Melhor memória, funções neurocognitivas aprimoradas, melhor equilíbrio, maior autonomia e capacidade funcional combinam-se para melhorar a qualidade de vida. Com base em sua breve revisão de estudos, esses pesquisadores opinaram que os exercícios de resistência "podem ser propostos para pacientes com DA, como terapia alternativa e adjuvante, como uma possível estratégia terapêutica, não apenas para melhorar os sintomas, mas também para prevenir ou controlar a progressão da neurodegeneração na" doença de Alzheimer e "até mesmo prevenir a DA e outros tipos de demência", uma vez que o exercício de resistência "parece ter potencial preventivo, sozinho ou em combinação com outros tipos" de exercício.

Um pequeno estudo com 38 indivíduos com doença de Alzheimer e déficits cognitivos mediu a força de preensão das mãos não dominantes e dominantes.[55] Foram realizadas ressonâncias magnéticas nesses adultos. Uma maior força de preensão da mão não dominante foi associada a um maior volume cerebral no hipocampo. Por outro lado, uma maior força de preensão na mão dominante foi associada a maior volume nos lobos frontais. Pontuações mais altas no Teste de Caminhada de Dois Minutos foram associadas a maiores volumes nos lobos hipocampal, frontal, temporal, parietal e occipital.

Mais uma vez, usando a Psicologia Positiva: você quer que o volume do seu cérebro seja maior do que o normal para a sua idade!

Dados da *Pesquisa Nacional de Saúde e Nutrição dos Estados Unidos* (*NHANES*) com 777 pessoas indicaram melhor aprendizagem verbal e fluência verbal em homens norte-americanos sem demência com mais de sessenta anos que tinham força máxima de preensão manual.[56] Houve uma resposta proeminente à dose "sem indicação de platô".

Tai chi

Um pequeno estudo com 36 adultos saudáveis obteve imagens de ressonância magnética funcional (fMRI) e medições de comportamentos antes e depois do treinamento de *tai chi*.[57] Em comparação com exercícios aeróbicos em geral, o *tai chi chuan* aumentou significativamente o coeficiente de agrupamento nodal do córtex olfativo bilateral e do tálamo esquerdo, reduziu significativamente o coeficiente de agrupamento nodal do giro temporal inferior esquerdo, melhorou significativamente a eficiência nodal do precuneus direito e do giro cingulado posterior bilateral, além de melhorar significativamente a eficiência local nodal do tálamo esquerdo e do córtex olfativo direito. Eles também se tornaram mais flexíveis cognitivamente após oito semanas de três sessões semanais.

Seis indivíduos com 55 anos ou mais se inscreveram em um programa de *tai chi* de doze semanas.[58] A espectroscopia por ressonância magnética (MRS) do cérebro e dos músculos foi obtida antes e depois do treinamento. Eles opinaram que seus "resultados sugerem que o *tai chi*, como um exercício mente-corpo, pode promover efetivamente a neuroplasticidade e aumentar a capacidade oxidativa dos músculos dos membros inferiores em idosos". Isso corrobora os benefícios psicológicos e físicos do *tai chi*.

Foram realizadas ressonâncias magnéticas e testes cognitivos em 42 mulheres saudáveis, com idade média de 62,9 anos, que praticavam *tai chi* ou caminhada rápida.[59] Todas as mulheres obtiveram uma pontuação igual ou superior a 26 na Avaliação Cognitiva de Montreal (MOCA), indicando boa inteligência. As participantes do grupo de *tai chi* tinham, anteriormente, seis ou mais anos de treinamento em "*tai chi* estilo *Yang*", com no mínimo cinco sessões de noventa minutos por semana, e um "Certificado de Instrução estilo *Yang*". Mais de seis anos de pelo menos cinco sessões semanais de noventa minutos de caminhada qualificavam as mulheres para o grupo de caminhada. As mulheres que praticavam *tai chi* tinham uma memória episódica superior à daquelas que caminhavam rapidamente. As mulheres do grupo de *tai chi* também apresentavam "maior densidade de matéria cinzenta nas regiões temporal inferior e medial" do cérebro, incluindo o hipocampo. Esses pesquisadores opinaram "que a prática de *tai chi* a longo prazo pode melhorar o desempenho da memória por meio da remodelação da estrutura e função do hipocampo". A prática de *tai chi* a longo prazo está associada a tempos de reação mais rápidos e maior precisão de resposta. Com uma pequena amostra de adultos saudáveis com idades entre cinquenta e sessenta anos, foram utilizadas avaliações de espectroscopia funcional no infravermelho próximo (fNIRS) para testar "alterações da oxiemoglobina no córtex pré-frontal (PFC), córtex motor (MC) e córtex occipital (OC)".[61] O MOCA mediu a cognição global. Um grupo tinha pelo menos três anos de experiência em *tai chi*. O outro grupo não tinha histórico de yoga ou atividade regular. As pontuações do MOCA foram significativamente mais altas nos adultos com experiência em *tai chi* em comparação com os adultos sem experiência em *tai chi*. Suas habilidades visuais espaciais e de memória foram significativamente melhores. Suas habilidades cognitivas globais mais altas em comparação com o grupo que não praticava *tai chi* "podem estar associadas a uma maior conectividade funcional do cérebro" do córtex pré-frontal, córtex motor e córtex occipital.

Aulas de *tai chi* de uma hora, duas vezes por semana, durante dezesseis semanas, foram ministradas a 160 adultos que viviam na comunidade.[62,63] Os resultados incluíram benefícios cognitivos e melhora nas atividades independentes da vida diária. Para melhorar a cognição, o treinamento de *tai ji quan* ministrado remotamente por videoconferência como uma intervenção de treinamento para idosos com CCL que vivem na comunidade é viável, aceitável e seguro.[64]

Os componentes da função neural da memória de trabalho foram medidos usando ERP-fNIRS em indivíduos saudáveis com 65 anos ou mais.[65] A intervenção com *tai chi* foi realizada três dias por semana durante doze semanas, com cinco minutos de aquecimento e relaxamento e cinquenta minutos de "Oito Formas e Cinco Passos" com intensidade moderada de exercício. O grupo de controle manteve seu estilo de vida normal. O grupo de *tai chi* teve tempos de reação significativamente mais rápidos do que o grupo de controle. Eles também demonstraram mais atividade neural. Os indivíduos que praticaram *tai chi* tiveram mais melhorias na memória do que o grupo que praticou caminhada rápida. Como o *tai chi* é uma intervenção mente-corpo que integra exercícios aeróbicos e treinamento cognitivo, isso poderia explicar o melhor funcionamento da memória em praticantes adultos de *tai chi*. Eles opinam que "o *tai chi*, um exercício mente-corpo simples e de baixo risco, pode aliviar efetivamente o declínio cognitivo em idosos".

Outro pequeno estudo[66] constatou aumentos significativamente maiores na conectividade com o *tai chi* em comparação com a educação em saúde e bem-estar. Os aumentos na conectividade em ambos os grupos ocorreram principalmente na rede-padrão.

Taekwondo

Os movimentos musculares e articulares em todo o corpo são estimulados por muitos e diferentes movimentos do *taekwondo*. Isso influencia a liberação de fatores de crescimento, a força muscular e a aptidão cardiorrespiratória. Em crianças, o exercício físico promove o crescimento com o aumento do hormônio do crescimento e do fator de crescimento semelhante à insulina 1. Em sua revisão de doze ensaios clínicos randomizados com 260 crianças e adolescentes com idades entre oito e dezesseis anos, a prática do *taekwondo* aumentou a secreção de hormônios do crescimento em comparação com os alunos que não praticavam *taekwondo*. O *taekwondo* também tem sido associado ao aumento dos neurotransmissores.

Em um pequeno estudo com quinze adolescentes de treze anos que nunca haviam praticado *taekwondo*, os indivíduos foram avaliados por ressonância magnética em repouso, autoavaliação e Escala de Inteligência Corporal.[68] Em comparação com o grupo controle, após o treinamento de *taekwondo*, esses adolescentes "apresentaram aumento da conectividade funcional do cerebelo ao giro frontal inferior direito". Esses pesquisadores concluíram que "o treinamento de *taekwondo* melhorou a inteligência corporal e a conectividade cerebral do cerebelo ao córtex parietal e frontal".

A imagem por tensor de difusão obtida de trinta atletas de *taekwondo* revelou "um aumento no volume total do cérebro, na matéria cinzenta, no lobo frontal e no giro pré-central" associado ao treino de *taekwondo* nestes atletas, em comparação com o grupo de controle.[69] Esses pesquisadores concluíram que o "aumento no volume da matéria cinzenta, do lobo frontal, do giro pós-central e do trato corticoespinhal, juntamente com o volume cerebral, mostra que o exercício de *taekwondo* contribui para o desenvolvimento físico, espiritual e mental".

Em um pequeno estudo com crianças que receberam treinamento de *taekwondo* cinco vezes por semana durante dezesseis semanas, sua autoconfiança e testes cognitivos melhoraram significativamente, levando os pesquisadores a sugerir que "o treinamento regular de *taekwondo* pode ser eficaz para melhorar a função cognitiva e a autoeficácia acadêmica em crianças em crescimento".[70] Eles opinaram que a melhora na função cognitiva estava relacionada a níveis mais altos de fatores de crescimento relacionados ao aumento da neuroplasticidade.[71] Em um protocolo de estudo semelhante com mulheres de 65 anos ou mais, eles novamente observaram uma melhora na cognição com o treinamento de *taekwondo*, que se acreditava estar relacionada ao "aumento dos níveis do fator de crescimento neurotrófico".[72]

Os adolescentes com transtorno de déficit de atenção e hiperatividade apresentaram melhor atenção seletiva após um ano e meio de treinamento em *taekwondo*.[73] Como um ano de *taekwondo* adaptado para pessoas com mais de quarenta anos resultou em alguns ganhos cognitivos, os pesquisadores opinaram que o *taekwondo* "pode oferecer uma maneira barata, segura e agradável de mitigar o declínio cognitivo relacionado à idade".[74]

HIIT

Jovens com idade média de 12,83 anos fizeram exercícios de aquecimento de cinco minutos antes de uma sessão supervisionada de dezesseis minutos de HIIT (sigla em inglês de treino intervalado de alta intensidade). Cada uma das quatro séries de exercícios HIIT de um minuto incluía trinta segundos de trabalho e trinta segundos de descanso. O grupo de controle correspondente assistiu a um documentário. Essas sessões de HIIT tiveram um "efeito positivo significativo nas habilidades perceptivo-atencionais". Com a melhora na capacidade visuoperceptiva e atenção seletiva, incluir uma "sessão de HIIT no início do dia letivo" poderia melhorar o desempenho acadêmico.

Vinte e cinco estudantes universitários do sexo masculino, com idade média de 21,7 anos, realizaram HIIT com dez repetições de um minuto de ciclismo em VO_2pico com um minuto de descanso passivo entre elas.[76] Em seguida, sentaram-se isolados, sem interferências, por trinta minutos. Eles não apresentavam transtornos mentais, não eram multilíngues, não eram músicos e não estavam em tratamento para quaisquer problemas do sistema nervoso central. Seu humor e o Teste de Amplitude Digital foram avaliados antes, depois e trinta minutos após a intervenção. Embora seu humor tenha diminuído significativamente após o exercício e eles tenham ficado inicialmente confusos, seu humor aumentou significativamente trinta minutos após o HIIT. As pontuações do Teste de Amplitude Digital foram significativamente mais altas imediatamente após o HIIT e trinta minutos após o HIIT, sugerindo que mesmo um HIIT breve pode ser uma intervenção forte e saudável para melhorar o humor e aumentar a cognição.

Estudantes universitárias saudáveis, com idades entre dezoito e 25 anos, participaram de um HIIT supervisionado a "85% da frequência cardíaca máxima" três dias por semana durante quatro semanas. Quatro repetições aeróbicas foram precedidas e seguidas por cinco minutos de aquecimento e relaxamento; essas repetições foram separadas por dez segundos de descanso. As participantes do HIIT tiveram uma redução significativa na porcentagem de gordura corporal e na circunferência da cintura desde a segunda semana até o final das quatro semanas, enquanto essas mudanças não foram observadas no grupo controle correspondente, que manteve as atividades físicas habituais sem treinamento. O grupo HIIT teve melhorias significativas na função cardiovascular, bem-estar psicológico e funções executivas, que não foram observadas no grupo controle correspondente.

Um pequeno estudo analisou os efeitos imediatos do treinamento funcional de alta intensidade.[78] Nesses dezenove homens maduros que praticavam HIFT (sigla em inglês de treinamento funcional de alta intensidade) pelo menos quatro vezes por semana e há pelo menos três anos, as avaliações incluíram nível de lactato, saltos repetidos, equilíbrio e tarefas cognitivas. O treinamento incluiu exercícios de corpo inteiro por trinta segundos com intervalos de descanso de trinta segundos e incentivo para fazer o máximo esforço. As tarefas cognitivas foram avaliadas com base no número de respostas corretas que eles conseguiam fornecer em trinta segundos, seu tempo médio de resposta e o número de erros. Os níveis de lactato aumentaram do pré-teste ao terceiro pós-teste, com uma ligeira diminuição do terceiro ao sexto pós-teste. Uma melhora significativa no equilíbrio foi observada apenas entre o pré-teste e o primeiro pós-teste. Não houve mudança significativa no número de saltos. As respostas corretas aumentaram significativamente do pré-teste para os pós-testes 3, 4, 5 e 6, sem diferenças entre os pós-testes. Melhorias cognitivas significativas foram associadas a essa tendência de melhora nos valores de lactato, e "o lactato derivado dos músculos esqueléticos é metabolizado pelos neurônios, com a consequência direta de melhorar o funcionamento executivo". A melhora nos níveis de lactato no sangue com o exercício melhora o funcionamento cognitivo tanto na precisão quanto na velocidade de desempenho das tarefas.

Após oito semanas de intervenção HIIT com mulheres idosas sedentárias, foram realizadas ressonâncias magnéticas, avaliações de aptidão física medidas pelo VO_2máx e avaliações cognitivas.[79] As melhorias cognitivas que se seguiram não foram explicadas por alterações estruturais no cérebro.

Um estudo muito pequeno, com apenas doze homens jovens saudáveis, sugeriu que a duração do HIIT poderia ser um fator relevante.[64] O aumento do BDNF, VEGF-A e tempos de resposta mais rápidos foram mais eficazes após vinte minutos de HIIT do que após trinta minutos.

Outro pequeno estudo incluiu 32 jogadores de tênis recreativos com idade média de 21,4 anos.[80] Eles foram avaliados no início do estudo e após o HIIT com e sem carga cognitiva por meio de dados incongruentes. O esforço percebido relatado por eles aumentou significativamente em ambas as condições, mas não diferiu. A carga cognitiva diminuiu significativamente a precisão do saque no tênis após o HIIT.

A fluência semântica e o funcionamento executivo aumentaram significativamente após o HIIT em comparação com o treinamento contínuo de intensidade moderada[81] em adultos saudáveis com idade média de 24 anos. Essas melhorias cognitivas foram associadas ao aumento dos níveis de lactato.

A intensidade do exercício influencia a produção de lactato e pode ajudar a aliviar algumas doenças crônicas.[82] "O lactato está relacionado ao fator de crescimento endotelial vascular (VEGF) e à expressão do BDNF e pode melhorar as funções cerebrais, como a angiogênese e a neuroplasticidade, e sintomas relacionados ao estresse, como a depressão, regulando a função das mitocôndrias do hipocampo". O lactato pode atravessar a barreira hematoencefálica para aumentar o BDNF no hipocampo. A neurogênese adulta persiste no hipocampo.[83] Isso pode desempenhar um papel importante no gerenciamento da saúde de indivíduos com doença de Alzheimer.[84]

Dança

Foi um privilégio encontrar-me com o grupo Music Mends Minds®[85] e apresentar-lhes uma visão geral abrangente da investigação que demonstra o valor da utilização da música como remédio.[86] Para o Dia Mundial do Cérebro, em 22 de julho de 2023, realizamos atividades em quatro continentes e virtualmente.

Processamento cognitivo de informações complexas; integração de informações da visão, audição, equilíbrio e emoção; planejamento e realização de atividades motoras; ajuste do ritmo se estiver buscando os benefícios da aeróbica; e coordenação com outras pessoas se não estiver dançando sozinho... todos esses fatores contribuem para o valor da dança estar entre as atividades da organização Music Mends Minds®.

Esta organização foi lançada por Carol Rosenstein depois que seu marido foi diagnosticado com Parkinson; apesar de sua demência crescente, ele teve uma resposta tão profundamente positiva à música, tornando-se mais envolvido e feliz, que esta organização tem promovido um número crescente de eventos da 5ª Banda de Demência em todo o mundo e através da internet.

MusicMendsMinds.org[85] é uma rica fonte de informações sobre as múltiplas maneiras pelas quais a música é um remédio; isso inclui *podcasts* disponíveis no site.

O PlayingForChange.org[87] é outra fonte rica de informações. O site inclui vídeos de uma coleção internacional de indivíduos criando videoclipes, vídeos de jovens dançando e discutindo como isso contribui para seus esforços de promoção da paz.

Indivíduos com doença de Parkinson (DP) ou esclerose múltipla[88] se beneficiam ao "escapar, expandir e abraçar". Isso os ajudou a experimentar mais prontamente sua "doença como uma jornada" através da qual eles poderiam aprender.

Uma breve revisão[89] observou que: "intervenções não farmacológicas, como a terapia da dança, estão se tornando cada vez mais populares como terapias complementares para a DP, além dos tratamentos farmacológicos que estão amplamente disponíveis atualmente". A revisão da pesquisa "sugere que as intervenções com dança podem induzir mudanças neuroplásticas em participantes idosos saudáveis, levando a melhorias nas funções motoras e cognitivas". São necessárias pesquisas adicionais para aumentar nossa compreensão das aquisições neuroplásticas das intervenções com dança ao longo da vida e com as muitas formas de comprometimento da química, arquitetura e desempenho do cérebro.

Um maior volume de substância branca cerebral associado à aptidão cardiorrespiratória foi encontrado em crianças com sobrepeso e obesas. No projeto *Cérebros Ativos*, um maior volume de substância branca cerebral estava relacionado à aptidão motora. Algumas regiões com maior volume de substância branca estavam relacionadas ao desempenho acadêmico. Como o aumento do volume da substância branca está relacionado à aptidão cardiorrespiratória e ao desempenho acadêmico, intervenções com exercícios que combinam treinamento aeróbico, muscular e motor devem ser incentivadas para um melhor desenvolvimento cerebral, aptidão física e sucesso acadêmico.

A dança e a música podem estar entre as melhores opções para aumentar a neuroplasticidade. Elas são tão importantes para o poder cerebral que ambas estão incluídas no capítulo sobre neuróbica, com muito mais dados sobre ouvir música e fazer música ativamente.

Uma revisão de 35 estudos "mostrou que a dança melhora a estrutura e a função cerebral, bem como as funções físicas e cognitivas".[91] Ao adaptar o estilo e a intensidade às necessidades físicas e pessoais dos adultos, o efeito protetor do treinamento em dança sobre o funcionamento neurocognitivo pode ser aumentado.

Estudantes universitários com treinamento em dança de nível profissional foram comparados a não dançarinos com formação equivalente.[92] Ao assistir a sequências de dança, eles ativaram a rede de observação de ações mais do que os não dançarinos. Em uma tarefa de equilíbrio e em um videogame, os dançarinos tiveram um desempenho superior. Os dançarinos apresentaram alterações na conectividade da "rede geral de aprendizagem motora" e da rede de observação de ações. Suas diferenças funcionais de conectividade estavam relacionadas à "habilidade de dança, equilíbrio e características estruturais induzidas pelo treinamento", embora não houvesse diferença nas habilidades cognitivas e "poucas evidências de diferenças relacionadas ao treinamento no volume cerebral dos dançarinos".

Após seis meses de intervenção supervisionada com aulas de dança três vezes por semana, com duração de sessenta minutos, foram observadas "mudanças complexas na plasticidade cerebral específicas da intervenção e com relevância cognitiva" em voluntários saudáveis com mais de sessenta anos.[93] Em comparação com indivíduos semelhantes que mantiveram seu estilo de vida habitual, as pessoas do grupo de intervenção com dança apresentaram melhora na atenção. Elas também apresentaram

> aumento significativo da rs-FC da rede-padrão (DMN) e emparelhamentos específicos entre redes, incluindo redes de controle insulo-opercular e frontoparietal/frontoparietal direita ($p = 0{,}019$ e $p = 0{,}023$), redes visuais e de linguagem/DMN ($p = 0{,}012$ e $p = 0{,}015$) e redes cerebelares e visuais/de linguagem ($p = 0{,}015$ e $p = 0{,}003$).

Assim, esses pesquisadores opinaram que sua intervenção supervisionada com dança "levou a mudanças complexas na plasticidade cerebral específicas da intervenção que foram relevantes do ponto de vista cognitivo".

Uma revisão de quatorze ensaios clínicos randomizados controlados descobriu que as intervenções com dança podem promover a saúde mental em idosos saudáveis, "sugerindo que a ferramenta de enriquecimento multimodal é uma estratégia potencial para a promoção da saúde e prevenção" da doença de Alzheimer.[94] Eles recomendam mais estudos de alta qualidade sobre intervenções com dança para reunir mais evidências de correlações funcionais específicas e neurofisiológicas associadas.

Uma revisão de oito ensaios clínicos randomizados controlados descobriu que a dança melhorou a função visuoespacial, a memória, a cognição global e a linguagem.[95] O efeito positivo na qualidade de vida foi altamente significativo. Esses revisores opinaram que a dança é uma intervenção não farmacológica de baixo custo que pode retardar o declínio cognitivo em indivíduos com grau leve dessa condição. Eles alertam que são necessários mais "estudos com acompanhamento de longo prazo, neuroimagem, marcadores biológicos e avaliação neuropsicológica abrangente para compreender o mecanismo das intervenções com dança e demonstrar sua eficácia para idosos com comprometimento cognitivo leve".

Trinta e cinco indivíduos com idade média de 71,5 anos que apresentavam DCL amnésico participaram de aulas de dança aeróbica em grupo três vezes por semana durante três meses.[96] Antes e depois da intervenção, eles foram submetidos a avaliações cognitivas e a uma ressonância magnética. Após a intervenção, observou-se um aumento no volume do hipocampo direito e no volume total do hipocampo em comparação com o grupo controle. A intervenção e a memória episódica foram correlacionadas, "já que o grupo de intervenção apresentou uma pontuação mais alta na Escala de Memória de Wechsler – Memória Lógica Revisada". Eles concluíram que "a intervenção com dança aeróbica tem grande potencial para melhorar a função cognitiva, aumentando o volume do hipocampo".

Uma revisão de 24 estudos com idosos saudáveis e cinco estudos com indivíduos com doença de Parkinson analisou a dança, o treinamento em esteira e o *tai chi* para comparar como esses exercícios de longo prazo regulam a atividade cerebral. Todos os estudos encontraram melhorias significativas após os tipos de exercícios escolhidos. "Observou-se uma tendência inversa na conectividade funcional em pessoas com DP após o treinamento em esteira, enquanto que, em idosos saudáveis, notou-se um aumento na atividade cerebral, função cognitiva, memória e emoção".

Foram coletados dados estruturais e de ressonância magnética em estado de repouso de 43 dançarinos de salão de nível avançado. Esses mesmos dados foram coletados em um grupo de controle correspondente de não dançarinos. Os pesquisadores "mediriam sua capacidade empática usando uma escala de empatia autoavaliada". Em comparação com os não dançarinos, os dançarinos de salão relataram maior preocupação empática. Os dançarinos de salão apresentaram "volumes de matéria cinzenta no córtex cingulado anterior subgenual" correlacionados com o aumento da sua preocupação empática. A conectividade cerebral dos dançarinos entre o giro occipital e o córtex cingulado anterior estava positivamente correlacionada com o número de anos com parceiros de dança e as pontuações de preocupação empática. Eles opinaram que suas "descobertas forneceram evidências sólidas da estreita ligação entre o treinamento de dança de salão de longo prazo e a empatia, o que aprofunda nossa compreensão dos mecanismos neurais subjacentes a esse fenômeno".

Uma meta-análise de dezenove estudos indicou que "a dança pode melhorar a mobilidade e a resistência em comparação com nenhuma intervenção e proporcionou resultados equivalentes em comparação com outros programas de exercícios".[99] Eles opinaram que as intervenções com dança são seguras e eficazes para idosos na comunidade.

Uma maior atividade do córtex pré-frontal e uma melhoria significativa da função cognitiva, medida pela versão japonesa do MOCA, após o treinamento em dança com videogame, foram evidentes em um grupo de adultos com CCL.[100] Além disso, "uma tendência de melhora foi observada no Teste de Trilhas no grupo com comprometimento cognitivo leve".

Uma revisão de pesquisas sobre indivíduos com mais de 55 anos que participaram de intervenções supervisionadas de dança em grupo considerou cinquenta artigos publicados. Eles observaram que "a maioria das intervenções teve duração de doze semanas, três vezes por semana, com sessenta minutos cada sessão. Os estilos de dança mais utilizados foram danças de salão e danças culturais". O resultado funcional avaliado com mais frequência foi o equilíbrio. Eles concluíram que ganhos funcionais, especialmente equilíbrio, podem ser induzidos em idosos com qualquer estilo de dança.

Uma recente revisão integrativa de estudos[102] com idosos saudáveis com 59 anos ou mais descobriu que "a prática da dança estava associada a uma melhoria na conectividade funcional, no desempenho cognitivo e no aumento do volume cerebral". Com a dança regular de intensidade suficiente, várias regiões do cérebro se beneficiaram do aumento do uso das funções visuais, auditivas, motoras e executivas necessárias para se mover no espaço ao ritmo e em relação aos outros no ambiente. Foram observadas melhorias na "cognição, atenção, funções executivas e memória". As mudanças neuroplásticas podem "aumentar significativamente e também preservar o desempenho da capacidade funcional (controle postural, velocidade de caminhada) dos idosos, contribuindo para sua autonomia e qualidade de vida".

Um evento semanal na fazenda da minha juventude era ir a um clube local onde a dança de quadrilha era o foco principal. Também havia algumas músicas tocadas para outros tipos de dança. Apesar da dose diária de trabalho físico extenuante necessário para içar os fardos de feno e sacos de grãos, a dança de quadrilha era um prazer nas noites de sábado. Aeróbica, equilíbrio e fortalecimento para a saúde, neuróbica e *diversão.*

Use-os e eles crescerão! Faça-o com diversão!
Você quer que o volume do seu cérebro seja maior do que o normal para a sua idade!

Outra razão para usar música e dança para aumentar a neuroplasticidade é que elas são portáteis, culturalmente adaptáveis, fáceis, divertidas e podem ter um custo baixo ou nenhum custo. Você pode adicionar música e dança à sua rotina. Atividades musicais comunitárias com dança podem ser uma forma significativa de deleite, e uma oportunidade de compartilhar o potencial dessa prática de aumentar a capacidade cerebral de todos. Basta ouvir música e as pessoas tendem a se mover, sendo que algumas dançam. Se a dança for aeróbica, os benefícios aumentam. Pessoas saudáveis com mais de sessenta anos receberam uma hora, três vezes por semana, de intervenção com dança, e foram comparadas com pessoas da mesma idade que levavam uma "vida normal".[93] Danças irlandesas, africanas, gregas e de outros tipos foram incluídas com intensidade média. Com a intervenção da dança, o aumento da atividade cerebral na ressonância magnética funcional em estado de repouso foi associado a uma melhora na atenção e nas funções executivas. A depressão em pessoas com CCL e demência foi reduzida com a dança.

A dança tradicional da Índia melhorou o equilíbrio e as habilidades motoras mais do que o treinamento neuromuscular "em crianças com síndrome de Down".[103] Os benefícios da dança podem ser facilitados remotamente.[104]

Uma meta-análise de cinco estudos descobriu que, após uma a três semanas de danças latinas de salão e aeróbicas com intensidade leve a moderada, adultos com CCL apresentaram função cerebral melhorada.[105] Os participantes apresentaram melhor memória imediata e tardia, atenção, habilidade visuoespacial e cognição global. Os pesquisadores acreditam que isso pode estar relacionado a alterações na química cerebral, incluindo aumento do BDNF e fatores de crescimento. As danças foram adaptadas culturalmente e realizadas com um parceiro ou em grupos, adicionando interação social e fatores socioemocionais. As limitações desses achados incluem o pequeno número de estudos analisados.

Uma revisão de cinco ensaios clínicos randomizados controlados descobriu que intervenções baseadas em dança diminuíram significativamente a depressão, embora os dados de acompanhamento tenham indicado efeitos decrescentes. A dança reduziu a depressão de forma mais eficaz em indivíduos com demência do que em pessoas com CCL. O efeito foi melhor com sessões de dança duas vezes por semana durante uma hora do que com duas a três vezes por semana durante 35 minutos.

A melhora no funcionamento cognitivo e na memória pode estar relacionada à melhora na conectividade entre e dentro das redes cerebrais.[107] Indivíduos com idade média de 78 anos que participaram de um exercício de caminhada foram submetidos a uma ressonância magnética funcional em estado de repouso e a testes cognitivos. Melhoras cardiorrespiratórias significativas correlacionadas com melhor memória em indivíduos saudáveis, bem como em indivíduos com deficiências cognitivas, podem ter sido relacionadas ao "aumento da conectividade dentro e entre as redes" após a intervenção do exercício de caminhada.

Os exercícios aeróbicos e o treinamento de resistência influenciam a sobrevivência e a maturação das novas células cerebrais adultas. Ambos os tipos de exercício podem fazer parte da dança e ambos aumentam a quantidade de BDNF produzida. O BDNF é essencial para funções cruciais do sistema nervoso, incluindo "sobrevivência, diferenciação e maturação" de várias células cerebrais.[108] Ele é neuroprotetor das células cerebrais que criam o BDNF; e o BDNF é solidário ao compartilhar esses benefícios com outras células cerebrais. Em um estudo com idosos com comprometimento cognitivo, o exercício melhorou o desempenho da cognição.

Uma pesquisa com idosos com idade média de 83 anos descobriu que o exercício aeróbico previa maior integridade nas microestruturas das redes cerebrais relacionadas à memória. A pesquisa descobriu que isso estava associado a uma maior saúde da substância branca do cérebro (axônios, os ramos isolados dos corpos das células cerebrais que se comunicam com outras células) em pessoas com idades entre sessenta e 78 anos. O exercício energiza as respostas motoras para melhorar a velocidade de reação. Foram obtidos níveis séricos de BDNF e ressonância magnética em 142 adultos sem demência.[109] Volumes menores do hipocampo e níveis séricos mais baixos de BDNF foram associados a uma memória espacial mais fraca. Eles concluíram que seus "resultados identificam o BDNF sérico como um fator significativo relacionado ao encolhimento do hipocampo e ao declínio da memória na idade adulta tardia".

Assim, a resistência e os exercícios aeróbicos que fazem parte da dança podem ser um componente fundamental do enriquecimento ambiental ao longo da vida, impulsionando a plasticidade cerebral em uma direção positiva. Em pessoas com idades entre 55 e oitenta anos que vivem em comunidade, o exercício físico foi um método poderoso para aumentar o volume da matéria cinzenta (onde estão as células cerebrais) no hipocampo e no córtex pré-frontal, "revertendo efetivamente a perda de volume relacionada à idade em um a dois anos", com melhorias relacionadas no desempenho da memória.

Minha paixão por compartilhar novas descobertas da neurociência com vocês inclui o plano de aumentar o uso de intervenções baseadas em evidências, na esperança de tornar a atrofia cerebral com o envelhecimento uma relíquia do passado. Um dos meus objetivos é influenciar uma revolução nos hábitos humanos para aumentar a saúde e o poder cerebral em qualquer idade, ao longo de uma vida cada vez mais saudável para todos que desejam uma longevidade vigorosa com o máximo de poder cerebral. Espero que isso possa ser acelerado com a inteligência artificial, usando intervenções baseadas em evidências para aumentar a inteligência humana, alavancando a Revolução da Saúde Inteligente[110] de maneiras que possam influenciar/acelerar o Efeito Flynn[1-3] em muitos outros países, como forma de melhorar as estatísticas globais sobre saúde e funcionamento neurocognitivo. Vamos trabalhar juntos para potencializar a neuroplasticidade pela saúde!

Embora seja significativo que os pesquisadores tenham constatado um aumento no volume cerebral com exercícios aeróbicos e treinamento de resistência, é muito mais notável que eles também relatem que esses ganhos no volume cerebral estão associados a uma série de melhorias na função cerebral e na conectividade cerebral. Essa associação foi encontrada em um amplo espectro do reino animal, mesmo com funções comprometidas conhecidas antes da prática de exercícios aeróbicos.

A educação contínua, como a fornecida aqui, poderia aumentar o uso dessa neurociência para melhorar a saúde e o poder do seu cérebro. No entanto, às vezes a educação não é seguida por ação. Como psicóloga e enfermeira, avaliei e forneci informações relacionadas à melhoria de parâmetros de saúde, como aptidão cardiovascular. A resposta usual era algo como: "Sim. Eu sei. Tenho que começar a fazer isso". Depois de fornecer informações sobre o impacto potencial na saúde e no poder cerebral, as respostas foram mais do tipo: "Me explique como funciona! Vou fazer isso!".

A inteligência artificial pode desempenhar muitos papéis benéficos ao responder a este pedido: "Me explique como funciona! Vou fazer isso!". Ela pode ajudar a avaliar seu *status* atual para personalizar estratégias de intervenção elaboradas durante uma consulta com seu profissional de saúde. Ela pode fornecer o reforço positivo único mais provável de aumentar sua adesão e seu prazer em potencializar sua própria neuroplasticidade. Uma razão importante é que as pessoas são mais propensas a fazer o que é divertido. Em nossa Revolução da Neuroplasticidade Inteligente, podemos promover muita diversão em exercícios aeróbicos, de equilíbrio, força e flexibilidade para muitas pessoas que desejam que o volume do seu cérebro seja maior do que o normal para a sua idade, contribuindo para o seu estado geral de saúde.

Benefícios da Revolução da Neuroplasticidade Inteligente

Para simplificar, pesquisas em neurociência que associam exercícios físicos a alterações químicas, arquitetônicas e funcionais no cérebro para melhorar a saúde sugerem que você pode obter os seguintes benefícios:

- Criar muitas células cerebrais novas.
- Aumentar o volume cerebral em áreas envolvidas com memória, velocidade e funcionamento executivo.
- Aumentar a complexidade das células cerebrais existentes.
- Aprender de forma mais eficiente.
- Ter um melhor funcionamento executivo.
- Ser mais capaz de aprender com seus erros.
- Ter uma memória melhor.
- Melhorar a atenção e a concentração.
- Ser mais rápido.
- Melhorar o seu sono.
- Dissipar a química do estresse.
- Libertar-se da frustração.
- Melhorar a autoestima.
- Melhorar o bem-estar.
- Reduzir a depressão melhor do que com medicamentos.
- Proteger-se contra danos cerebrais.
- Economizar com despesas médicas.
- Ter mais energia.
- Possivelmente reduzir a resistência à insulina.

- Aumentar o colesterol saudável e reduzir o LDL.
- Melhorar sua resposta imunológica.
- Reverter alguns efeitos do envelhecimento.
- Diminuir a inflamação.
- Aumentar os antioxidantes.
- Estabilizar sua pressão arterial.
- Reduzir sua frequência cardíaca em repouso.
- Aumentar a capacidade pulmonar.
- Evitar lesões – as fibras musculares aeróbicas resistem melhor a lesões.
- Queimar gordura – as fibras musculares aeróbicas queimam gordura, proporcionando resistência e perda de peso.
- Aumentar a prolactina (fator de carinho e redução da ansiedade).
- Aumentar a densidade mineral óssea (DMO).
- Possivelmente reduzir as toxinas no seu cérebro – mesmo aquelas associadas à doença de Alzheimer.

Exercícios aeróbicos, de força, equilíbrio e flexibilidade... são essenciais em qualquer idade! Para todos!

Discussão

Depois de analisar cem manuscritos produzidos por pesquisadores ao longo de vinte anos, Jemni e colegas[46] opinaram que sua

> análise poderia ser considerada um alerta para que os formuladores de políticas começassem a pensar se o exercício poderia ser considerado uma terapia capaz de substituir medicamentos e economizar custos significativos relacionados à saúde para o governo. Isso também implicaria que instituições acadêmicas e ministérios governamentais integrassem cursos específicos ao currículo de medicina e ciências da saúde, possibilitando futuras pesquisas médicas.

Sucinto. Objetivo.

Que a revisão de Jemni e seus colegas, além da avalanche de descobertas relacionadas (ninguém consegue ler toda a biblioteca e incluir relatórios em tempo real que chegam após a revisão), também seja um alerta para todas as pessoas que buscam a máxima saúde cerebral, física, social e emocional ao longo de toda a sua vida. Que seja um alerta para as empresas que desejam maximizar tudo isso para seus funcionários, bem como apreciar o quanto isso pode aumentar a produtividade. Que também possamos maximizar o poder da inteligência artificial para personalizar e fornecer *feedback* sobre modificações com base em medições, fornecer reforço positivo, solicitar intervenções de exercícios programadas conforme necessário e influenciar pesquisas futuras. O reforço positivo é um componente essencial para maximizar os benefícios do exercício em todos os aspectos imagináveis, e os dispositivos alimentados por inteligência artificial podem administrar esse reforço personalizado do progresso com grande rapidez, maior precisão e maior efeito do que qualquer ser humano jamais poderia alcançar.

Considerando tudo isso, é urgente aumentar a aptidão física com uma variedade de exercícios em qualquer idade. Um ponto importante que vale a pena enfatizar é que muitos estudos apoiam a prescrição de exercícios aeróbicos regulares e intensos, além do fortalecimento muscular, para prevenir, retardar e potencialmente reverter o chamado "curso normal do envelhecimento". Vamos trabalhar, brincar e dançar juntos nesse esforço para melhorar a força muscular, a saúde cardiovascular e a química, a arquitetura e o desempenho do cérebro. Podemos ser modelos e treinadores para aumentar o número de pessoas em nossas comunidades globais que planejam e fazem mudanças para substituir os "momentos de senilidade" por celebrações sinceras dos sucessos dos idosos.

Considerando os dados da pesquisa sobre como o exercício físico desempenha um papel na remielinização, os pesquisadores "incentivam os médicos a encorajar os pacientes a praticar atividades físicas adaptadas".[111] Embora seja improvável que uma única estratégia de tratamento seja suficiente, "o exercício físico pode ser a chave para alcançar uma melhoria funcional clinicamente significativa" e "movimentar-se é sempre melhor do que não se movimentar!" A inteligência artificial pode ser fundamental para alcançar isso de forma mais precisa e específica para cada indivíduo.

O exercício físico regular parece ter sido uma das variáveis mais importantes associadas à longevidade vigorosa bem-sucedida. Centenários e supercentenários prosperaram com uma variedade de atividades físicas que ajudaram a manter sua capacidade física e independência. A atividade física regular, seja completando maratonas, regendo uma sinfonia ou cuidando do jardim, tem sido associada a uma longevidade vigorosa maior, com uma expectativa de vida saudável que pode se aproximar da expectativa de vida total. Nossos exemplos de centenários e supercentenários prósperos nos deixam uma mensagem clara de que nunca é tarde para começar e se beneficiar dos exercícios!

Exercícios aeróbicos, dança, exercícios de fortalecimento muscular, treinamento de equilíbrio e alongamento para flexibilidade são prescrições não farmacológicas com tantos efeitos colaterais positivos que procuro abordar esse assunto com o máximo de detalhes possível em todas as oportunidades possíveis, além de atualizar essas informações à medida que novos resultados de pesquisas em neurociência são divulgados. Não há nenhuma boa razão para esperar por estudos adicionais para estabelecer a dose ideal, o momento certo, o tipo de exercício e as diferenças de resposta entre os sexos. Há todos os motivos para trabalhar com seu profissional de saúde para adaptar os vários componentes de sua rotina de exercícios físicos às suas necessidades específicas, lembrando-se de que uma variedade de tipos de atividade física e um alto nível de condicionamento físico podem diminuir o chamado "declínio cognitivo normal relacionado à idade" (ARCD) e a atrofia cerebral (encolhimento). Em vez disso, seria possível aumentar o volume, melhorar a arquitetura, melhorar o desempenho, alterar a química cerebral e maximizar a saúde das células cerebrais no hipocampo (a parte do cérebro associada à memória e à aprendizagem), no córtex pré-frontal (que desempenha um papel fundamental nas funções executivas) e nas conexões entre várias partes do seu elegante e complexo cérebro, que pode se manter poderoso em qualquer idade. Marian Diamond[112] previu corretamente que o "enriquecimento da hereditariedade" é possível ao longo de uma longa vida humana.

Entre a sexta e a oitava semana de idade, quando as novas células cerebrais são jovens e excitáveis, podemos ter o duplo impacto de aumentar o número de novas células cerebrais que sobrevivem e influenciar sua escolha de carreira. Essa é outra maneira de dizer que essas novas células, que são jovens e excitáveis, precisam de experiências como atividade física e novos aprendizados complexos para sobreviver e se tornar integradas, estáveis e mais adequadas para lidar com as tarefas que podem melhorar seu desempenho social, emocional, intelectual, profissional e empresarial. Essa é uma das razões pelas quais a música e a dança podem ser suas formas favoritas de exercício, especialmente se sua dança for aeróbica e incluir os benefícios sociais de dançar com outras pessoas. Veremos mais sobre isso nos capítulos sobre neuróbica e amor. Cada vez mais, os pesquisadores estão recomendando exercícios como uma receita para a saúde do cérebro pelas razões mencionadas, para "enriquecer a hereditariedade" e para proteger seu cérebro de lesões relacionadas a quedas.

Sem prescrições de exercícios físicos, os danos que podem resultar são semelhantes aos do tabagismo e da obesidade. Em contrapartida, é improvável que os benefícios da atividade física sejam exagerados. Você já aprendeu muito sobre como a aeróbica pode melhorar a saúde do seu coração. Ela também aumenta o fluxo sanguíneo para o cérebro e muitas partes do corpo, melhora a saúde dos vasos sanguíneos e pode revigorar o sistema imunológico. O exercício pode ser tão eficaz quanto os medicamentos prescritos para o tratamento da depressão. Seja fazendo aeróbica ou treinamento de resistência, é importante aumentar gradualmente a dificuldade, competindo contra seu próprio recorde pessoal, para melhorar a massa muscular, a força muscular e/ou a capacidade cardiovascular.

O mais empolgante para mim e para o público que tenho instruído são as muitas maneiras pelas quais o exercício pode melhorar a saúde do cérebro. A aptidão física iniciada na infância influencia o desenvolvimento neurológico estrutural e funcional, o que pode ser altamente benéfico para um envelhecimento saudável ao longo da vida.

Considerando tudo isso, é urgente prescrever exercícios em qualquer idade, porque "o treinamento físico também pode aumentar a vitalidade cognitiva dos idosos[113] e porque pode ser considerado benéfico para o corpo e para o cérebro.[11,16,18,22,23,25,32,26,114-119]

As crianças que participavam de atividades físicas após a escola apresentaram melhorias nas funções executivas, na eficiência cognitiva e nas habilidades matemáticas.[13] Isso poderia facilitar o aumento dos benefícios de intervenções multimodais subsequentes que incluem estimulação cognitiva. Sessões semanais de *exergames* facilitaram o processamento de informações para as crianças,[26] com as crianças mais ativas também apresentando melhorias nos processos executivos. Adolescentes com melhor aptidão aeróbica apresentaram melhorias cognitivas.[27]

O exercício aeróbico e o treinamento de resistência aumentam a capacidade cerebral em humanos, aumentando a neurogênese (nascimento de novas células cerebrais) e sendo neuroprotetores para preservar a saúde do cérebro e as funções cognitivas. No *Estudo de Roterdã*, com 4.365 adultos de meia-idade e idosos, estudos de ressonância magnética descobriram que os participantes com um alto nível de atividade esportiva tinham maior volume de matéria cinzenta, matéria branca e volume cerebral total. A neuroplasticidade melhorou com exercícios de baixa e alta intensidade.[120] Também foram observados benefícios com níveis mais elevados de atividade física durante o tempo de lazer.[47] A manutenção da aptidão cardiorrespiratória, avaliada com estudos não invasivos em pessoas com idades entre 58 e 81 anos, foi enfatizada na descoberta de associações entre a aptidão física e a matéria branca e cinzenta do cérebro.[121] Foi observado um tempo de reação mais rápido após exercícios intervalados de alta intensidade do que após exercícios contínuos de intensidade moderada.[119] Com apenas uma sessão de exercícios aeróbicos, vinte pessoas saudáveis aprenderam melhor e tiveram "maior excitabilidade cortical".[38] Com apenas vinte minutos de treinamento intervalado de alta intensidade, doze homens jovens apresentaram melhora no funcionamento cognitivo e níveis séricos mais elevados de BDNF e VEGF-A, que estão associados à saúde do cérebro e dos vasos sanguíneos. Como atletas de elite com treinamento aeróbico ou intervalado de alta intensidade apresentaram melhor flexibilidade cognitiva e atenção do que pessoas que não realizavam esses treinamentos, o desenvolvimento cognitivo ao longo da vida poderia se beneficiar de atividades relacionadas ao esporte.[122]

O treinamento intensivo e a prática de músicos e atletas têm sido associados à "plasticidade dependente do uso, que pode ser auxiliada por processos de potenciação de longo prazo".[118] Antes e depois da "estimulação magnética transcraniana repetitiva", a excitabilidade do córtex motor foi avaliada e comparada a um grupo de controle que não era composto por atletas nem músicos. O potencial evocado motor foi bastante facilitado pelo "protocolo indutor de plasticidade" em músicos e atletas, mas foi mais fraco em participantes não músicos e não atletas. Esses pesquisadores escreveram que suas descobertas "podem explicar um fator que contribui para a maior variabilidade interindividual encontrada" nos dados de potencial evocado motor. "A prática gera plasticidade" e essa maior capacidade de plasticidade implica em como influenciar "paradigmas de aprendizagem, como psicoterapia e reabilitação", que podem incluir "a recuperação de distúrbios neurológicos/mentais".

Recomenda-se a combinação de exercícios de resistência de baixa intensidade e exercícios aeróbicos para reduzir a peroxidação lipídica celular. Esses pesquisadores opinaram que, com resistência e exercícios aeróbicos suficientes, os suplementos antioxidantes podem não ser necessários.

A espectroscopia funcional no vermelho próximo foi obtida em atletas jovens[124] em diferentes intensidades de exercício. Essas etapas foram: inicial, intermediária e sprint na marcha atlética. Na etapa inicial, a conectividade funcional ocorreu principalmente entre o córtex motor e o córtex occipital. A etapa intermediária incluiu conectividade com o córtex pré-frontal. Durante o sprint, todas essas três áreas do cérebro foram incluídas na conectividade funcional, com mudanças significativas no córtex pré-frontal e no córtex motor. Eles opinaram que a ativação mais extensa do cérebro com a maior intensidade da marcha atlética "poderia facilitar a integração de sinais neurais, como propriocepção, controle motor e planejamento motor, o que pode ser um fator importante para os atletas manterem a coordenação motora sustentada e o controle da atividade em alta intensidade".

Um acompanhamento de cinco anos descobriu que a incapacidade física era um poderoso preditor do prognóstico para centenários chineses.[116] Nem o comprometimento cognitivo nem a depressão tiveram o forte efeito sobre a mortalidade observado com a incapacidade física.

Foi realizada uma imagem por tensor de difusão em pessoas saudáveis com idade média de 69 anos e adultos com CCL amnésico e idade média de 72 anos para examinar a integridade da substância branca do cérebro.[125] Houve "interações significativas entre o estado cognitivo e o índice de massa corporal (IMC) nas medidas dos resultados de difusividade". O desempenho da memória foi associado positivamente à integridade da substância branca. Esses pesquisadores opinaram que "fatores modificáveis do estilo de vida podem afetar a integridade da substância branca".

Não há razão para adiar essas prescrições personalizadas enquanto pesquisas em evolução refinam as diretrizes sobre a dose, o momento e o método preferidos. Também será essencial desenvolver diretrizes para todas as idades. Uma fórmula comumente usada subtrai a idade de 220 e usa porcentagens desse número para definir as faixas de pulsação durante o exercício aeróbico. Isso precisa ser revisado para acomodar adequadamente os centenários, para que eles possam aumentar a neuroplasticidade e, ao mesmo tempo, melhorar sua saúde geral.

Robert Marchand é um dos nossos modelos inspiradores de sucesso centenário.[4] Esse ciclista de elite, aos 101 anos, estabeleceu um recorde para centenários ao pedalar 24,25 km em uma hora. Em seguida, ele participou de um programa de treinamento de dois anos. Aos 103 anos, sua marca de 26,92 km em uma hora representou uma melhoria de 11% em sua velocidade. Embora sua massa magra e seu peso corporal não tenham mudado, seu "consumo máximo de oxigênio (VO_2máx) aumentou" 13%. Observação: esta é a primeira melhoria documentada de "VO_2máx e fatores cardiorrespiratórios" em um centenário.

No *Estudo de Saúde Cardiovascular*, o gasto calórico foi medido juntamente com avaliações do funcionamento cognitivo e medições de ressonância magnética do volume cerebral[126] em indivíduos com idade média de 78,3 anos. Suas descobertas sugerem "que simplesmente o gasto calórico, independentemente do tipo ou duração do exercício, pode por si só moderar a neurodegeneração e até aumentar o volume de GM em estruturas do cérebro centrais para o funcionamento cognitivo".

Um estudo com 693 adultos que vivem na comunidade utilizou as memórias dos participantes sobre seus fatores de estilo de vida na meia-idade e realizou testes neuropsicológicos do funcionamento atual.[127] Entre eles, 64 apresentavam "supercognição", que foi descrita mais detalhadamente em três grupos. Memória imediata superior foi encontrada em cerca de metade dessas pessoas. Outros com "supercognição" apresentavam habilidades visuoespaciais, linguagem e atenção superiores. "Os participantes com supercognição relataram menor participação em atividades sociais e, frequentemente, trabalhar mais de nove horas por dia e sentir-se estressados na meia-idade. A supercognição entre os idosos está associada a uma meia-idade mais ocupada, mais isolada socialmente e mais estressante".

Dada a variabilidade dos protocolos de pesquisa e dos participantes, é adequado ter cautela na interpretação dos dados sobre os ganhos neurocognitivos do exercício físico,[128] ou seja, são necessárias mais pesquisas.

A inteligência artificial influenciada por pesquisadores, empresas, acadêmicos e consumidores pode acelerar a padronização dos métodos de pesquisa de uma ampla variedade de intervenções com exercícios (duração, intensidade, modo, design), populações-alvo, fatores neurocognitivos (velocidade de processamento e precisão antes, durante e após a intervenção) e outras variáveis de pesquisa de interesse. A inteligência artificial pode acelerar as aplicações de pesquisa em humanos com amostras muito grandes de milhares de indivíduos com diversidade cultural. É urgente desenvolver essa colaboração entre os vários parceiros na integração da inteligência artificial para aumentar o banco de dados de neurociência em rápida evolução, desenvolver aplicações personalizadas dessas intervenções baseadas em evidências, fornecer reforço positivo eficaz para aumentar as implementações e proteger a identidade pessoal à medida que respondemos à neurociência em evolução, modificando as recomendações para o uso de intervenções baseadas em evidências que poderiam aumentar a neuroplasticidade em todas as idades, melhorando simultaneamente a saúde física, mental, emocional e social ao longo da vida.

O que você pode fazer

- Adicione atividades baseadas em evidências que podem proteger e melhorar seu poder cerebral.
- Dance... sozinho ou com outras pessoas... para manter a forma física, socializar, divertir-se e fazer neuróbica!

- Pratique exercícios aeróbicos (com orientação do seu médico) para aumentar a neurogênese e melhorar a saúde emocional e cardiovascular.
- Faça treinamento de força de três a quatro dias por semana para aumentar a neurogênese, melhorar sua estabilidade e aumentar a capacidade de armazenamento de glicogênio.
- Alongue-se para melhorar sua flexibilidade e aumentar sua amplitude de movimento.
- Faça exercícios de equilíbrio para reduzir o risco de quedas e proteger o cérebro contra lesões.
- Estabeleça sua frequência cardíaca alvo e frequência cardíaca máxima. Siga as orientações do seu médico. Uma fórmula para calcular sua frequência cardíaca máxima é 220 menos sua idade. Para uma pessoa de cinquenta anos, o máximo é 220 – 50 = 170 batimentos por minuto (bpm). Assim, a faixa para uma pessoa de cinquenta anos é 170 batimentos por minuto como máximo e seus níveis são:

  - o nível de 50% é 170 × 0,50 = 85 bpm
  - o nível de 60% é 170 × 0,60 = 102 bpm
  - o nível de 70% é 170 × 0,70 = 119 bpm
  - o nível de 80% é 170 × 0,80 = 136 bpm

- Substitua sua idade nesse exemplo e faça os cálculos para determinar sua frequência cardíaca alvo e frequência cardíaca máxima sugeridas por esta fórmula.

É bem óbvio que consultar seu profissional de saúde é essencial. Por exemplo, 220 menos a idade do nosso idoso mais velho resulta em um número muito inadequado! Seu profissional de saúde provavelmente pedirá que você estabeleça uma linha de base a partir da qual você progredirá lentamente, talvez aumentando seu tempo em ritmo aeróbico apenas a cada duas semanas. Esta não é uma corrida até a linha de chegada. É importante você seguir as orientações do seu profissional de saúde sobre quanto e quão rápido você pode progredir. O ideal é que você consiga chegar a, ou próximo de, 45 a 60 minutos por dia, três a cinco dias por semana, com sua frequência cardíaca na faixa de 70-80%, conforme recomendado por Baker[30] com base em sua pesquisa recente e contínua. Mas você pode querer começar no nível de 50%, dependendo do seu estágio atual de condicionamento físico. Siga as orientações do seu profissional de saúde.

- Seja metódico. Comece estabelecendo sua atividade de base:

1. Durante quantos minutos por dia você está fazendo o exercício específico?
2. Quantos dias por semana você está fazendo esse exercício específico atualmente?
3. Qual é a sua frequência cardíaca:
   - Em repouso?
   - Durante uma atividade normal?
   - Qual é a variação da sua frequência cardíaca durante o exercício?

- Seja metódico ao longo do tempo. Meça a linha de base; meça todos os dias; e celebre:

1. O fato de estar se exercitando (porque muitas pessoas não podem fazer isso).
2. Seu aumento gradual na intensidade, frequência e duração das sessões de exercício.
3. Seu aumento gradual na clareza de pensamento.
4. Melhorias no seu humor.
5. Aumento da velocidade do seu raciocínio.
6. Aumento da velocidade das suas ações.
7. Melhorias na sua memória.
8. Melhorias nas suas habilidades executivas de raciocínio e planejamento.

- Faça pausas para se exercitar no trabalho, pois mesmo breves episódios de exercício podem energizar.
- Comemore, pois o reforço positivo pode melhorar o progresso! De quarenta minutos a uma hora, de três a quatro dias por semana, é uma meta a ser alcançada, pois o exercício aeróbico pode aumentar o nascimento, a sobrevivência e a saúde dos neurônios, que também têm um ambiente enriquecido.
- Faça exercícios aeróbicos várias horas antes de ir para a cama, para criar um débito de sono. Quanto mais cedo no dia, melhor, pois a temperatura corporal central deve voltar ao normal para melhorar o sono.

Resumo

- Use seus neurônios – use seu cérebro – e eles vão crescer!
- Você quer que o volume do seu cérebro seja maior do que o normal para a sua idade!
- Aja buscando diversão e funcionalidade!

Referências

1. Flynn JR. (2012). *Estamos ficando mais inteligentes?* Rising IQ in the Twenty-First Century. Nova York: Cambridge University Press.
2. Flynn JR. (1987). Massive IQ Gains in 14 Nations: What IQ Tests Really Measure. *Psychol Bull*, 101:171-191.
3. Flynn JR. (2018). Reflections about Intelligence over 40 Years. *Intelligence*, 70:73–83. https://doi.org/10.1016/j.intell.2018.06.007
4. Billat V, Dhonneur Gs & Mille-Hamard, L. (2017). Case Studies in Physiology: Maximal Oxygen Consumption and Performance in a Centenarian Cyclist. *J App Physio*, 122: 430-434. https://doi.org/10.1152/japplphysiol.00569.2016
5. Sanchis-Gomar F, Pareja-Galeano, H & Lucia A. (2014). 'Olympic' Centenarians: Are They Just Biologically Exceptional? *Int J Cardiol*, 175(1). https://doi.org/10.1016/j.ijcard.2014.04.247
6. Lepers R, Stapley PJ & Cattagni T. (2016) Centenarian Athletes: Examples of Ultimate Human Performance? *Age and Ageing*, 45: 729-733. https://doi.org/10.1093/ageing/afw111
7. Bhardwaj R, Amiri S, Buchwald D & Amram O. (2020) Environmental Correlates of Reaching a Centenarian Age: Analysis of 144,665 Deaths in Washington State for 2011-2015. *Int J Environ Res Public Health*, 17:2828. https://doi.org/10.3390/ijerph17082828
8. Zhu J, Ge F, Zeng Y, Qu Y, Chen W, Yang H, et al. (2022b) Physical and Mental Activity, Disease Susceptibility, and Risk of Dementia: A Prospective Cohort Study Based on Uk Biobank. *Neurology*. Publish Ahead of Print. https://doi.org/10.1212/WNL.0000000000200701
9. Heo J, Noble EE & Call JA. (2023). The Role of Exerkines on Brain Mitochondria: A Mini-Review. *J Appl Physiol*, 134:28-35. https://doi.org/10.1152/japplphysiol.00565.2022
10. Vints WAJ, Levin O, Fujiyama H, Verbunt J & Masiulis N. (2022) Exerkines and Long-Term Synaptic Potentiation: Mechanisms of Exercise-Induced Neuroplasticity. *Front Neuroendocrinol*, 66:100993. https://doi.org/10.1016/j.yfrne.2022.100993
11. Kim E, Kim H, Jedrychowski MP, Bakiasi G, Park J, Kruskop J, et al. (2023). Irisin Reduces Amyloid-B by Inducing the Release of Neprilysin from Astrocytes Following Downregulation of ERk-STAT3 Signaling. *Neuron*, 111:1-15. https://doi.org/10.1016/j.neuron.2023.08.012
12. Almeida OP, Khan KM, Hankey GJ, Yeap BB, Golledge J & Flicker L. (2014). 150 Minutes of Vigorous Physical Activity Per Week Predicts Survival and Successful Ageing: A Population--based 11-Year Longitudinal Study of 12,201 Older Australian Men. *Brit J Sports Medicine*, 48:220-225.
13. Chaddock-Heyman L, Weng TB, Loui P, Weisshappel R, Drollette ES. Kienzler C, et al. (2021). Brain Network Modularity Predicts Improvements in Cognitive and Scholastic Performance in Children Involved in a Physical Activity Intervention. *Front Human Neurosc*, 14:346.

14. Tait JL, Collyer TA, Gall SL, et al. (2022). Longitudinal Associations of Childhood Fitness and Obesity Profiles with Midlife Cognitive Function: An Australian Cohort Study. *J Sci & Med in Sport*, 25:667-672.
15. Ward DD, Ranson JM, Wallace LMk, et al. (2022). Frailty, Lifestyle, Genetics and Dementia Risk. *J Neurol Neurosurg Psychiatry*, 93:343-350. https://doi.org/10.1136/jnnp-2021-327396
16. Sewell KR, Rainey-Smith SR, Villemagne VL, Peiffer J, Sohrabi HR, Taddei K, et al. (2023) The Interaction Between Physical Activity and Sleep on Cognitive Function and Brain Beta--Amyloid in Older Adults. *Behav Brain Res*, 437:114108.
17. Bartlett Lk, Pirrone A & Javed N. (2022). Computational Scientific Discovery in Psychology. *Perspec Psychol Sci*. https://doi.org/10.1177/17456916221091833
18. Pereira AC, Huddleston DE & Brickman AM. (2007) An in Vivo Correlate of Exercise-Induced Neurogenesis in the Adult Dentate Gyrus. *PNAS-USA*, 104(13):5638-5643.
19. Snyder JS, Glover LR, Sanzone KM, Kamhi JF & Cameron HA. (2009). The Effects of Exercise and Stress on the Survival and Maturation of Adult-Generated Granule Cells. *HIPPOCAMPUS*. https://doi.org/10.1002/hipo.20552
20. Angevaren M, Aufdemkampe G & Verhaar HJJ (2008). Physical Activity and Enhanced FITNESS to Improve Cognitive Function in Older People without known Cognitive Impairment. *The Cochrane Collaboration*.
21. Niemann C, Godde B & Voelcker-Rehage C. (2014) Not Only Cardiovascular, but also Coordinative Exercise Increases Hippocampal Volume in Older Adults. *Front Aging Neurosci*, 6: Artigo 170. https://doi.org/10.3389/fnagi.2014.00170
22. Tian Q, Erickson KI, Simonsick EM, Aizenstein H, Glynn NW, Boudreau RM, et al. (2014). Physical Activity Predicts Microstructural Integrity in Memory-Related Networks in Very Old Adults. *J Gerontol Biol Sci Med Sci*, 69(10):1284-1290.
23. Burzynska AZ, Chaddock-Heyman L & Voss MW. (2014). Physical Activity and Cardiorespiratory Fitness Are Beneficial for White Matter in Low-Fit Older Adults. *Plos One*, 9(9):e107413.
24. Audiffren M, Tomporowski P & Zagrodnik J. (2008). Acute Aerobic Exercise and Information Processing: Energizing Motor Processes during a Choice Reaction Time Task. *Acta Psychologica*, 129:410-419.
25. Erickson KI, Voss MW, Prakash SH, Basak C, Szabo A, et al. (2011) Exercise Training Increases Size of Hippocampus and Improves Memory. *PNAS, EUA*, 108(7):3017-3022.
26. Anzeneder S, Zehnder Z, Schmid J, Martin-Niedecken AL, Schmidt M, Benzig V, et al. (2023). Dose-Response Relation between the Duration of a Cognitively Challenging Bout of Physical Exercise and Children's Cognition. *Scand J Med Sci Sports*, 33:1439-1451. https://doi.org/10.1111/sms.14370
27. González-Fernández FT, Delgado-Garcia G, Coll JS, Silva AF, Nobari H & Clemente FM. (2023). Relationship between Cognitive Functioning and Physical Fitness in Regard to Age and Sex. *BMC Pediatr*, 23(1):204. https://doi.org/10.1186/s12887-023-04028-8
28. Bliss ES, Biki SM, Wong RHX, Howe PRC & Mills DE. (2023). The Benefits of Regular Aerobic Exercise Training on Cerebrovascular Function and Cognition in Older Adults. *Eur J Appl Physiol*, 123:1323-1342. https://doi. org/10.1007/s00421-023-05154-y
29. Baker LD, Frank LL & Foster-Schubert K. (2010). Effects of Aerobic Exercise on Mild Cognitive Impairment: A Controlled Trial. *Arch Neurol*, 67(1):71-79.
30. Baker LD. (2015). *Aerobic Exercise Reduces CSF Levels of Phosphorylated Tau in Older Adults with MCI*. Para a Conferência Internacional da Associação de Alzheimer® 2015 (AAIC® 2015).

31. Malmo V, Nes BM, Amundsen BH, Tjonna AE, Stoylen A, Rossvoll O, et al. (2016). Aerobic Interval Training Reduces the Burden of Atrial Fibrillation in the Short Term: A Randomized Trial. *Circulation*, 133:466-473. https://doi.org/10.1161/CIRCULATIONAHA.115.018220
32. Erickson KI, Leckie RL & Weinstein AM. (2014). Physical Activity, Fitness, and Gray Matter Volume. *Neurobiol Aging*, 35:20-28.
33. Henrique PPB, Perez FMP & Dorneles G. (2023) Exergame and/or Conventional Training-Induced Neuroplasticity and Cognitive Improvement by Engaging Epigenetic and Inflammatory Modulation in Elderly Women: A Randomized Clinical Trial. *Physiol Behav*, 258:113996.
34. Huang B, Chen K & Li Y. (2023) Aerobic Exercise, an Effective Prevention and Treatment for Mild Cognitive Impairment. *Front Aging Neurosci*, 15:1194559. https://doi.org/10.3389/fnagi.2023.1194559
35. Yang J, Dong Y, Yan S, Yi L & Qiu J. (2023). Which Specific Exercise Models Are Most Effective on Global Cognition in Patients with Cognitive Impairment? A Network Meta-Analysis. *Int J Environ Res Public Health*, 20:2790. https://doi.org/10.3390/ijerph20042790
36. Fari G, Lunetti P & Pignatelli G. (2021) The Effect of Physical Exercise on Cognitive Impairment in Neurodegenerative Disease: From Pathophysiology to Clinical and Rehabilitative Aspects. *Int J Mol Sci*, 27:22(21):11632.
37. Xu L, Gu H, Cai X, Zhang Y, Hou X, Yu J & Sun T. (2023). The Effects of Exercise for Cognitive Function in Older Adults: A Systematic Review and Meta-Analysis of Randomized Controlled Trials. *Int J Environ Res Public Health*, 20:1088. https://doi.org/10.3390/ijerph20021088
38. Kuo H-I, Hseih M-H, Lin Y-T, et al. (2023). A Single Bout of Aerobic Exercise Modulates Motor Learning Performance and Cortical Excitability in Humans. *Itnl J Clin Health Psychol*. https://doi.org/10.1016/j.ijchp.2022.100333
39. Won J, Nielson KA & Smith JC. (2023). Large-Scale Network Connectivity and Cognitive Function Changes After Exercise Training in Older Adults with Intact Cognition and Mild Cognitive Impairment. *J Alzheimer's Dis Reports*, 7:399-413. https://doi.org/10.3233/ADR-220062
40. Bovolini A, Costa-Brito AR, Martins F, Furtado GE, Mendonça GV & Vila-Chã C. (2022). Impact of Exercise on Vascular Function in Middle-Aged and Older Adults: A Scoping Review. *Sports*, 10:208. https://doi.org/10.3390/sports10120208
41. Su S, Shi L, Zheng Y, Sun Y, Huang X, Zhang A, Que J, Sun X, etal. (2022). Leisure Activities and the Risk of Dementia: A Systematic Review and Meta-Analysis. *Neurology*. https://doi.org/10.1212/WNL.0000000000200929
42. Hofman A, Rodriguez-Ayllon M, Vernooij MW, Croll PH, Luik AI, Neumann A, et al. (2023). Physical Activity Levels and Brain Structure in Middle-Aged and Older Adults: A Bidirectional Longitudinal Population-Based Study. *Neurobio of Aging*, 121:28-37.
43. Graciani AL, Gutierre MU, Coppi AA, Arida RM & Gutierre RC. (2023). Myelin, Aging, and Physical Exercise. *Neurobiol Aging*, 127:70-81. https://doi.org/10.1016/j.neurobiolaging.2023.03.009
44. Karamacoska D, Butt A, Leung IHk, Childs RL, Metri N-J, Uruthiran V, Tan T, Sabag, A & Steiner-Lim GZ. (2023) Brain Function Effects of Exercise Interventions for Cognitive Decline: A Systematic Review and Meta-Analysis. *Front Neurosci*, 17:1127065. https://doi.org/10.3389/fnins.2023.1127065
45. Arosio B, Calvani R, Ferri E Coelho-Junior HJ, Carandina A, Campanelli F, Ghiglieri V, Marzetti E & Picca A. (2023). Sarcopenia and Cognitive Decline in Older Adults: Targeting the Muscle-Brain Axis. *Nutrients*, 15:1853. https://doi.org/10.3390/nu15081853

46. Jemni M, Zaman R, Carrick FR, Clarke ND, Marina M, Bottoms L, Matharoo JS, et al. (2023). Exercise Improves Depression through Positive Modulation of Brain-Derived Neurotrophic Factor (BDNF). A Review Based on 100 Manuscripts over 20 Years. *Front Physiol*, 14:1102526. https://doi.org/10.3389/fphys.2023.1102526
47. Kitamura K, Watanabe Y, Kabasawa K, Takahashi A, Saito T, Kobayashi R, et al. (2022) Leisure-Time and Non-Leisure-Time Physical Activities Are Dose-Dependently Associated with a Reduced Risk of Dementia in Community-Dwelling People Aged 40-74 Years: The Murakami Cohort Study. *JAMDA*, 23:1197e1204 https://doi.org/10.1016/j.jamda.2022.01.053
48. Morris Jk, Vidoni ED & Johnson Dk. (2017) Aerobic Exercise for Alzheimer's Disease: A Randomized Controlled Pilot Trial. *PLoS ONE*, 12(2):e0170547.
49. Mitchell JJ, Blodgett JM, Chastin SFM, Jefferis BJ, Wannamethee SG & Hamer M. (2022). Exploring the Associations of Daily Movement Behaviours and Mid-Life Cognition: A Compositional Analysis of the 1970 British Cohort Study. *J Epidemiol Community Health*, Epub antes do impresso: https://doi.org/10.1136/jech2022-219829
50. Sprague BN, Zhu X, Rosso AL, Verghese J, Delbaere KI, Lipnicki DM, Sachdev PS, et al. (2023). Correlates of Gait Speed among Older Adults from Six Countries: Findings from the COSMIC Collaboration. *J Gerontol A Biol Sci Med Sci*, Mar 28: glad090. https://doi.org/10.1093/gerona/glad090. On-line antes do impresso.
51. Hwang D-J, Koo J-H, Kim T-K, Jang Y-C, Hyun A-H, Yook J-S, Yoon C-S & Cho J-Y. (2023). Exercise as an Antidepressant: Exploring Its Therapeutic Potential. *Front Psychiatry*, 14:1259711. https://doi.org/10.3389/fpsyt.2023.1259711
52. Azevedo CV, Hashiguchi D, Campos HC, Figueiredo EV, Otaviano SFSD, Penitente AR, Arida RM & Longo BM. (2023) The Effects of Resistance Exercise on Cognitive Function, Amyloidogenesis, and Neuroinflammation in Alzheimer's Disease. *Front Neurosci*, 17:1131214. https://doi.org/10.3389/fnins.2023.1131214
53. Herold F, Törpel A, Schega L & Müller NG. (2019). Functional and/or Structural Brain Changes in Response to Resistance Exercises and Resistance Training Lead to Cognitive Improvements – A Systematic Review. *Eur Rev Aging Phys Act*, 16:10. https://doi.org/10.1186/s11556-019-0217-2
54. Broadhouse KM, Singh MF & Suo C. (2020). Hippocampal Plasticity Underpins Long-Term Cognitive Gains from Resistance Exercise in MCI. *NeuroImage: Clinical*, 102182.
55. Meysami S, Raji CA, Glatt RM, Popa ES, Ganapathi AS, Bookheimer T, et al. (2023). Handgrip Strength Is Related to Hippocampal and Lobar Brain Volumes in a Cohort of Cognitively Impaired Older Adults with Confirmed Amyloid Burden. *J Alzheimer's Disease*, 91:999-1006. https://doi.org/10.3233/JAD-220886
56. Prokopidis K, Giannos P, Ispoglou T, Kirk B, Witard C, Dionyssiotis Y, Scott D, Macpherson H, Duque G & Isanejad M. (2023). Handgrip Strength Is Associated with Learning and Verbal Fluency in Older Men without Dementia: Insights from the NHANES. *GeroSci*, 45:1049-1058. https://doi.org/10.1007/s11357-022-00703-3
57. Cui L, Tao S, Yin H-c, Shen Q-q, Wang Y, Zhu L-n & Li X-j. (2021). Tai Chi Chuan Alters Brain Functional Network Plasticity and Promotes Cognitive Flexibility. *Front Psychol*, 12:665419. https://doi.org/10.3389/fpsyg.2021.665419
58. Zhou M, Liao H, Sreepada LP, Ladner JR, Balschi JA & Lin AP. (2018). Tai Chi Improves Brain Metabolism and Muscle Energetics in Older Adults. *J Neuroimaging*, 28:359-364. https://doi.org/10.1111/jon.12515
59. Yue C, Yu Q, Zhang Y, Herold F, Mei J, Kong Z, Perrey S, Liu J, Müller NG, Zhang Z, Tao Y, Kramer A, Becker B & Zou L. (2020). Regular Tai Chi Practice Is Associated with Improved

Memory as well as Structural and Functional Alterations of the Hippocampus in the Elderly. *Front Aging Neurosci*, 12:586770. https://doi.org/10.3389/fnagi.2020.586770

60. Yang Y, Chen T, Wang C, Zhang J, Yuan X, Zhong X, Yan S e Jiang C. (2022). Determining Whether Tai Chi Chuan Is Related to the Updating Function in Older Adults: Differences Between Practitioners and Controls. *Front Public Health*, 10:797351. https://doi.org/10.3389/fpubh.2022.797351
61. Chen W, Zhang X, Sie H, He Q & Shi Z. (2022). Brain Functional Connectivity in Middle-Aged Hong Chuan Tai Chi Players in Resting State. *Int J Environ Res Public Health*, 19:12232. https://doi.org/10.3390/ijerph191912232
62. Siu M-Y & Lee DTF (2018). Effects of Tai Chi on Cognition and Instrumental Activities of Daily Living in Community Dwelling Older People with Mild Cognitive Impairment. *BMC Geriatrics*, 18:37. https://doi.org/10.1186/s12877-018-0720-8
63. Siu M-Y & Lee DTF (2021). Is Tai Chi an Effective Intervention for Enhancing Health-Related Quality of Life in Older People with Mild Cognitive Impairment? An Interventional Study. *Int J Older People Nurs*, 16:e12400. https://doi.org/10.1111/opn.12400
64. Li F, Harmer P, Fitzgerald K & Winters-Stone K. (2022). A Cognitively Enhanced Online Tai Ji Quan Training Intervention for Community-Dwelling Older Adults with Mild Cognitive Impairment: A Feasibility Trial. *BMC Geriatrics*, 22:76. https://doi.org/10.1186/s12877-021-02747-0
65. Wang C, Dai Y, Yang Y, Yuan X, Zhang M, Zeng J, Zhong X, Meng J & Jiang C. (2023). Effects of Tai Chi on Working Memory in Older Adults: Evidence from Combined fNIRS and ERP. *Front Aging Neurosci*, 15:1206891. https://doi.org/10.3389/fnagi.2023.1206891
66. Kilpatrick LA, Siddarth P, Milillo MM, Sorio Bk, Ercoli L, Narr KL & Lavretsky H. (2022). Impact of Tai Chi as an Adjunct Treatment on Brain Connectivity in Geriatric Depression. *J Affect Disord*, 315:1-6. https://doi.org/10.1016/j.jad.2022.07.049. Epub 26 de julho de 2022.
67. Jeong G, Jung H, So W-Y & Chun B. (2023). Effects of Taekwondo Training on Growth Factors in Normal Korean Children and Adolescents: A Systematic Review and Meta-Analysis of Randomized Controlled Trials. *Children*, 10:326. https://doi.org/10.3390/children10020326
68. Kim YJ, Cha EJ, Kim SM, Kang KD & Han DH. (2015). The Effects of Taekwondo Training on Brain Connectivity and Body Intelligence. *Psychiatry Investig*, 12(3):335–340. https://dx.doi.org/10.4306/pi.2015.12.3.335
69. Kurtoğlu E, Payas A, Düz S, Arik M, Uçar I, Tokmak TT, et al. (2023). Analysis of Changes in Brain Morphological Structure of Taekwondo Athletes by Diffusion Tensor Imaging. *J Chem Neuroanat*, 129:102250. https://doi.org/10.1016/j.jchemneu.2023.102250
70. Cho SY, Kim YI & Roh HT. (2017a). Effects of Taekwondo Intervention on Cognitive Function and Academic Self-Efficacy in Children. *J Phys Ther Sci*, 29(4):713–715. https://doi.org/10.1589/jpts.29.713. Epub 20 de abril de 2017.
71. Cho SY, So WY e Roh HT. (2017b). The Effects of Taekwondo Training on Peripheral Neuroplasticity-Related Growth Factors, Cerebral Blood Flow Velocity, and Cognitive Functions in Healthy Children: A Randomized Controlled Trial. *Int J Environ Res Public Health*, 14(5):454. https://doi.org/10.3390/ijerph14050454.
72. Cho SY & Roh HT. (2019). Taekwondo Enhances Cognitive Function as a Result of Increased Neurotrophic Growth Factors in Elderly Women. *Int J Environ Res Public Health*, 16(6):962. https://doi.org/10.3390/ijerph16060962.
73. Kadri A, Slimani M, Bragazzi NL, Tod D & Azaiez F. (2019). Effect of Taekwondo Practice on Cognitive Function in Adolescents with Attention Deficit Hyperactivity Disorder. *Int J Environ Res Public Health*, 16:204. https://doi.org/10.3390/ijerph16020204

74. Van Dijk GP, Huijts M & Lodder J. (2013). Cognition Improvement in Taekwondo Novices Over 40. Results from the SEkWONDO Study. *Front Aging Neurosci*, 5:74. https://doi.org/10.3389/fnagi.2013.00074.
75. Andrade-Lara KE, Latorre Román PÁ; Párraga Montilla JA & Cabrera Linares JC. (2023). Can 16 Minutes of HIIT Improve Attentional Resources in Young Students? *J Funct Morphol Kinesiol*, 8:116. https://doi.org/10.3390/jfmk8030116
76. Martínez-Díaz IC & Carrasco Páez L. (2023) Little but Intense: Using a HIIT-Based Strategy to Improve Mood and Cognitive Functioning in College Students. *Healthcare*, 11:1880. https://doi.org/10.3390/healthcare11131880
77. Guo L, Chen J & Yuan W (2023) The Effect of HIIT on Body Composition, Cardiovascular Fitness, Psychological Wellbeing, and Executive Function of Overweight/Obese Female Young Adults. *Front Psychol*, 13:1095328. https://doi.org/10.3389/fpsyg.2022.1095328
78. Molinaro L, Taborri J, Pauletto D, Guerra V, Molinaro D, Sicari G, et al. (2023). Measuring the Immediate Effects of High-Intensity Functional Training on Motor, Cognitive and Physiological Parameters in Well-Trained Adults. *Sensors* (Basel), 23(8):3937. https://doi.org/10.3390/s23083937
79. Norling AM, Gerstenecker A, Bolding MS, Ver Hoer L, Buford T, Walden R, An H, et al. (2023). Effects of a Brief HIIT Intervention on Cognitive Performance in Older Women. *Geroscience*, 15 de agosto. https://doi.org/10.1007/ s11357-023-00893-4. On-line antes do impresso.
80. Clemente-Suárez VJ, Villafaina S, García-Calvo T & Fuentes-García JP. (2022). Impact of HIIT Sessions with and without Cognitive Load on Cortical Arousal, Accuracy and Perceived Exertion in Amateur Tennis Players. *Healthcare*, 10:767. https://doi.org/10.3390/healthcare10050767
81. Oliva HNP, Oliveira GM, Oliva IO, Cassilhas RC, Batista de Paula AM & Monteiro-Junior RS. (2023). Middle Cerebral Artery Blood Velocity and Cognitive Function after high- and Moderate-Intensity Aerobic Exercise Sessions. *Neurosci Lett*, 817:137511. https://doi.org/10.1016/j.neulet.2023.137511. On-line antes do impresso.
82. Lee S, Choi Y, Jeong E, Park J, Kim J, Tanaka M & Choi J. (2022) Physiological Significance of Elevated Levels of Lactate by Exercise Training in the Brain and Body. *J Bioscience and Bioengineering*, 135(3):167e175. https://doi.org/10.1016/j.jbiosc.2022.12.001
83. Kempermann G, Song H & Gage FH (2023). Adult Neurogenesis in the Hippocampus. Hippocampus, 33(4):269-270. https://doi.org/10.1002/hipo.23525
84. Choi SH & Tanzi RE. (2023) Adult Neurogenesis in Alzheimer's Disease. *Hippocampus*, 33:307-321. https://doi.org/10.1002/hipo.23504
85. *MusicMendsMinds.org*.
86. Shaffer J. (2016). Neuroplasticidade e prática clínica: Building Brain Power for Health. *Front Psychol*, 7:1118. https://doi.org/10.3389/fpsyg.2016.01118
87. PlayingForChange.com.
88. Carapellotti AM, Meijerink HJEM, Gravemaker-Scott V, Thielman L, Kool R, et al. (2023). Escape, Expand, Embrace: The Transformational Lived Experience of Rediscovering the Self and the other While Dancing with Parkinson's or Multiple Sclerosis. *Intnl J Qual Studies Health Well-Being*, 18:2143611. https://doi.org/10.1080/17482631.2022.2143611
89. Meulenberg CJW, Rehfeld K, Jovanovíc S, & Marusic U. (2023). Unleashing the Potential of Dance: A Neuroplasticity-Based Approach Bridging from Older Adults to Parkinson's Disease Patients. *Front Aging Neurosci*, 15:1188855. https://doi.org/10.3389/fnagi.2023.1188855
90. Esteban-Cornejo I, Rodriguez-Ayllon M, Verdejo-Roman J, Cadenas-Sanchez C, Mora-Gonzalez J, Chaddock-Heyman L, Raine LB, et al. (2019). Physical Fitness, White Matter

Volume and Academic Performance in Children: Findings From the ActiveBrains and FIT-kids2 Projects. *Front Psychol*, 10:208. https://doi.org/10.3389/fpsyg.2019.00208

91. Muinos J & Ballesteros S (2021) Does Dance Counteract Age-Related Cognitive and Brain Declines in Middle-Aged and Older Adults? A Systematic Review. *Neurosc Biobeh Rev*, 121:259-276.
92. Burzynska AZ, Finc K, Taylor Bk, Knecht AM & Kramer AF. (2017). The Dancing Brain: Structural and Functional Signatures of Expert Dance Training. *Front Hum Neurosci*, 11:566. https://doi.org/10.3389/fnhum.2017.00566
93. Balazova Z, Marecek R, Novakova L, Nemcova-Elfmarkova N, Kropacova S, Brabenec L, Grmela R, Vaculíková P, Svobodova L & Rektorova I. (2021). Dance Intervention Impact on Brain Plasticity: A Randomized 6-Month fMRI Study in Non-expert Older Adults. *Front Aging Neurosci*, 13:724064. https://doi.org/10.3389/fnagi.2021.724064
94. Podolski OS, Whitfield T, Schaaf L, Cornaro C, Köbe T, Koch S & Wirth M. (2023). The Impact of Dance Movement Interventions on Psychological Health in Older Adults without Dementia: A Systematic Review and Meta-Analysis. *Brain Sci*, 13:981. https://doi.org/10.3390/brainsci13070981
95. Wu VX, Chi Y, Le Jk, Goh HS, Chen DTM, Haugen G, Chao FFT, et al. (2021). The Effect of Dance Interventions on Cognition, Neuroplasticity, Physical Function, Depression, and Quality of Life for Older Adults with Mild Cognitive Impairment: A Systematic Review and Meta-Analysis. *Int J Nur St*, 122:104025.
96. Zhu Y, Gao Y, Guo C, Qi M, Xiao M, Wu H, Ma J, et al. (2022a). Effect of 3-Month Aerobic Dance on Hippocampal Volume and Cognition in Elderly People With Amnestic Mild Cognitive Impairment: A Randomized Controlled Trial. *Front Aging Neurosci*, 14:771413. https://doi.org/10.3389/fnagi.2022.771413
97. Wang L, Li F & Tang L (2022a). Chronic Effects of Different Exercise Types on Brain Activity in Healthy Older Adults and those with Parkinson's Disease: A Systematic Review. *Front Physiol*, 13:1031803. https://doi.org/10.3389/fphys.2022.1031803
98. Wu X, Lu X, Zhang H, Wang X, Kong Y & Hu L. (2023) The Association between Ballroom Dance Training and Empathic Concern: Behavioral and Brain Evidence. *Hum Brain Mapp*, 44:315-326. https://doi.org/10.1002/hbm.26042
99. Clifford AM, Shanahan J, Mckee J, Cleary T, O'Neill A, O'Gorman M, Louw Q & Bhriain ON. (2023). The Effect of Dance on Physical Health and Cognition in Community Dwelling Older Adults: A Systematic Review and Meta-Analysis. *Arts Health*, 15(2):200–228. https://doi.org/10.1080/17533015.2022.2093929.
100. Sato K, Ochi A, Watanabe K & Yamada K. (2023). Effects of Dance Video Game Training on Cognitive Functions of Community-Dwelling Older Adults with Mild Cognitive Impairment. *Aging Clin Exp Res*, 35(5):987-994. https://doi.org/10.1007/s40520-023-02374-2. Epub 23 de março de 2023.
101. Rodrigues-Krause J, Krause M & Reischak-Oliveira A. (2019). Dancing for Healthy Aging: Functional and Metabolic Perspectives. *Altern Ther Health Med*, 25(1):44-63.
102. Nascimento MDM. (2021). Dance, Aging, and Neuroplasticity: An Integrative Review. *Neurocase*. https://doi.org/10.1080/1354.2021.1966047.
103. Raghupathy Mk, Divya M & Karthikbabu S. (2022). Effects of Traditional Indian Dance on Motor Skills and Balance in Children with Down syndrome. *J Mot Behav*, 54(2):212–221. https://doi.org/10.1080/00222895.2021.1941736. Epub 8 de julho de 2021.
104. Kosurko A, Herron RV, Grigorovich A, et al. (2022). Dance Wherever You Are: The Evolution of Multimodal Delivery for Social Inclusion of Rural Older Adults. *Innov Aging*, 6(2):1-12.

105. Chan JSY, Wu J, Deng K & Yan JH (2020). The Effectiveness of Dance Interventions on Cognition in Patients with Mild Cognitive Impairment: A Meta-Analysis of Randomized Controlled Trials. *Neurosci Biobehav Rev*, 118:80-88. https://doi.org/10.1016/j.neubiorev.2020.07.017
106. Wang Y, Liu M, Tan Y, Dong Z, Wu J, Cui H, et al (2022b). Effectiveness of Dance-Based Interventions on Depression for Persons with MCI and Dementia: A Systematic Review and Meta-Analysis. *Front Psychol*, 12:709208.
107. Won J, Nielson KA & Smith JC. (2023). Large-Scale Network Connectivity and Cognitive Function Changes After Exercise Training in Older Adults with Intact Cognition and Mild Cognitive Impairment. *J Alzheimer's Disease Rep*, 7:399-413. https://doi.org/10.3233/ADR-220062
108. Camuso, S & Canterini, S. (2023). Brain-Derived Neurotrophic Factor in Main Neurodegenerative Diseases. *Neural Regen Res*, 18(3):554-555.
109. Erickson KI, Prakash RS, Voss MW, Chaddock L, Heo S, et al. (2010). Brain-Derived Neurotrophic Factor Is Associated with Age-Related Decline in Hippocampal Volume. *J Neurosc*, 30(15):5368-5375.
110. Lawry T. (2023). *Hacking Healthcare*: How AI and the Intelligence Revolution Will Reboot an Ailing System. New York: Routledge.
111. Maugeri GV & Musumeci G. (2023). Role of Exercise in the Brain: Focus on Oligodendrocytes and Remyelination. *Neural Regen Res*, 18(12):2645-2646.
112. Diamond, MC. (1988). Enriching Heredity: The Impact of the Environment on the Anatomy of the Brain. Nova York: The Free Press.
113. Colcombe S & Kramer AF. (2003) Fitness Effects on the Cognitive Function of Older Adults: A Meta-Analytic Study. *Psychological Sci*, 14(2).
114. Islam MR, Valaris S, Young MF, Haley EB, Luo R, Bond SF, et al (2021). Exercise Hormone Irisin Is a Critical Regulator of Cognitive Function. *Nat Metab*, 3(8):1058–1070. https://doi.org/10.1038/s42255-021-00438-z
115. Gage F. (2002). Neurogenesis in the Adult Brain. *J11 Neuroscience*, 22(3):612-613.
116. Feng L, Yin J, Zhang P, An J, Zhao Y, Song Q, Ping P, et al. (2023). Physical Inability Rather than Depression and Cognitive Impairment Had Negative Effect on Centenarian Prognosis: A Prospective Study with 5-Year Follow-Up. *J Affect Disord*, 338:299-304. https://doi.org/10.1016/j.jad.2023.05.072. Epub 25 de maio de 2023.
117. Jessberger S. & Gage FH (2008). Stem-Cell-Associated Structural and Functional Plasticity in the Aging Hippocampus. *Psychology & Aging*, 23(4):684-691.
118. Kweon J, Vigne MM, Jones RN, Carpenter LL & Brown JC (2023). Practice Makes Plasticity: 10-Hz rTMS Enhances LTP-Like Plasticity in Musicians and Athletes. *Front Neural Circuits*, 17:1124221. https://doi.org/10.3389/fncir.2023.1124221
119. Mou H, Fang Q, Tian S & Qiu F. (2023). Effects of Acute Exercise with Different Modalities on Working Memory in Men with High and Low Aerobic Fitness. *Physio Behav*, 258:114012.
120. Hortobagyi T, Vetrovsky T, Balbim GM, et al. (2022). The Impact of Aerobic and Resistance Training Intensity on Markers of Neuroplasticity in Health and Disease. *Ageing Res Rev*, 80:101698.
121. Kundu S, Huang H, Erickson KI, et al. (2021). Investigating Impact of Cardiorespiratory Fitness in Reducing Brain Tissue Loss Caused by Ageing. *Brain Commun*, 3(4): https://doi.org/10.1093/braincomms/fcab228
122. Logan NE, Henry DA, Hillman CH e Kramer AF. (2022): Trained Athletes and Cognitive Function: A Systematic Review and Meta-Analysis. *Internl J Sport Exercise Psychol*. https://doi.org/10.1080/1612197X.2022.2084764

123. Ni C, Ji Y, Hu K, Xing K, Xu Y & Gao Y. (2023). Effect of Exercise and Antioxidant Supplementation on Cellular Lipid Peroxidation in Elderly Individuals: Systematic Review and Network Meta-Analysis. *Front Physiol*, 14:1113270. https://doi.org/10.3389/fphys.2023.1113270
124. Song Q, Cheng X & Zheng R. (2022). Effects of Different Exercise Intensities of Race-Walking on Brain Functional Connectivity as Assessed by Functional Near-Infrared Spectroscopy. *Front Hum Neurosci*, 16:1002793. https://doi. org/10.3389/fnhum.2022.1002793
125. Tinney E, Loui P, Raine, L, Hiscox LV, Delgorio PL, Kramer Mk, et al. (2022). Influence of Mild Cognitive Impairment and Body Mass Index on White Matter Integrity Assessed by Diffusion Tensor Imaging. *Authorea*. https://doi.org/10.22541/au.167179418.88228052/v1
126. Raji CA, Merrill DA, Eyre H, Mallam S, Torosyan N, Erickson KI, Lopez OL, et al. (2016). Longitudinal Relationships between Caloric Expenditure and Gray Matter in the Cardiovascular Health Study. *J Alzheimers Dis*, 52(2):719–729. https://doi.org/10.3233/JAD-160057
127. Yu J, Collinson SL, Liew TM, Ng TP, Mahendren R, Kua EH & Feng L. (2020). Super-Cognition in Aging: Cognitive Profiles & Associated Lifestyle Factors. *Appl Neuropsych*, 27(6):497-503.
128. Ciria LF, Roman-Caballero R, Vadillo MA, Holgado D, Luque-Casado A, Perakakis P & Sanabria D. (2023). An Umbrella Review of Randomized Control Trials on the Effects of Physical Exercise on Cognition. *Nat Hum Behav*, 7:928-941. https://doi.org/10.1038/s41562-023-01554-4

6

Neuróbica: novidade e desafio para os neurônios

"Neuróbica" é um termo cunhado por Lawrence Katz[1] que descreve exercícios que usam os cinco sentidos de forma diferente da usual, divertida, portátil e que pode ser feita a qualquer momento para estimular as células cerebrais e os nutrientes necessários para reter saúde e força do cérebro. A Figura 6.1 ilustra esse conceito. Os exercícios neuróbicos são essenciais para os neurônios. Katz recomendou os exercícios neuróbicos para prevenir a perda da aptidão cerebral e também para desenvolvê-la.

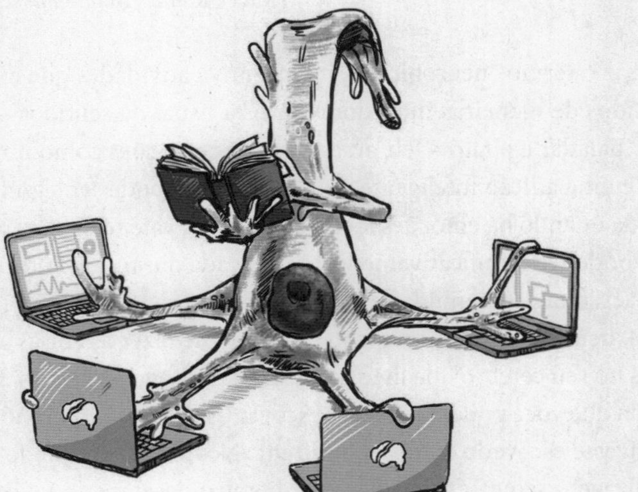

Figura 6.1 Esta ilustração do Dr. David Yu, de uma célula cerebral usando vários computadores, retrata o novo aprendizado complexo como uma das maneiras pelas quais muitas pessoas ocupadas atualmente buscam estimulação cerebral para o crescimento.

A aprendizagem nova e complexa é a essência da neuróbica. Ela é complexa o suficiente para manter sua atenção e concentração, mas não tão complexa a ponto de ser desmotivadora. Dizemos que ela é nova por ser algo diferente dentro da sua área de especialização, bem como novas habilidades e tópicos que estão completamente fora do seu âmbito de especialização e de suas atividades habituais. Um componente essencial da neuróbica é que você está aprendendo algo novo que é, pelo menos, um pouco mais complexo do que você sabia antes.

Cada um de nós terá sua própria neuróbica única. A minha inclui pesquisas literárias episódicas para novas intervenções neurocognitivas baseadas em evidências. Outras favoritas são programas computadorizados de treinamento cognitivo que reforçam a velocidade de processamento e a coordenação visual-motora. Ter aulas de música fez parte da minha juventude e está na minha lista de neuróbicas futuras.

> Assim como as formas ideais de exercício físico enfatizam o uso de muitos grupos musculares diferentes para melhorar a coordenação e a flexibilidade, os exercícios cerebrais ideais envolvem a ativação de muitas áreas cerebrais diferentes de maneiras inovadoras para aumentar a amplitude do movimento mental.
>
> *(Katz e Rubin[1], Mantenha seu cérebro vivo)*

Ao usar o termo "neuróbica", Katz incentiva atividades que combinam vários sentidos de maneiras inovadoras. À lista usual de sentidos – visão, audição, tato, paladar e olfato –, ele acrescentou as emoções como um sexto sentido. Essa é uma adição inteligente, pois a memória pode ser significativamente melhorada quando há emoções fortes envolvidas; vale ressaltar que a memória também pode ser significativamente prejudicada durante eventos traumáticos.

Katz acreditava que mudar episodicamente o seu trajeto para o trabalho e para casa, bem como modificar a sua maneira de fazer as coisas, criaria novas conexões no seu cérebro que lhe seriam úteis ao longo do tempo. Por exemplo, ele sugeria que você poderia passar a escovar os dentes com a mão esquerda, se sempre tivesse escovado com a mão direita. Novidade, atenção focada, desafio e aprendizagem são essenciais para melhorar o desempenho e o crescimento do seu cérebro. Isso é verdade em qualquer idade.

O foco da neuróbica aqui será no treinamento cognitivo computadorizado, música, dança, bilinguismo e criatividade. Cada um desses itens é importante para a neuróbica à sua maneira, assim como qualquer neuróbica focada na carreira será única para o indivíduo que busca direcionar sua neuroplasticidade de maneira positiva.

Antigamente, era essencial que as pessoas inventassem exercícios neuróbicos em todas as situações e momentos possíveis. Isso é menos necessário na era da tecnologia. Os exercícios neuróbicos chegam facilmente à maioria de nós, muitas vezes sob a forma de atualizações de *hardware* e *software*. Usá-los com sabedoria pode trazer benefícios impressionantes para o cérebro.

Pesquisas com animais e seres humanos mostraram que o estímulo ambiental é fundamental para melhorar e manter a função cognitiva. Novidade, atenção focada e desafio são componentes essenciais para melhorar a função cognitiva.[2,3] O desafio percebido está associado ao prazer da tarefa;[4] ele funciona como um reforço positivo para os seres humanos, ajudando a manter o tempo dedicado à tarefa.

Impulsionar a neuroplasticidade em uma direção positiva com intervenções associadas à melhoria do funcionamento cognitivo e outros benefícios à saúde poderia aumentar o envelhecimento saudável do cérebro desde os primeiros momentos da vida até o seu fim. É urgente incluir toda a duração da vida ao considerar abordagens teóricas e dados de pesquisa que possam ser aplicados nos negócios, na carreira, no ambiente clínico e na comunidade global, para aumentar a neuroplasticidade em todas as idades para todos. Isso é essencial para melhorar o desempenho empresarial, a produtividade, a saúde, o bem-estar e as estatísticas globais sobre o funcionamento neurocognitivo.

Embora seja sempre necessário, ao longo de toda a vida, usar cada uma das muitas categorias de intervenções que podem impulsionar a neuroplasticidade em uma direção positiva,[5] podemos usar a inteligência artificial para personalizar a neuróbica de modo a influenciar o aumento da inteligência humana e melhorar o funcionamento do cérebro para obter vantagens pessoais, profissionais e comerciais. Atividades neuróbicas inestimáveis incluem, entre outros, treinamento cognitivo computadorizado, busca por educação, aprendizagem de mais de um idioma, uso de computador, acesso à internet e criação de obras de arte.

Treinamento cognitivo computadorizado

Minha apreciação e paixão pelo valor do treinamento cognitivo computadorizado foram alimentadas ao testemunhar os resultados de uma pessoa com quem trabalhei. Como se trata de um estudo de caso, pode não parecer tão valioso para outras pessoas. No entanto, após quinze anos de recuperação em matemática e leitura na educação especial, além de alguns esforços semelhantes em faculdades comunitárias, não houve melhora apreciável em matemática nem em leitura. No entanto, os computadores podem reforçar a velocidade e a precisão com mais eficiência do que qualquer ser humano. Depois que essa pessoa usou suficientemente um programa computadorizado de matemática, suas habilidades matemáticas mentais superaram as de pessoas com nível avançado, especializadas no tema em questão. Nos anos seguintes, o uso do computador também desenvolveu suas habilidades de leitura. Essas observações ainda motivam minhas pesquisas bibliográficas sobre treinamento cognitivo computadorizado baseado em evidências, e essa busca é minha atividade neuróbica favorita para proporcionar novidade e desafios aos meus neurônios.

A pesquisa com o ensaio clínico randomizado *Treinamento Cognitivo Avançado para Idosos Independentes e com Vitalidade* continua a fornecer informações sobre esses indivíduos, recrutados com idades entre 65 e 95 anos.[6] Com 2.832 participantes, é o maior ensaio clínico até o momento com indivíduos que "não apresentavam declínio cognitivo, físico ou funcional significativo". O ensaio foi "projetado para examinar os efeitos das intervenções perceptivas e cognitivas no resultado primário de tarefas cognitivamente exigentes da vida diária e nos resultados secundários de qualidade de vida relacionada à saúde, mobilidade e utilização de serviços de saúde". O grupo de controle não recebeu contato. Houve dez sessões para cada um dos três grupos de tratamento: treinamento de raciocínio "(capacidade de resolver problemas que seguem um padrão serial)"; treinamento de memória (memória episódica verbal e estratégias de memória ensinadas); e velocidade de processamento, que era um programa baseado em computador que exigia habilidades de busca visual, identificação rápida de informações visuais, identificação visual, manutenção da atenção e localização de estímulos.

Karlene Ball e colegas do estudo mencionado[7] descobriram que apenas dez sessões de 60 a 75 minutos durante um período de cinco a seis semanas de treinamento cognitivo ajudaram idosos saudáveis a melhorar o desempenho em habilidades específicas do treinamento, com efeitos "comparáveis ou superiores ao declínio longitudinal relatado em estudos anteriores"; eles opinaram que isso sugere que "essas intervenções têm o potencial de reverter o declínio relacionado à idade". O treinamento computadorizado de velocidade de processamento mostrou ganhos imediatos, independentemente da idade, sexo, estado mental, estado de saúde ou escolaridade, com ganhos mantidos ao longo de cinco anos.[8]

Os participantes que tiveram quatro sessões de reforço de uma hora aos 11 e 35 meses tiveram ganhos além dos encontrados nas medidas imediatas e "neutralizaram quase cinco meses de declínio normativo relacionado à idade na velocidade de processamento". Com a conclusão de todas as sessões de treinamento e reforço, essas pessoas demonstraram cerca de 2,5 desvios-padrão de ganho em sua velocidade de processamento.

Dez anos após o treinamento inicial nesse estudo, os ganhos eram evidentes nas habilidades cognitivas específicas de raciocínio e velocidade de processamento, mas não na memória. Todos os participantes avaliados após dez anos relataram menos dificuldade nas atividades instrumentais da vida diária.[9] Este ensaio clínico randomizado, controlado e simples-cego, envolvendo 2.802 pessoas em seis cidades dos Estados Unidos, é o maior ensaio clínico realizado até o momento.

Uma revisão com uma meta-análise da pesquisa sobre o treinamento do *Campo de Visão Útil*, que fez parte do estudo mencionado, considerou 44 estudos de dezessete ensaios clínicos randomizados com adultos.[10] Os resultados neurais aprimorados incluíram melhoria da atenção e maior velocidade de processamento. Os revisores da pesquisa opinaram que, uma vez que também melhorou a qualidade de vida, a saúde e o bem-estar ao longo do tempo, o uso do treinamento do *Campo de Visão Útil* para idosos poderia melhorar seus "resultados funcionais e bem-estar no mundo real".

Entre os indivíduos do grupo de pesquisa do *Treinamento Cognitivo Avançado para Idosos Independentes e com Vitalidade*, alguns foram considerados de alto risco para quedas futuras.[11] "No entanto, os participantes com maior risco de quedas futuras no grupo de treinamento de velocidade de processamento tiveram 31% menos chances" de cair novamente "ao longo de dez anos, em comparação com o grupo de controle". Esses pesquisadores opinaram que, embora "a mobilidade seja em grande parte física, andar com segurança no ambiente requer manter a velocidade e, ao mesmo tempo, monitorar fatores intrínsecos (por exemplo, equilíbrio) e extrínsecos (por exemplo, fatores que trazem risco de tropeços, como um tapete) que podem causar quedas, e essas são tarefas cognitivas".

O treinamento cognitivo computadorizado tem demonstrado ter uma influência poderosa nas habilidades neurocognitivas. Trabalhando com adultos de 60 a 89 anos usando um programa de treinamento em computador, a duração e a velocidade de apresentação dos estímulos foram adaptadas ao nível de habilidade da pessoa para manter um certo grau de desafio. Como resultado da prática e do desafio, os indivíduos melhoraram a memória de trabalho para tarefas nas quais não haviam sido treinados. A eletroencefalografia pré e pós-treinamento também mostrou plasticidade cerebral funcional. A amostra era pequena (N = 32) e bem instruída (13 a 21 anos de escolaridade).

São necessárias mais pesquisas sobre como maximizar a transferência dos ganhos de programas de treinamento baseados em computador, que oferecem desafios adaptativos e podem reforçar o progresso com maior precisão e eficácia do que jamais poderia ser feito por treinadores humanos. Um pequeno estudo recente com pessoas com 65 anos ou mais, sem comprometimento cognitivo, descobriu que o uso diário reduzido do computador estava associado a uma porcentagem menor do volume do hipocampo.[13] Combinar o uso desses programas de treinamento com exercícios aeróbicos pode aumentar os ganhos cerebrais.[14]

A inteligência artificial com raciocínio criativo humano poderia influenciar estudos futuros que incluam neuroimagem. Essa característica aumentará nossa base de dados sobre métodos baseados em evidências do potencial das intervenções computadorizadas, em termos do aumento da velocidade de processamento, ajudando a melhorar muitos fatores no funcionamento ao longo da vida. As descobertas de Ball e associados de que alguns ganhos persistiram por até dez anos destacam a necessidade de pesquisas sobre dose, tempo e até que ponto esses ganhos podem influenciar outros fatores, como memória, julgamento e comportamentos pró-sociais.

Trabalhos extensos de Karlene Ball, Michael Merzenich e colegas utilizaram técnicas comportamentais no treinamento de *software* de computador que poderiam se adaptar ao nível atual de funcionamento, de modo que o reforço positivo fosse predominante. Merzenich demonstrou repetidamente que a plasticidade cerebral pode ser influenciada de maneiras positivas que podem enriquecer a experiência humana.[2,15] Uma revisão da pesquisa sobre idosos com comprometimento cognitivo leve encontrou evidências de melhora no funcionamento cognitivo com o treinamento cognitivo computadorizado.[16]

Tanto Ball quanto Merzenich encontraram ganhos significativos nas habilidades que foram treinadas. É especialmente significativo que esses efeitos positivos duradouros do treinamento cognitivo computadorizado baseado na neuroplasticidade tenham sido encontrados para impactar questões importantes como qualidade de vida,[17] mobilidade ao volante,[18] independência,[6] melhora da memória e da atenção em pessoas com 65 anos ou mais,[19,20] redução do risco de aumento da depressão entre um e cinco anos após o treinamento inicial,[21] e redução do risco de quedas.[11]

Existem relatórios de pesquisa suficientes para indicar o valor das técnicas baseadas em computador para impulsionar a neuroplasticidade em uma direção positiva; isso influenciou alguns a "argumentar que os tratamentos baseados na neuroplasticidade serão uma parte importante das melhores práticas de tratamento futuras na medicina neurológica e psiquiátrica".[22]

Claramente, minhas observações no estudo de caso descrito anteriormente apoiam a defesa de intervenções baseadas na neuroplasticidade como parte essencial das "melhores práticas de tratamento em medicina neurológica e psiquiátrica" no futuro. O tempo dedicado ao programa de matemática computadorizado conseguiu o que quinze anos de recuperação não conseguiram. As habilidades matemáticas desse indivíduo melhoraram tanto que, logo após usar o programa de treinamento matemático computadorizado, sua velocidade e precisão na matemática mental excederam as de pessoas com diplomas de nível superior. Também é digno de nota que, por muitas décadas, ele continuou a superar todos os outros em velocidade e precisão no cálculo mental. Apesar de se tratar de um estudo de caso, ele merece ser considerado no contexto das conclusões do *Treinamento Cognitivo Avançado para Idosos Independentes e com Vitalidade* com 2.802 indivíduos, no qual os ganhos foram evidentes com apenas dez sessões de 60 a 75 minutos de treinamento cognitivo computadorizado durante um período de cinco a seis semanas, e com ganhos ainda evidentes dez anos depois.[9]

Como o novo aprendizado complexo computadorizado, combinado com exercícios aeróbicos, mostrou ganhos maiores do que qualquer uma das intervenções isoladas em pesquisas iniciais,[14] a dança de salão poderia ser outra linha de pesquisa para medir os ganhos cognitivos em uma atividade que combina pelo menos elementos físicos e cognitivos; acrescente aspectos sociais por se tratar de uma dança com outras pessoas. Uma revisão recente[23] sugere que combinar treinamento cognitivo com exercícios aeróbicos em atividades naturais, como a dança, pode ser a medida mais benéfica, pois envolve vários níveis e requer coordenação física e cognitiva.

Como o exercício aeróbico está associado ao aumento da neurogênese em humanos e como a integração dessas novas células cerebrais requer novidade e desafios, pesquisas demonstraram que o aumento nas taxas de sobrevivência de novas células cerebrais em animais gerou um ambiente mais favorável; esse tipo de estímulo durante o exercício aeróbico pode influenciar o local de integração, bem como melhorar a cognição relacionada a esses esforços. Em essência, este é o momento certo para aumentar as pesquisas para desenvolver intervenções computadorizadas que possam ser usadas em associação com atividades aeróbicas, seja na pista de dança ou em aparelhos de cárdio, para avaliar os potenciais benefícios acadêmicos, cognitivos, pró-sociais e comerciais na conquista de uma longevidade mais saudável. A inteligência artificial pode ser uma parte essencial da medição, refinamento, personalização e fornecimento de reforço positivo para maximizar os benefícios dessas intervenções baseadas em evidências.

Em que medida a neurogênese é relevante para o processamento de informações? Novas células cerebrais no giro dentado são essenciais para discriminar diferenças sutis nas experiências e nos estímulos sensoriais.[24] É essa consciência das diferenças nos pequenos detalhes que representa a novidade. É durante a sexta à oitava semana que os novos neurônios são mais excitáveis do que as células cerebrais maduras, permitindo a resposta plástica das novas células cerebrais adultas estimuladas, ao mesmo tempo que preservam a função neuronal existente. É durante esse período importante que a porcentagem de novas células cerebrais que sobrevivem e se integram pode ser influenciada por fatores intrínsecos e extrínsecos.[26] Ao mesmo tempo, correntes excitantes menos fortes são essenciais para causar uma resposta plástica, como sobrevivência, integração, memória ou potencialização de longo prazo. Acredita-se também que essas novas células cerebrais mantenham associações entre experiências relacionadas ao tempo que podem não estar relacionadas em conteúdo, como aquelas que ocorrem durante flashbacks de memória.

Mesmo quando não foi fornecida estimulação adicional até os ratos atingirem a meia-idade, um ambiente enriquecido resultou em um aumento de cinco vezes nos fenótipos neuronais, o que foi associado a "melhorias significativas nos parâmetros de aprendizagem, comportamento exploratório e atividade locomotora".[27] Além disso, essas experiências novas e enriquecedoras resultaram em uma diminuição da degeneração dependente da idade, conforme demonstrado pela menor acumulação de lipofuscina no giro dentado. Essas descobertas corroboram as do trabalho de Diamond, de que os ganhos neuroplásticos com ambientes novos e enriquecedores não se limitam a um breve período "crítico".[28-30]

Nos primeiros dias de vida, novas células cerebrais desenvolvem dendritos que alcançam o giro dentado e os axônios são evidentes. É durante esse período inicial e excitável que os novos neurônios precisam de neuróbica e experiências como atividade física e aprendizagem que incluam desafios e novidades para se integrarem e se estabilizarem no giro dentado. Embora as muitas etapas entre o nascimento e a conectividade que inclui a integração sináptica ainda estejam por ser definidas, não há grande diferença entre as células cerebrais maduras e as recém-nascidas quando os novos neurônios atingem cerca de oito semanas de idade.[31]

Embora muitas das etapas e mecanismos dessa rápida maturação ainda estejam sendo estudados,[24] "as hipóteses atuais sugerem que isso dependerá tanto de vias de sinalização intrínsecas quanto de reguladores extrínsecos e da atividade da rede local". É por isso que você precisa de exercícios neuróbicos abundantes para seus neurônios. Conforme descrito anteriormente, o treinamento cognitivo computadorizado em uma habilidade que você deseja aprender pode estar no topo da sua lista.

O conhecimento por si só raramente é suficiente para alcançar os resultados desejados. Foi ao observar os ganhos significativos do indivíduo descrito anteriormente com o treinamento cognitivo computadorizado em matemática que comecei a me interessar por esse tipo de intervenção baseada em evidências.

As pessoas querem fazer o que é divertido, fácil, portátil, adaptado à sua cultura e preferências, e com muito pouco custo, ou mesmo sem custo algum. O treinamento baseado em computador pode atender a essas necessidades, ao mesmo tempo que proporciona uma excelente influência positiva na neuroplasticidade. O uso da inteligência artificial para refinar, personalizar, lembrar e fornecer reforços positivos para atividades associadas a impulsionar a neuroplasticidade em uma direção positiva pode aumentar o uso dessas atividades para a saúde dos seus neurônios.

Música e dança

É importante notar que a música e a dança também podem atender a essas necessidades e podem ser utilizadas em ambientes comerciais, residenciais e comunitários, incluindo comunidades rurais isoladas. A música e a dança podem ser oferecidas pessoalmente ou virtualmente. A neurociência da música em evolução não apenas fornece cada vez mais documentação sobre os ganhos neuroplásticos da música em pessoas saudáveis, bem como naquelas com estrutura e função cerebral comprometidas, mas também descobre que as atividades musicais são frequentemente combinadas com outras escolhas de estilo de vida que comprovadamente melhoram a saúde geral, bem como os comportamentos pró-sociais ao longo da vida.[5] Com estudos também documentando aumentos nos comportamentos pró-sociais associados a atividades ao longo da vida, que incluem música e dança, talvez essas atividades possam ajudar nossa sociedade global a avançar mais facilmente na direção da coexistência pacífica, outra conquista potencialmente positiva para governos, empresas, entidades de cuidados clínicos e para todos.

Embora esteja muito além do escopo deste livro incluir todas as pesquisas disponíveis neste vasto banco de dados sobre música e dança, esta visão geral descritiva considera apenas relatórios de pesquisa que atenderam a rigorosos padrões científicos – sejam artigos de revisão ampla ou ensaios clínicos randomizados – e foram incluídos sem um intervalo de tempo específico. A música receptiva, a criação musical e a dança podem ser consideradas categorias separadas de influência. Isso foi observado ao longo da vida; o ato de simplesmente ouvir música influenciou a atividade cerebral desde o útero, e continuou a fazê-lo ao longo da vida até o seu fim, mesmo em indivíduos que sofriam de demência grave. É essencial fornecer estímulos saudáveis para o cérebro em todas as faixas etárias; isso começa com pesquisas sobre música receptiva, ou seja, pelo ato de simplesmente ouvir música.

Ouvindo música

A força do potencial relacionado ao evento no nascimento e aos quatro meses, que foi correlacionada com a extensão da exposição pré-natal à música, indicou resposta neuronal suficiente para sustentar a memória fetal até o início da infância.[32] Uma revisão de pesquisas sobre aprendizagem fetal[33] descobriu que o estímulo com fala e música no útero "pode formar traços de memória específicos do estímulo durante o período fetal e afetar o sistema neural neonatal".

Ouvir e processar auditivamente música envolve redes cerebrais bilaterais e em grande escala, observadas em estudos de ressonância magnética funcional (fMRI) e tomografia por emissão de pósitrons (PET), para codificar, analisar, apreciar o impacto emocional e para funções cognitivas de nível superior, incluindo atenção e memória.[34] As redes cerebrais envolvidas com emoções e recompensas são mais ativadas por música familiar do que por música desconhecida.[35] O som da música ativa os neurônios-espelho e a rede central de empatia, com músicas familiares associadas à resposta mais forte. Este estudo de ressonância magnética funcional "confirma e amplia as alegações empíricas de que a cognição musical está intimamente ligada à cognição social" e pode esclarecer as maneiras pelas quais a música "pode funcionar como um agente social virtual".

Ouvir música na fazenda era algo constante. Provavelmente, eu já ouvia música quando estava no útero.

O simples ato de ouvir música mostrou resultados positivos na Unidade de Terapia Intensiva Neonatal (UTIN), onde bebês prematuros passam por um estresse extremo.[36] Aliviar o estresse pode proteger, e talvez até melhorar, o desenvolvimento neurológico durante esses primeiros dias de vida.[37,38] Ouvir música teve algum sucesso na redução desse estresse[39,40] e possivelmente melhorou a memória.[41] Uma revisão de estudos em cinco países[42] descobriu que ouvir música gravada ou ao vivo pode melhorar a frequência cardíaca de bebês prematuros na UTIN, estabilizar sua frequência respiratória, diminuir o estresse e melhorar a ingestão oral.

Quarenta bebês prematuros que ouviram melodias calmantes de fundo por meio de fones de ouvido por oito minutos, duas vezes ao dia, passaram por um exame de ressonância magnética imediatamente antes de ouvirem a música pela primeira vez.[43] Outra ressonância magnética foi feita antes de deixarem a UTIN. Esses quarenta bebês prematuros na UTIN, após semanas ouvindo melodias calmantes, tiveram aumento longitudinal da secção transversal das fibras (FC) e da densidade das fibras (FD) em todas as principais fibras da substância branca cerebral. No que diz respeito à substância cinzenta cortical, a FD diminuiu, enquanto a FC e o índice de dispersão da orientação (ODI) aumentaram, refletindo a complexificação multidirecional intracortical e a mielinização intracortical. A intervenção musical resultou em um aumento longitudinal significativamente maior da FC e do ODI nas regiões paralímbicas corticais, nomeadamente o complexo insulo-orbito-temporopolar, o precuneus/giro cingulado posterior, bem como o córtex de associação auditiva.

Assim, as alterações estruturais cerebrais em bebês prematuros foram documentadas longitudinalmente em nível micro e macro na substância cinzenta cortical e na substância branca cerebral. Ouvir melodias calmantes de fundo foi associado à "complexidade intracortical em regiões importantes para o desenvolvimento socioemocional, conhecidas por serem prejudicadas em bebês prematuros". Essa é a complexidade documentada por ressonância magnética dos benefícios para bebês muito prematuros na UTIN de simplesmente ouvir música por oito minutos, duas vezes ao dia, durante várias semanas.

Os avanços na assistência e na tecnologia da UTI neonatal resultaram em um maior número de bebês prematuros sobreviventes. Estudos longitudinais são necessários para avaliar os efeitos neurodesenvolvimentais a longo prazo e orientar os tratamentos clínicos no útero e, posteriormente, sobre os tipos e a duração das intervenções musicais. A intervenção precoce é essencial para proteger o neurodesenvolvimento desses recém-nascidos e evitar deficiências neurodesenvolvimentais, como deficiência visual, paralisia cerebral, atraso na socialização etc. A estabilização dos sinais vitais, bem como a melhoria do desempenho auditivo mais tarde na vida, podem ser influenciadas pela estimulação do sistema auditivo do recém-nascido na UTI neonatal. A estabilidade autonômica e fisiológica foi alcançada pelo som materno e melhorada com canções de ninar como musicoterapia. "O canto materno durante o método canguru pode ser recomendado para proporcionar estabilidade fisiológica". O método canguru consiste em colocar a pele do bebê em contato com a pele dos pais.

A revisão de pesquisas revisadas por pares sobre os impactos potenciais da musicoterapia ao vivo na saúde e no bem-estar dos profissionais de saúde, crianças e suas famílias durante a internação em hospitais pediátricos ajudou a identificar os pré-requisitos para que essas intervenções proporcionem benefícios como menos tempo no hospital, melhor enfrentamento da situação e efeitos mais positivos.[45] A reprodução e a familiaridade são aspectos importantes da comunicação musical.

Shrock[46] defende o uso diário da música para reduzir o medo, a solidão e o sofrimento dos profissionais de saúde e seus pacientes. Até mesmo levar um notebook para o leito do paciente para compartilhar um concerto musical gravado personalizado pode aumentar a esperança, o relacionamento, o compartilhamento emocional e o conforto do paciente e do profissional de saúde.

Estudantes de graduação em psicologia que foram treinados em raciocínio espacial e processamento de linguagem enquanto ouviam música de Mozart ao fundo aumentaram sua velocidade de processamento em ambas as tarefas no terceiro dia. Essa descoberta sugere que uma melhora previsível pode ser influenciada pela audição de música durante o processamento de dados espaciais e cognitivos. Jovens estudantes universitários não músicos que ouviram música enquanto codificavam tiveram melhor reconhecimento de palavras do que seus colegas que permaneceram em silêncio. Os estudantes que ouviram música também tiveram maior ativação das partes do cérebro associadas à codificação e recuperação aprimoradas. Isso poderia ser adicionado a ambientes corporativos para facilitar o aprendizado de novos funcionários e dos já existentes.

Ferreri e colegas[48] fizeram jovens estudantes universitários não músicos ouvirem *If you see my mother*, de Sidney Bechet. A ativação aprimorada do córtex pré-frontal dorsolateral correlacionou-se com o aprimoramento da codificação e recuperação naqueles que ouviam música, em comparação com os colegas que foram mantidos em silêncio durante essas tarefas.

Ao fornecer estrutura, a música pode ser um mnemônico eficaz, que se torna ainda mais eficaz quando a música é familiar ao aluno.[49] Os estudantes universitários às vezes encontravam benefícios em ouvir música instrumental de fundo enquanto estudavam. No entanto, músicas com letras interferiam na aprendizagem de aritmética, compreensão de leitura e tarefas que exigiam aprendizagem visual e verbal.[50]

Indivíduos saudáveis não músicos com idades entre 60 e 84 anos ouviram como música de fundo a obra *Eine Kleine Nachtmusik*, de Mozart, por seu alto nível de excitação e indução de emoções positivas; eles responderam com um aumento significativo em sua velocidade de processamento em comparação com os outros três grupos que ouviram silêncio, ruído branco ou a *Sinfonia nº 5, Adagietto*, de Mahler, incluída por seus níveis mais baixos de excitação e indução de emoções negativas.[51] Nesse estudo, tanto Mozart quanto Mahler como música de fundo foram associados a uma melhor memória em comparação com os grupos testados com silêncio ou ruído branco de fundo. Esses cientistas opinaram que as emoções induzidas pela música facilitaram a vantagem da memória nesses indivíduos com, em média, 12,29 anos de escolaridade.

Indivíduos com 65 anos ou mais que viviam em comunidade foram testados inicialmente e novamente após seis meses. Aqueles que participaram semanalmente de uma aula de exercícios com música com duração de uma hora durante os seis meses apresentaram diminuição da ansiedade e ganho na habilidade executiva de resistir à interferência em comparação com o grupo controle.[52]

Indivíduos japoneses com 65 anos ou mais praticaram exercícios físicos acompanhados por música durante uma hora, uma vez por semana, completando quarenta horas em um ano. A intensidade dos exercícios aumentou gradualmente a cada sessão. Metade do grupo ouvia música tocada em harmonia com o exercício. A outra metade ouvia apenas percussão que mantinha o ritmo, enquanto as pessoas liam as letras sem música enquanto se exercitavam. Embora ambos os grupos possam ter apreciado ganhos na velocidade psicomotora, apenas o grupo da música teve uma melhora significativa na função visuoespacial. Esses cientistas acreditam que o funcionamento cognitivo em idosos pode ser aprimorado quando a música é combinada com exercícios físicos.

Da mesma forma, o acompanhamento musical de ritmo acelerado tocado com exercícios físicos pode reduzir o esforço percebido e aumentar a duração das sessões de exercícios de alta intensidade.[54] Também pode influenciar uma recuperação mais rápida da frequência cardíaca em indivíduos saudáveis recrutados em uma comunidade universitária.

Outra resposta saudável ao ouvir música é o alívio de emoções dolorosas. Isso inclui ansiedade, depressão e consciência pessoal limitada do estado emocional, mesmo em pacientes hospitalizados e em uso de antidepressivos para transtorno depressivo mais grave. Ouvir música foi associado a alterações neuroquímicas relacionadas à redução do estresse; estas podem incluir o aumento da liberação de dopamina e opioides endógenos, bem como a redução do cortisol e da beta-endorfina; a música receptiva, em comparação com o silêncio, também foi associada à manutenção de uma frequência cardíaca e pressão arterial mais saudáveis durante o estresse.

O cortisol é um hormônio que ajuda o corpo a lidar com o estresse, em parte regulando o metabolismo, reduzindo a inflamação, melhorando a resposta imunológica e melhorando a memória. Intervenções musicais têm sido associadas à redução do estresse psicológico e de marcadores de estresse, como o cortisol.[59] Ouvir música tem influência sobre os genes humanos, que "demonstraram afetar o metabolismo da dopamina e prevenir a neurodegeneração".[60] Idosos com 65 anos ou mais que vivem em comunidade apresentaram melhorias na resistência à interferência, uma importante habilidade executiva.[52]

O simples ato de ouvir música foi associado a um "maior envolvimento com a vida e melhor saúde" de forma proporcional à frequência.[61] Entre os mais de 20.000 americanos com cinquenta anos ou mais que participaram do *Estudo de Saúde e Aposentadoria de 2012* e da *Pesquisa por Correio sobre Consumo e Atividades de 2013*, 5,3% eram ouvintes assíduos, que ouviam mais de 28,6 horas de música por semana. Eles relataram mais horas dedicadas a "dormir, caminhar, praticar esportes/outras atividades, participar de atividades cognitivamente estimulantes e passar mais tempo envolvidos em orações/meditações em comparação com os que não ouviam música". Os ouvintes médios também relataram maior envolvimento nessas atividades do que os que não ouviam música. Esses pesquisadores sugeriram incluir música nas atividades com idosos para melhorar o envelhecimento com "benefícios diretos para a saúde".

Em um acompanhamento de seis meses com pacientes com AVC agudo que tiveram dois meses de até uma hora de audição musical,[62] os indivíduos apresentaram melhora na "recuperação da memória verbal e atenção focada, redução da depressão e confusão, bem como aumento do humor positivo, relaxamento e atividade motora". Seus ganhos excederam os dos pacientes em fase inicial pós-AVC que receberam cuidados habituais e costumeiros enquanto ouviam audiolivros. Melhor atenção focada, memória verbal e habilidades linguísticas correlacionaram-se com aumentos no volume da matéria cinzenta e reorganização estrutural nas áreas frontais do cérebro em recuperação de AVC da artéria cerebral média.

Seis meses após o AVC, os pacientes apresentaram melhor memória das histórias que lhes foram cantadas do que das histórias que lhes foram lidas.[63] Indivíduos submetidos a cirurgia cardíaca que ouviram trinta minutos de música relaxante enquanto descansavam antes da cirurgia apresentaram níveis aumentados de oxitocina nas medidas pós-operatórias, em comparação com outros pacientes submetidos a cirurgia cardíaca que receberam cuidados hospitalares normais sem essa música. A oxitocina é o hormônio associado a emoções positivas, afiliação social e vínculo.

A linguagem e a música compartilham alguns recursos cognitivos, como a memória de trabalho.[64] No entanto, o aprendizado musical e a memória "envolvem redes cerebrais distintas (ou mais difundidas) do que aquelas envolvidas em outros tipos de memória episódica e semântica".[62] O cérebro "que se envolve com a música é alterado pelo envolvimento com a música";[65,66] os sons rítmicos da música fornecem "um modelo fisiológico para sinalizar o tempo dos movimentos", o que poderia ser realizado com repetições do emparelhamento para compensar e facilitar a remodelação da neuroplasticidade para melhorar a função motora. Isso pode ser realizado através do treinamento rítmico do sistema auditivo por períodos muito breves, resultando em um impacto neural eficiente nos sistemas motores.[67]

Os cuidadores receberam formação em tecnologia digital para criar música personalizada na organização sem fins lucrativos *Music & Memory*.[68] Ao ouvir suas músicas familiares, pessoas que sofriam de demência avançada apresentaram grandes progressos, incluindo: "(1) Melhoria do mecanismo de deglutição com a *Music & Memory* antes das refeições; (2) diminuição dos incidentes de engasgos durante as refeições; (3) melhora do estado nutricional; (4) redução da perda de peso; (5) redução da necessidade de intervenções na fala; (6) melhoria da qualidade de vida".

Enquanto os idosos com demência ouviam músicas familiares, observou-se que eles apresentavam mais movimentos oculares; mais contato visual; maior alegria; mais envolvimento; aumento da fala; e diminuição do sono, dos movimentos e da dança. As habilidades cognitivas que a música pode melhorar incluem aprendizagem, memória e fala. Ao ativar o sistema límbico e outros sistemas cerebrais relacionados à emocionalidade, a música aumenta a sensação de bem-estar. A musicoterapia melhora a plasticidade cerebral a ponto de "poder curar a demência", de acordo com um grupo de pesquisa.

A música receptiva, que melhora o humor e reduz o estresse, também pode reduzir os efeitos negativos do envelhecimento, melhorando a resposta imunológica por meio de alterações neuroquímicas.[58] Isso pode incluir uma diminuição da interleucina-6 (IL-6), que pode ter influência pró e anti-inflamatória, bem como um aumento dos hormônios de crescimento; além disso, a descoberta do aumento da imunoglobulina A salivar (s-IgA) associada à música receptiva é significativa, uma vez que a s-IgA é uma medida confiável da resposta imunológica no sistema mucoso.

Os idosos também podem ter melhorado o início, a duração e a eficiência do sono após ouvir música "suave e sem palavras", de acordo com uma revisão de estudos realizados em cinco países.[73] Para alguns idosos, a melhoria na qualidade do sono só foi percebida após cerca de três semanas ouvindo música.[74] Músicas com volume baixo, ritmo lento entre sessenta e oitenta batidas por minuto e melodia suave foram consideradas "músicas sedativas", mais eficazes do que músicas com ritmo acelerado para melhorar a qualidade do sono em adultos com sessenta anos ou mais que ouviram música por quatro ou mais semanas.[75]

Os fatores de impacto da audição musical podem incluir a estética da música; a tendência da música receptiva de provocar movimentos que vão desde os mais sutis até à dança; o aumento do acesso a memórias induzido pela audição musical; a afiliação social; e a relação com outra pessoa, como um terapeuta, enquanto se ouve música. Estes podem ser fortes reforços positivos para a audição musical.

Em resumo, uma vez que ouvir música ativa muitas regiões cerebelares, subcorticais, temporais e frontais, bem como múltiplas redes, independentemente da idade, experiência musical e treinamento,[76] ouvir música pode ser considerada uma intervenção baseada em evidências ao longo da vida, impulsionando a neuroplasticidade em uma direção positiva para melhorar a neurocognição para um envelhecimento cerebral saudável, bem como para modular a fisiopatologia. Ouvir música tem demonstrado efeitos positivos significativos desde o útero e o nascimento prematuro até adultos saudáveis e idosos com demência no fim da vida. Esses efeitos foram observados em medidas neuroquímicas, emocionais, comportamentais e cognitivas, e envolvem múltiplas redes cerebrais multifocais complexas.

As alterações neuroquímicas associadas à música receptiva[58] incluíram aumentos na oxitocina, dopamina, hormônio do crescimento, imunoglobulina A salivar e opioides endógenos. Os pesquisadores também relataram uma diminuição da interleucina-6, bem como uma diminuição do cortisol, o hormônio do estresse e da excitação.

Os benefícios emocionais das experiências musicais receptivas incluem redução do estresse com uma frequência cardíaca mais estável; menos ansiedade; menos depressão e melhor consciência das emoções, mesmo durante o tratamento hospitalar para depressão grave; melhora do humor e mais alegria.[68,69] Shrock[46] é um defensor da música diária para reduzir o medo, a solidão e o sofrimento dos profissionais de saúde e seus pacientes. Até mesmo levar um notebook para o leito do paciente para compartilhar um concerto musical gravado personalizado pode aumentar a esperança, o relacionamento, o compartilhamento emocional e o conforto do paciente e do profissional de saúde.

Os ganhos comportamentais associados à audição de música incluem melhor alimentação em recém-nascidos;[70,71] melhor nutrição por meio de uma alimentação mais segura de idosos com demência avançada;[68] menos agitação, mais contato visual e mais comunicatividade em adultos com demência;[69] melhora da função motora em pacientes com distúrbios do movimento;[72] maior envolvimento com exercícios[53] e atividades da vida diária, bem como melhor saúde[61] e melhora do sono.[73-75] Os ganhos cognitivos ao ouvir música incluem melhor processamento verbal, aprendizagem, raciocínio espacial e aumento da velocidade de processamento;[47,48,53] melhor memória[32,62,63,77] e ganhos na velocidade psicomotora e melhor funcionamento visuoespacial.[53] É significativo que todas essas habilidades executivas sejam essenciais para preservar e melhorar a função cognitiva ao longo de toda a vida para um envelhecimento saudável.

O nível educacional e as pequenas amostras são fatores importantes. No entanto, esses estudos convidam a pesquisas adicionais sobre possíveis aplicações ao longo de toda a vida em populações clínicas e empresariais com indivíduos que apresentam deficiências pré-frontais, idosos ou pacientes com Alzheimer, bem como indivíduos saudáveis, com o objetivo de aumentar o potencial humano. O uso de inteligência artificial para desenvolver dispositivos vestíveis poderia aumentar esse banco de dados de modo que o ato de simplesmente ouvir música poderia reduzir o custo dos cuidados de saúde, aumentar a produtividade e promover comportamentos pró-sociais para uma coexistência pacífica.

Fazendo música ativamente

Quase todas as semanas, reuníamo-nos em torno do piano para cantar em harmonia a quatro vozes na nossa fazenda. É por isso que eu acredito que ouvia música ainda no útero. Desde a infância, as atividades musicais têm melhorado as competências cognitivas e sociais.[78] Bebês de seis meses e seus pais participaram de um programa de seis meses de criação musical ativa, incluindo instrumentos de percussão. As melhorias observadas nos bebês incluíram o uso precoce da comunicação pré-linguística e uma influência positiva nas interações sociais entre pais e filhos. Os pesquisadores opinaram que a neuroplasticidade infantil é muito receptiva às experiências musicais.

Uma revisão de pesquisas recentes sobre música com crianças de três a doze anos[79] constatou benefícios do treinamento musical, incluindo "maior inteligência emocional, desempenho acadêmico e habilidades pró-sociais". Esses autores opinaram que a música precisa ser incluída nas atividades escolares como uma disciplina importante, além de ser uma ferramenta educacional em outras disciplinas acadêmicas. Crianças de seis anos que receberam 36 semanas de treinamento semanal gratuito em teclado ou canto[80] apresentaram um aumento maior no QI total do que seus colegas que participaram de aulas de teatro ou não tiveram aulas. Por ser muito adaptável, isso inclui *feedback* imediato e *feedback* positivo sobre estética e progresso, indicando que o treinamento musical pode ser uma intervenção preferencial para melhorar a neurocognição (funções executivas) de forma "transferível"[81] com "efeitos transferíveis estatisticamente significativos".[82]

Em ambientes educacionais, minha família teve aulas de música com todos os meus irmãos tocando trombone, trompa ou outro instrumento musical na banda do colégio. As reuniões familiares para cantar enquanto minha mãe tocava piano eram as sessões de prática que levaram o Trio Irmãs Shaffer a se apresentar no palco, no rádio e na TV como amadores. Era uma diversão para todos!

A interface entre o canto e a fala requer "a união da letra e da melodia em uma representação unificada". Isso ativa redes cerebrais bilaterais muito complexas em exames de ressonância magnética funcional (fMRI) e tomografia por emissão de pósitrons (PET)[62] e tem implicações importantes para aplicações clínicas destinadas a melhorar as funções cerebrais em casos de disfunção cerebral congênita ou adquirida. O treinamento musical é uma intervenção poderosa que "pode facilitar a maturação regional do cérebro", como observado em crianças carentes que viviam na pobreza durante os dois anos de treinamento musical que começaram quando elas tinham entre seis e sete anos de idade.[83] A atividade no córtex foi sincronizada ao ritmo e aumentou com mais anos de treinamento musical, o que "pode ser atribuído à plasticidade neural que acompanha muitos anos de treinamento musical".[84] Crianças com idade média de 8,7 anos que tocavam um instrumento musical por mais de trinta minutos por semana obtiveram pontuação mais alta em capacidade intelectual e verbal em comparação com crianças que não tocavam um instrumento musical. A intensidade da prática musical correlacionou-se com sua difusividade axial na imagem por tensor de difusão. Os pesquisadores opinaram que "a relação entre a prática musical e a capacidade intelectual está relacionada ao amadurecimento das vias da substância branca no sistema motor auditivo", sugerindo que "o treinamento musical pode ser um meio de melhorar a saúde cognitiva e cerebral durante o desenvolvimento".

Jovens do terceiro e quarto anos do ensino fundamental com deficiências em habilidades sociais receberam aulas de música em grupo. As habilidades pró-sociais e a empatia aumentaram, independentemente de os participantes terem sido voluntários ou obrigados a participar do treinamento, sugerindo que "o treinamento musical em grupo facilita o desenvolvimento de habilidades pró-sociais". Mesmo com um treinamento musical em grupo de curta duração, de vinte dias, crianças de quatro a seis anos obtiveram pontuações mais altas em testes de inteligência. Essas melhorias intelectuais foram "correlacionadas com mudanças na plasticidade funcional do cérebro durante uma tarefa de função executiva", mostrando que "a transferência de uma habilidade cognitiva de alto nível é possível na primeira infância". Crianças de sete a onze anos que receberam um ano de treinamento musical apresentaram uma melhora superior na memória de trabalho.[87] Adolescentes[88] tiveram uma melhora significativa nas habilidades sociais após dez semanas de um programa de musicoterapia em grupo com canto, percussão e improvisação instrumental. O ensino de habilidades sociais por meio de "letras de músicas e improvisação emergiu como uma intervenção saliente" para promover habilidades pró-sociais.

Os dados do questionário on-line recolhidos junto de 1.779 coristas revelaram benefícios físicos, espirituais, sociais e emocionais significativos decorrentes do canto em um coro.[89] Estes benefícios foram significativamente maiores para os cantores profissionais. O fato de a formação musical estar associada positivamente ao aumento do volume do parahipocampo e do córtex frontal inferior sugere que esta formação afeta "um circuito de regiões cerebrais envolvidas na função executiva, memória, linguagem e emoção".[90]

Ouvir música, cantar e tocar um instrumento melhorou a memória episódica em adultos saudáveis.[77] Idosos que utilizaram improvisação musical melhoraram sua memória verbal.[91] Após doze sessões quinzenais de setenta minutos de exercícios vocais e instrumentais improvisados, idosos em um ambiente residencial com comprometimento cognitivo leve a moderado apresentaram uma melhora significativa nas habilidades cognitivas em comparação com o grupo controle, que teve sessões de 45 minutos de atividades aeróbicas duas vezes por semana durante doze semanas e permaneceu estável.[92] Essa intervenção musical "melhorou as funções cognitivas gerais dos participantes, a atenção seletiva, as habilidades de planejamento e lógica e as habilidades relacionadas ao acesso e à recuperação lexical". Fazer música juntos uma vez por mês em um café musical foi "um meio poderoso para promover o bem-estar das pessoas com demência que vivem em comunidade" e de seus cuidadores.[93,94] Durante a pandemia de Covid-19, a improvisação musical online ajudou a sustentar e fortalecer a comunidade em "Nossa Tribo Virtual".[95]

Aprender a tocar piano requer a integração dos movimentos de ambas as mãos em um contexto temporal e estético. A repetição da prática, que exige coordenação de ambas as mãos, integra redes motoras e sensoriais, "bem como regiões de integração multimodal".[96] Pode ser que essa repetição, reforçada tanto imediata quanto esteticamente, esteja relacionada à transferência de ganhos para muitos domínios cognitivos, como velocidade perceptiva, funcionamento executivo e memória de trabalho.

Cerca de quarenta anos depois de terem interrompido o treinamento musical instrumental de quatro a quatorze anos de duração, adultos com idades entre 55 e 76 anos demonstraram o tempo neural mais rápido.[97] Adultos com menos de quatro anos de treinamento em instrumentos musicais tinham um tempo neural menos rápido do que o grupo com mais treinamento; no entanto, sua velocidade de tempo neural excedia a daqueles sem treinamento. Músicos profissionais com idades entre 65 e 90 anos, em comparação com pessoas da mesma idade que não eram músicos, apresentaram melhor conectividade funcional entre os hemisférios cerebrais, com "precisão significativamente maior na transferência inter-hemisférica tátil" de informações e precisão de resposta.[98] Isso está de acordo com pesquisas que descobriram um corpo caloso maior em pessoas com extenso treinamento musical e se soma aos dados que indicam que a neuroplasticidade no envelhecimento é influenciada positivamente pelo treinamento musical, estando associada à integração das redes cerebrais.

O exposto anteriormente também está em consonância com o *Projeto Memória e Envelhecimento*. Os 964 indivíduos sem comprometimento cognitivo tinham idade média de 78,7 anos e média de 14,6 anos de escolaridade quando concordaram em se submeter a avaliações anuais e autópsia cerebral após a morte. No início do estudo, foi perguntado se, aos dezoito anos, eles tinham tido aulas de língua estrangeira, se tinham tido aulas de música e, em caso afirmativo, por quantos anos. Ao longo de cerca de seis anos de exames anuais, 396 indivíduos desenvolveram comprometimento cognitivo leve (CCL). O risco de CCL foi cerca de 30% menor naqueles que, antes dos dezoito anos, tiveram mais de quatro anos de treinamento em língua estrangeira; o mesmo resultado foi observado naqueles que, antes dos dezoito anos, tiveram mais de quatro anos de aulas de música. Quando comparado com pessoas que não tiveram nenhum treinamento em língua estrangeira nem aulas de música antes dos dezoito anos, o risco de CCL foi cerca de 60% menor em indivíduos que tiveram mais de quatro anos de ensino de língua estrangeira e aulas de música em seus primeiros anos. Não se sabe o quanto disso pode ser explicado pela extensão em que os indivíduos usaram essas habilidades durante os anos intermediários entre a juventude e a participação no estudo.

Meus seis irmãos tocavam algum instrumento na banda da escola. A maioria tocava trombone. O único instrumento que eu estava disposta a praticar era minha voz. Portanto, meu treinamento musical se limitava a participar de corais ou coros. No Trio Irmãs Shaffer, cantávamos no palco, no rádio e na TV como amadoras. O treinamento em idiomas era dedicado ao francês, e eu me pegava pensando nisso quando estava em um país estrangeiro cujo idioma eu desconhecia.

Adultos saudáveis e cognitivamente íntegros, com idades entre 60 e 84 anos, sem experiência prévia com música, receberam treinamento em piano.[100] Em comparação com sua própria linha de base e com outros idosos que desfrutavam de diferentes atividades de lazer, os idosos que receberam treinamento em piano obtiveram ganhos em atenção, rastreamento visuomotor, velocidade de processamento, função motora, habilidades executivas, emoções positivas, bem-estar subjetivo e alguns elementos de qualidade de vida. Adultos entre 64 e 76 anos apresentaram aumento da espessura cortical bilateral após seis meses de aulas de piano, em comparação com aqueles que ouviam e aprendiam sobre música, demonstrando plasticidade cortical em cinco regiões do cérebro relacionadas à audição em idosos.[101] Esse treinamento estabilizou a microestrutura da substância branca no fórnice.[102] Adultos saudáveis sem treinamento prévio em piano que passaram um ano em aulas de piano melhoraram o controle motor fino, com a melhora mais significativa na mão direita.[103] Esses pesquisadores opinaram que isso mostra que as adaptações das demandas motoras na prática do piano se generalizam para domínios motores independentes do piano, ou seja, há uma transferência de habilidades. Mulheres idosas que tiveram quinze semanas de treinamento em bateria e canto tiveram melhor memória para informações verbais e visuais do que os indivíduos de controle da mesma idade que tiveram treinamento em linguagem ou nenhum treinamento.[104] Após um protocolo de oito semanas de prática de piano,[105] os resultados da ressonância magnética funcional e os testes neuropsicológicos de sete indivíduos com traumatismo cranioencefálico leve (TCE) forneceram "evidências de uma relação causal entre o treinamento musical e a reorganização das redes neurais, promovendo um melhor desempenho cognitivo". Eles observaram diferenças significativas na ativação da parte do cérebro que "regula o processamento cognitivo de ordem superior, como as funções executivas". Após três meses de treinamento em piano e bateria e improvisação musical, adultos com TCE apresentaram melhora no funcionamento executivo, associada à neuroplasticidade estrutural da matéria cinzenta nas áreas pré-frontais[106] e à reconstrução do "conectoma estrutural" da matéria branca.[107] Fazer aulas de piano está na minha lista de tarefas. No entanto, não será tão cedo que poderei cuidar disso.

Em uma revisão abrangente de estudos que incluiu dados de 1.757 indivíduos em vários continentes, idosos com demência que participaram de musicoterapia "tiveram efeitos positivos no comportamento disruptivo e na ansiedade e uma tendência positiva para a função cognitiva, depressão e qualidade de vida", conforme medido pelo Miniexame do Estado Mental (MEEM) e pelo Exame Gerocognitivo Autoadministrado.[108] O apoio ao uso da intervenção musical interativa para melhorar o funcionamento cognitivo em idosos com 65 anos ou mais com disfunção cognitiva foi encontrado em uma revisão de estudos que incluiu 966 participantes.[109] Uma revisão de estudos recentes com um total de 495 idosos com "provável CCL ou demência" por diagnóstico clínico, ou cujas pontuações no MEEM estavam "entre (e incluindo) 13 e 26", também constatou uma melhora no funcionamento cognitivo após a "participação física" na criação musical.[110]

A música é uma forma complexa e multissensorial de enriquecimento que tem uma influência positiva na neuroplasticidade em várias regiões do cérebro, pois requer a integração de informações audiovisuais, bem como a apreciação de regras abstratas.[11,12] Medições de magnetoencefalografia em indivíduos com idade média de 26,45 anos revelaram que o córtex pré-frontal anterior desempenhava um papel central e que a resposta neuroplástica era maior em músicos com treinamento de longo prazo do que naqueles com treinamento de curto prazo.[113] Após quatro meses de aulas de piano, pessoas com idades entre 60 e 84 anos apresentaram melhora no humor, bem como melhorias significativas nas habilidades cognitivas de atenção, controle, função motora, varredura visual e funcionamento executivo.[100] Uma revisão recente[114] descobriu que o treinamento musical está associado ao aprimoramento da cognição em uma variedade de habilidades musicais e não musicais, "abrangendo desde funções executivas até criatividade".

No domínio da memória, um fator importante pode ser a fragmentação incorporada nas formas musicais na fraseologia do ritmo, da harmonia e da melodia. Isso pode explicar por que alguém pode ter uma melhor retenção de memória para informações relacionadas à música por um período mais longo e em maior proporção do que a perda simultânea de memória em outros domínios. Entre os papéis críticos das informações comunicadas pela música estão seu envolvimento estético, bem como efeitos significativos no desenvolvimento, aprendizagem e recuperação de funções.

As perdas associadas à idade na "percepção audiovisual da fala em relação ao ruído" podem ser reduzidas com a prática musical a longo prazo. Em comparação com não músicos nas respostas da ressonância magnética funcional, músicos mais velhos apresentaram maior atividade neural específica, semelhante à de não músicos mais jovens. Isso estava relacionado à intensidade do seu treinamento. A ativação frontal-parietal, visual-motora e fono-motora foi maior em músicos mais velhos com maior alinhamento neural sensório-motor. Esses pesquisadores opinaram que os benefícios do processamento da fala audiovisual em meio ao ruído observados em músicos de longa data são resultado da preservação das regiões sensório-motoras juvenis.

Músicos profissionais treinados para tocar instrumentos musicais oferecem uma oportunidade excepcional para pesquisas em neuroplasticidade. O *feedback* contínuo dos sistemas auditivo, emocional e visual, integrado às respostas motoras da prática repetida ao longo de anos de aperfeiçoamento das habilidades, facilita as conexões e a integração de muitas regiões e redes motoras, auditivas e visuais do cérebro. Pesquisadores[116] opinam "que o treinamento dessa rede neural pode produzir efeitos intermodais em outras operações comportamentais e cognitivas que se baseiam nessa rede" e que isso apoia "o treinamento baseado na plasticidade para preservar as funções cerebrais em idosos". Estudos sobre improvisação musical – uma vez que essa atividade parece incluir restrições em tempo real à criatividade, bem como uma maior cooperação de redes cerebrais de longo alcance – poderiam aumentar os dados sobre a manutenção e o aumento da aquisição plástica positiva de ações musicais[17,118] que estão associadas a um "estado mental especial, tanto entre os intérpretes como entre os seus ouvintes".[19] Talvez os estudos citados anteriormente esclareçam por que tocar música várias vezes por semana diminuiu significativamente o risco de demência em um estudo prospectivo de 21 anos. Em comparação com não músicos, os músicos têm melhor memória visuoespacial e aptidão a resolução de conflitos, sugerindo maior resistência a memórias interferentes em idosos com habilidades musicais. Músicos de orquestra também mantiveram melhor densidade de matéria cinzenta, sugerindo que suas atividades musicais ajudaram a manter seus ganhos neuroplásticos para aprimorar e preservar as habilidades de controle cognitivo. Idosos com mais de dez anos de treinamento e prática em instrumentos musicais obtiveram pontuação mais alta do que os não músicos em "testes de nomeação, memória visuoespacial, velocidade visuomotora, sequenciamento visuoespacial e flexibilidade cognitiva", sugerindo que o alto envolvimento em atividades musicais instrumentais ao longo da vida poderia preservar e melhorar a cognição na terceira idade.

Em resumo, pesquisadores relataram que aumentos no QI total[80] e melhorias na inteligência[85,86] foram observados após o treinamento musical ativo. Esse treinamento foi associado a uma melhora nas habilidades sociais e de comunicação, mesmo já no primeiro ano de vida,[78] com algum potencial para a duração de uma ampla gama de habilidades cognitivas por cerca de quarenta anos.[97] As melhorias nas habilidades cognitivas observadas com o treinamento musical incluem velocidade de processamento, memória, atenção, desempenho acadêmico, fluência verbal e fatores de funcionamento executivo. Esses ganhos neurocognitivos foram associados a mudanças estruturais neuroplásticas significativas, como aumento da espessura cortical bilateral;[101] microestrutura estabilizada da substância branca do cérebro;[102] mudanças estruturais da substância cinzenta do cérebro no córtex pré-frontal;[106] e reconstrução do "conectoma estrutural" da substância branca do cérebro.[107] Assim, o treinamento musical ativo pode resultar em múltiplos benefícios diretos para o envelhecimento saudável físico, emocional, social, neuroplástico e neurocognitivo em qualquer idade. É digno de nota que indivíduos que tiveram quatro anos de treinamento musical antes dos dezoito anos tiveram uma redução de 30% no risco de demência.[99] Reestruturado isso a partir da Psicologia Positiva,[121] os jovens que tiveram quatro anos de treinamento musical antes dos dezoito anos tiveram uma probabilidade 30% maior de manter as forças neuroplásticas e neurocognitivas por um período de saúde mais longo em comparação com os jovens sem treinamento musical. Também dignos de nota são os ganhos neuroplásticos e neurocognitivos obtidos por idosos, saudáveis ou com deficiências, ao fazer música. A aprendizagem e a "prática motora geram plasticidade" em atletas e músicos.[122] Esses ganhos estruturais e funcionais neuroplásticos podem ser alcançados simplesmente através da alegria de fazer música, que pode ser adaptada culturalmente e ser divertida, de modo que esses benefícios neurocognitivos possam agregar um valor significativo ao comércio, à produtividade, aos cuidados clínicos, ao desenvolvimento profissional, ao bem-estar da comunidade e à saúde ideal pessoal.

Dança

Ao ouvir e fazer música, as pessoas tendem a se movimentar, e algumas dançam. Ao redor do piano na fazenda da minha juventude, nós nos movimentávamos enquanto cantávamos. A dança de quadrilha semanal era ótima!

A dança tem uma influência multifacetada, levando a neuroplasticidade em uma direção positiva. É tanto um exercício quanto uma forma de arte. Fatores sociais são adicionados quando não se dança sozinho; estes podem incluir os impactos do toque humano, que foram enfatizados no *Abraço de Resgate* e na pesquisa de Marian Diamond descrita aqui. Em comparação com quem não dança, os dançarinos profissionais de salão tinham mais empatia, o que estava associado aos anos dançando com parceiros; isso também se refletiu nos resultados funcionais e estruturais da ressonância magnética.[123] Houve uma correlação positiva entre a empatia e os volumes de matéria cinzenta do cérebro com o treinamento de longo prazo em dança de salão.

Se o exercício de dança fosse aeróbico, isso poderia aumentar os benefícios neuroplásticos e neurocognitivos.[124-126] Embora a prática frequente e prolongada de música receptiva e ativa seja uma forma eficiente de reduzir o risco de demência, a dança frequente adiciona complexidade, o que poderia proporcionar uma melhor retenção a longo prazo das funções neurocognitivas e da estrutura cerebral. Revisões recentes e estudos RCT apoiam essa perspectiva. A neuroplasticidade positiva foi observada tanto na matéria cinzenta quanto na branca do cérebro, após o treinamento de dança de longo prazo.[127] Dançar e tocar instrumento de percussão de trinta minutos a uma hora por semana também resultou em benefícios para a saúde.[128] A música e a dança envolvem redes cerebrais que se sobrepõem,[129] incluindo regiões cerebrais envolvidas na emoção, ação e percepção. A harmonia, a melodia e o ritmo na dança e na música sustentam ativamente o prazer em um ciclo que induz emoções, ações e aprendizagem; a atividade é observada em "redes cerebrais hedônicas específicas", o que justifica pesquisas "sobre as ligações entre processos psicológicos e comportamento, florescimento humano e o conceito de eudaimonia". Em sua revisão de doze estudos com pessoas saudáveis com 59 anos ou mais, Nascimento[130] descobriu que "a prática da dança estava associada a uma melhora na conectividade funcional, desempenho cognitivo e aumento do volume cerebral". Com a dança regular de intensidade suficiente, várias regiões do cérebro se beneficiaram do aumento do uso das funções visuais, auditivas, motoras e executivas necessárias para se mover no espaço de acordo com o ritmo e com outras pessoas no ambiente. Foram observadas melhorias na "cognição, atenção, funções executivas e memória"; as mudanças neuroplásticas podem "aumentar significativamente e também preservar o desempenho da capacidade funcional (controle postural, velocidade de caminhada) de idosos, contribuindo para sua autonomia e qualidade de vida".

Um pequeno ensaio clínico randomizado[131] com pessoas saudáveis com mais de sessenta anos comparou um grupo de controle que levava uma "vida normal" com um grupo que participava de uma intervenção de dança de sessenta minutos, três vezes por semana. Foram incluídas danças irlandesas, africanas, gregas e outros tipos de danças com intensidade física média; o aumento da atividade cerebral na ressonância magnética funcional em estado de repouso com a intervenção da dança correlacionou-se com a melhora da atenção e das funções executivas.

A depressão em pessoas com comprometimento cognitivo leve (CCL) e demência foi reduzida com a dança.[132] Indivíduos com demência podem apresentar sintomas neuropsiquiátricos que podem ser tratados com medicamentos; no entanto, os medicamentos podem ter efeitos colaterais incômodos, enquanto a dança pode ser "uma intervenção segura para pessoas que vivem com demência".[133]

Durante o *lockdown* da Covid-19 em Xangai, a dança HIIT tornou-se popular. Quanto mais frequentemente os chineses praticavam dança HIIT em casa, mais provável era que evitassem a depressão durante o *lockdown*.[134]

Pacientes com Covid-19 foram avaliados clinicamente, mentalmente e cognitivamente antes e depois de três meses de treinamento em dança aeróbica.

Para impactos positivos na cognição e na velocidade de processamento, os principais fatores foram a frequência e a intensidade do treinamento, "sugerindo que os pacientes podem retardar o declínio de sua função cognitiva por meio da intervenção precoce com dança aeróbica".[132]

Oferecer uma hora de dança on-line, escolhida pelos próprios participantes, trouxe benefícios para a saúde mental e social.[135] Esses pesquisadores concluíram que, embora as aulas de dança presenciais possam ser ideais, com as aulas de dança on-line as pessoas "podem experimentar uma conexão entre o corpo, a mente e a comunidade". As danças tradicionais da Índia melhoraram o equilíbrio e as habilidades motoras mais do que o treinamento neuromuscular em "crianças com síndrome de Down".[136] Os benefícios da dança também podem ser facilitados remotamente,[137] o que pode ser necessário em ambientes rurais.

Uma revisão de cinco ensaios clínicos randomizados com 358 participantes que apresentavam CCL revelou uma melhoria na "cognição global, atenção, memória imediata e tardia e capacidade visuoespacial" após uma a três semanas de danças latinas de salão e aeróbicas com intensidade leve a moderada.[138] Os pesquisadores opinaram que o aumento dos fatores neurotróficos, como o BDNF, bem como o aumento dos fatores de crescimento, poderiam ter mediado a melhora da neuroplasticidade. As danças foram adaptadas culturalmente, e os participantes dançaram com um parceiro ou em grupos, adicionando interação social à equação, o que acrescenta um fator socioemocional[139] que justifica ser medido. Outra revisão de onze RCTs com 1.412 participantes saudáveis com 55 anos ou mais apoia a teoria de que a dança melhora a função da cognição global, conforme medido pelo MEEM e MOCA. Melhorias maiores foram observadas em dançarinos com CCL.

Ao avaliar o impacto da dança em idosos diagnosticados com CCL,[140] os revisores consideraram apenas RCTs que incluíam grupos de controle. Os ganhos neurocognitivos das intervenções com dança incluíram melhorias significativas na cognição global, função física, memória, linguagem e função visuoespacial.

As melhorias na memória associadas às intervenções de dança com ou sem CCL podem estar relacionadas ao aumento do volume do hipocampo que foi relatado em dançarinos;[141] também podem refletir os efeitos do exercício aeróbico na melhoria da neuroplasticidade na substância branca do cérebro de idosos saudáveis.[126] Como a música e a dança compartilham correlações neurais semelhantes,[127] o domínio de cada uma dessas atividades mostrou ganhos neuroplásticos positivos. A falta de informações sobre a intensidade do exercício em intervenções de dança aeróbica também foi observada na revisão de cinco

RCTs com 842 idosos com CCL; as melhorias globais no funcionamento cognitivo e na memória foram significativas, com alguns ganhos na função executiva.

Em resumo, apesar das limitações, como tamanho da amostra, heterogeneidade do desenho da pesquisa e das populações estudadas, bem como dados limitados sobre a intensidade e/ou duração da dança, os revisores e pesquisadores opinaram que oferecer atividades de dança às pessoas poderia ser uma das intervenções mais eficazes para aumentar a neuroplasticidade para ganhos estruturais, neuroquímicos, funcionais, pró-sociais e neurocognitivos, ao mesmo tempo que potencialmente melhora a saúde física. A dança aeróbica pode aumentar a neurogênese. As pessoas são mais propensas a fazer o que é divertido, fácil, portátil, adaptado à sua cultura e disponível a um custo baixo ou nulo. A música e a dança atendem a esses parâmetros e podem aumentar a neuroplasticidade de maneiras que melhoram a saúde física, emocional, neurocognitiva, imunoquímica e social, trazendo mudanças em segundos que podem durar décadas, potencialmente "estimulando a sustentabilidade social".[143] A música e a dança podem ser oferecidas remotamente. Oferecer eventos de dança em grupo pode ser uma maneira importante, barata e não farmacológica de levar esses benefícios aos cidadãos globais, incluindo áreas rurais remotas.

Na fazenda da minha juventude, dançar quadrilha nas noites de sábado era um evento regular. Embora o trabalho na fazenda proporcionasse exercício físico mais do que suficiente, os benefícios sociais e emocionais de dançar quadrilha com os amigos eram uma fonte bem-vinda de neuróbica para nos divertirmos no final de cada semana. Todos nós compartilhávamos a linguagem do amor e do riso.

Os poliglotas têm muito a ganhar

Outro exercício neuróbico com potencial para aquisições neuroplásticas significativas é falar mais de um idioma. Depois de anos estudando francês na escola pública, não havia nenhum lugar real para usá-lo na fazenda. Vivendo como dependente do Corpo da Paz em Bornéu e viajando pelo mundo, eu me pegava pensando em francês quando não conhecia o idioma. Minha hesitação em falar francês em países de língua francesa me levou a estudar francês por mais dois anos na faculdade. Ainda não uso o idioma, então não me qualifico como poliglota.

As crianças que vivem em lares bilíngues precisam desenvolver e lidar com o controle da linguagem, o conflito linguístico e a alternância entre idiomas.

Assim, pesquisas sobre bilinguismo têm estudado o funcionamento executivo que pode se desenvolver a partir desses desafios. Em sua revisão de 58 artigos, que incluíram 125 tarefas, os pesquisadores excluíram estudos com crianças com mais de doze anos de idade. Crianças de seis anos de idade ou menos foram consideradas em fase crítica de aprendizagem, enquanto aquelas entre seis e doze anos foram consideradas pós-críticas. Em estudos com crianças em idade crítica, foram encontradas vantagens bilíngues significativas no funcionamento executivo em comparação com crianças que falavam apenas um idioma. Essa vantagem bilíngue tendia a diminuir com crianças mais velhas.

Indivíduos com experiências bilíngues de ampla variedade apresentaram maiores "volumes do núcleo caudado bilateral e do núcleo accumbens".[145] Os volumes se estabilizaram nos bilíngues com mais experiência.

Crianças monolíngues de cinco a seis anos que falavam sueco tiveram melhor desempenho em habilidades visuoespaciais e vocabulário expressivo do que o grupo da mesma idade de bilíngues que falavam sueco e finlandês. Não foram encontradas diferenças no QI total. Este pequeno estudo com apenas 45 crianças monolíngues e 34 bilíngues enfatizou a importância de avaliar os indivíduos em ambas as línguas maternas com crianças pequenas.

Outro pequeno estudo avaliou 35 crianças bilíngues em espanhol e inglês e 39 crianças pré-escolares monolíngues em inglês, provenientes de famílias pobres.[147] As crianças pré-escolares bilíngues foram significativamente mais eficientes na aprendizagem de palavras novas; isso foi "mediado pela memória de curto prazo". Esses pesquisadores opinaram que intervenções que visam à memória de curto prazo com essas crianças de alto risco podem promover o aprendizado de palavras.

Os pesquisadores utilizaram tecnologia avançada para avaliar exames realizados em ex-pacientes de uma clínica de memória em um hospital, onde eles haviam sido diagnosticados com comprometimento cognitivo leve.[148] Desses exames de pacientes com CCL, eles encontraram mais perda de matéria cinzenta (MC) nos 23 pacientes bilíngues do que nos exames dos 24 pacientes monolíngues com CCL. Essa atrofia cerebral em bilíngues foi observada em várias áreas do cérebro envolvidas nas funções de linguagem e memória. Os indicadores mais fortes de atrofia da MC foram o bilinguismo e a idade. Além do inglês, as outras línguas mais comuns faladas foram "iídiche (26%), húngaro (13%), hebraico (8%) e italiano (8%)". Eles opinaram que as "mudanças neuroplásticas nessas áreas induzidas pelo bilinguismo podem torná-las mais robustas, mesmo na presença de atrofia cerebral". Apesar da maior reserva cognitiva dos bilíngues, "em algum momento, a neuropatologia acumulada se tornará impossível de ser acomodada pelo sistema, e o declínio cognitivo será mais rápido".

Também são significativas as conclusões do *Projeto Memória e Envelhecimento*,[99] que estudou 964 pessoas com idade média de 78,6 anos e média de 14,6 anos de educação. Este estudo foi mencionado pelos benefícios neuroplásticos de quatro ou mais anos de aulas de música; eles tinham uma probabilidade 30% maior de manter sua neuroplasticidade aprimorada por mais tempo. O funcionamento neurocognitivo foi testado anualmente com 21 testes cognitivos, incluindo medidas de memória semântica, memória de trabalho, velocidade perceptiva, memória episódica e habilidade visuoespacial. Nesse grupo, apenas 124 tiveram mais de quatro anos de aulas de língua estrangeira e de música; cada tópico de ensino foi associado a um "risco 30% menor de CCL em comparação com nenhum ensino". É digno de nota que "esses efeitos foram aditivos, com risco de CCL aproximadamente 60% menor com altos níveis de ambos os ensinos" de música e língua estrangeira, em comparação com nenhum ensino de música ou língua estrangeira antes dos dezoito anos. O uso de música e segunda língua durante os aproximadamente sessenta anos entre os dezoito anos e a inscrição no *Projeto Memória e Envelhecimento* é desconhecido. Outro fator é que os anos de instrução foram fornecidos por autoavaliação. No entanto, a redução de 30% no risco para cada um e a descoberta aditiva de um risco 60% menor de CCL em pessoas com quatro ou mais anos de instrução musical e de língua estrangeira antes dos dezoito anos conta pontos a favor de considerar o bilinguismo como outro neuróbico importante.

Esses achados de pesquisa muito significativos devem influenciar a inclusão de quatro anos de educação musical e ensino de uma língua estrangeira em ambientes acadêmicos antes dos dezoito anos, e talvez além dessa idade. Usar ambos ao longo da vida também é provavelmente o ideal para a neuróbica, de acordo com a pesquisa citada.

Criatividade

Um tema recorrente ao longo deste livro é que o uso de habilidades aumenta a plasticidade, ou seja, a prática gera plasticidade. Outro tema constante é a necessidade de melhorar a memória ao longo da vida. Isso levanta questões sobre quais tipos, categorias, intensidade e duração das atividades poderiam estar em nossa lista de maneiras de aumentar a memória. Conforme descrito anteriormente, o treinamento do *Campo de Visão Útil* aumentou a memória para a tarefa que foi treinada.

Outro neuróbico que vale a pena considerar pode ser a criatividade. Ser criativo requer várias habilidades neurocognitivas, incluindo a memória.

Usando o aprendizado de máquina para estudar neuroimagens cerebrais, descobriu-se que os padrões funcionais de conectividade da memória semântica previam a criatividade na vida real.[149] "Especificamente, uma conectividade funcional mais eficiente e densa entre as redes-padrão, de controle, saliência, motora e visual previa uma estrutura de memória semântica mais integrada". Além disso, isso "previa comportamentos mais criativos".

Um pequeno estudo realizado por Ahmed e colegas[150] comparando faixas etárias (trinta pessoas com idades entre dezoito e trinta anos *versus* trinta pessoas com idades entre sessenta e oitenta anos) encontrou "evidências que mostram que o envelhecimento saudável confere uma vantagem no desempenho criativo em termos de maior fluência, originalidade e flexibilidade durante a geração de ideias". Isso se encaixa na descrição de Ramscar e colegas[151] sobre *O mito do declínio cognitivo*. Eles atribuem as mudanças no desempenho em muitas tarefas psicométricas encontradas com o envelhecimento como reflexo "das consequências da aprendizagem no processamento de informações, e não do declínio cognitivo". Ter acumulado mais conhecimento adquirido impõe mais e diferentes demandas à sua busca de memória, "que aumenta à medida que a experiência cresce".

Entre os exemplos muito impressionantes de envelhecimento saudável com criatividade superior estaria John Kander,[152] o "compositor da Broadway que mais tempo trabalhou na história", de acordo com a entrevista da CBS News em 23 de abril de 2023, em seu 96º aniversário, e na semana em que "um novo musical de Kander e Ebb" estreou na Broadway. Trata-se de *New York, New York*, que foi "muito vagamente baseado no filme de 1977". Com seu parceiro, eles escreveram várias das canções desse filme. Ele relata que se senta ao piano e seus dedos começam a tocar. Uma das novas canções para o mais recente *New York, New York*, que estreou recentemente na Broadway, foi escrita por ele em 45 minutos.

Discussão

Além de ser inquestionável no campo das intervenções baseadas em evidências para impulsionar a neuroplasticidade em uma direção positiva, este capítulo sobre neuróbica é um dos meus favoritos por vários motivos. Meu fascínio ao longo da vida por tudo que é mental, social e psicológico foi multiplicado e ampliado pelas observações de um indivíduo com quem trabalhei, conforme descrito nas primeiras páginas deste capítulo.

Depois que essa pessoa passou por quinze anos de reforço em matemática e leitura em ambientes de educação especial, que não conseguiram elevar essas habilidades cognitivas a um nível funcional, um programa de matemática computadorizado tornou-se disponível. O que não foi descrito anteriormente foi o reforço positivo, que é essencial. Inicialmente, era oferecido dinheiro pelo tempo dedicado à tarefa, como reforço positivo; afinal, as pessoas não gostam de fazer aquilo em que não são boas. Por fim, essa pessoa concordou que o dinheiro não era mais necessário, pois o aumento na precisão e na velocidade era suficiente como reforço positivo para o progresso relacionado ao tempo dedicado à tarefa. Quando as pontuações bônus pelo aumento na velocidade e precisão fornecidas pelo programa computadorizado chegaram a milhares, isso foi um reforço positivo significativo. Mas nada poderia ter sido melhor do que as muitas vezes, ao longo de várias décadas, em que a velocidade e a precisão dessa pessoa em cálculos mentais excederam em muito as de médicos, doutores e outras pessoas com qualquer nível de educação.

Os programas de computador podem ajustar-se ao nível atual de funcionamento de uma pessoa e fornecer reforço positivo para a velocidade e precisão com maior exatidão do que qualquer ser humano. Ajustar-se ao nível atual de funcionamento é essencial para que a pessoa que utiliza o programa tenha desafios suficientes para se manter envolvida, mas sem tanta dificuldade a ponto de se desmotivar e desistir antes de fazer progressos. Concebido desta forma, um programa de *software* informático pode ajudar um indivíduo a desenvolver competências que persistem e, talvez, se generalizam.

Embora seja um estudo de caso, esse indivíduo é um exemplo disso. O tempo dedicado a esse programa de matemática computadorizado alcançou o que quinze anos de reforço em matemática no sistema escolar público não conseguiram atingir.

Observar este estudo de caso me deu ânimo para intensificar e ampliar meu estudo de todas as intervenções de treinamento cognitivo baseadas em computador e comprovadas cientificamente, que estão associadas a impulsionar a neuroplasticidade em uma direção positiva. O *Estudo de Karlene Ball e colegas* sobre um programa computadorizado para aumentar o *Campo de Visão Útil* de uma pessoa foi igualmente inspiradora. É uma alegria compartilhar a pesquisa sobre o *Campo de Visão Útil.* São muito promissores os benefícios associados ao uso desse programa, e é impressionante ver os múltiplos benefícios encontrados nos participantes, mesmo dez anos depois. É provável que os programas de *software* que reforçam a velocidade e a precisão também estejam desenvolvendo a coordenação visual-motora e algum tipo de memória. Ler em um artigo de pesquisa de Ball[6] que "essas intervenções têm o potencial de reverter o declínio relacionado à idade" é instrutivo, encorajador e crível. Você não vai querer saber quantas vezes eu usei (ou brinquei) com o programa do treinamento do *Campo de Visão Útil*.

Outra razão pela qual este capítulo é um dos meus favoritos está relacionada à perspectiva de que a educação raramente é suficiente. As pessoas tendem a fazer o que é divertido, fácil, portátil, gratuito e culturalmente adaptável. A música e a dança aumentam a neuroplasticidade!

A capacidade de aumentar a neuroplasticidade começa no útero e foi documentada ao longo da vida em indivíduos saudáveis, bem como em pessoas no fim da vida com demência grave. As diretrizes do *Kit de Ferramentas para Intervenção Baseada em Música NIH*[153] criadas por um painel de especialistas científicos interdisciplinares consideraram "pesquisas sobre música e saúde ao longo da vida". O kit "define os blocos de construção" das intervenções baseadas em música para pesquisa e pode ser uma fonte valiosa de informações para profissionais de saúde e ambientes empresariais.

A atividade cerebral dos bebês indica memória para músicas ouvidas durante os meses anteriores ao nascimento. Bebês de seis meses envolvidos em criação musical apresentaram aumento nas atividades pró-sociais e pré-linguísticas. Jovens que receberam aulas de música obtiveram melhores resultados em testes de QI. Idosos com déficits neurocognitivos que receberam aulas de piano tiveram alguma recuperação das funções mentais. Ouvir música, criar música e desenvolver os movimentos que ocorrem naturalmente em resposta à música são benefícios neuroplásticos que podemos levar a pessoas de todas as idades.

Isso pode ser feito on-line e adaptado para atender aos fatores importantes para os participantes; também podemos ampliar o alcance. Por exemplo, o Dr. Rudolph Tanzi[154] é um brilhante neurocientista. Foi em seu laboratório que o primeiro gene do Alzheimer foi isolado. Ele também é um músico talentoso, como fica evidente em n1m.com/rudytanzi, que oferece uma seleção inesgotável da genialidade pianística de Rudy Tanzi tocando músicas que ele mesmo compôs. Isso, como música de fundo, poderia aumentar a neuroplasticidade e a produtividade dos trabalhadores no trabalho; acalmar os residentes de uma instituição; ajudar os acadêmicos em seus estudos e redações; e aumentar a neuroplasticidade daqueles que apreciam essa excelência pianística.

Outra fonte benéfica é o site PlayingForChange.org, que tem muitos vídeos inestimáveis criados com o objetivo de aumentar a coexistência pacífica. Um dos meus favoritos é *The Weight*: "Tire o peso de Fanny. Coloque o peso em mim". Este vídeo mostra músicos de vários países levando alegria ao mundo. *MusicMendsMinds.org* é outro site de vídeos e atividades virtuais em seus esforços intergeracionais para melhorar a vida de pessoas com demência, com a perspectiva de que a música é um remédio.

Vale a pena repetir as conclusões do *Projeto Memória e Envelhecimento* de que quatro ou mais anos de aulas de música antes dos dezoito anos resultaram em uma probabilidade 30% maior de manter uma neuroplasticidade aprimorada por mais anos. Também é empoderador observar que esse mesmo estudo descobriu uma probabilidade 30% maior de ganhos neuroplásticos mais duradouros com quatro ou mais anos de ensino de uma segunda língua antes dos dezoito anos. É maravilhoso e digno de nota que "esses efeitos foram aditivos, com risco de CCL aproximadamente 60% menor com altos níveis de ensino de música e língua estrangeira em comparação com nenhum ensino de música ou língua estrangeira antes dos dezoito anos".

Isso é ao mesmo tempo reconfortante e empoderador. Também significa que as escolas devem oferecer ensino de música e de uma segunda língua para todas as pessoas.

A mensagem de esperança e empoderamento é bem expressa por Gage e colegas:[155] "Apesar das reduções dramáticas na função dependente do hipocampo que acompanham o avanço da idade, também há evidências impressionantes de que mesmo o cérebro idoso mantém um alto nível de plasticidade". Assim, "um caminho promissor para alcançar o objetivo de um envelhecimento bem-sucedido pode ser estimular e recrutar essa plasticidade, que é a interação entre a estrutura neural, a função e a experiência, para prevenir o declínio cognitivo relacionado à idade e as comorbidades associadas à idade".

A neuróbica é uma novidade e um desafio para os neurônios. Vamos lá! Para mim, isso significará mais leitura, escrita, ensino e reflexão sobre intervenções baseadas em evidências para conduzir a neuroplasticidade em uma direção positiva. Qual será a sua neuróbica?

Seus neurônios precisam de neuróbica para se manterem saudáveis. Seja por meio de treinamento cognitivo computadorizado para aumentar a velocidade de processamento, música e dança, aprendizado de uma língua estrangeira, uso da internet ou atividades criativas, novos aprendizados complexos podem adicionar prazer às atividades que, comprovadamente, têm potencial de impulsionar sua neuroplasticidade em uma direção positiva. A mensagem de esperança e empoderamento é capturada por Gage e seus colegas, que escrevem que há "evidências impressionantes de que mesmo o cérebro envelhecido mantém um alto nível de plasticidade".

Conforme afirmado anteriormente neste livro, podemos comemorar o fato de nossos cérebros serem plásticos. Proporcione às suas células cerebrais novidades e desafios abundantes para se divertir e crescer.

Referências

1. Katz L & Rubin M. (1999) *In Keep Your Brain Alive*. New York: Workman.
2. Mahncke H, Bronstone A & Merzenich MM (2006). Brain Plasticity and Functional Losses in the Aged: Scientific Bases for a Novel Intervention. *Prog Brain Res*, 157:81-109.
3. Houillon A, Lorenz RC, Boehmer W, Rapp MA, Heinz A, Gallinat J, et al. (2013). The Effect of Novelty on Reinforcement Learning. *Prog Brain Res*, 202:415-439. https://doi.org/10.1016/B978-0-444-62604-2.00021-6.
4. Abuhamden S & Csikszentmihalyi M (2012). The Importance of Challenge for the Enjoyment of Intrinsically Motivated, Goal-Directed Activities. *Pers Soc Psychol Bull*, 38:317-330.
5. Shaffer J. (2016). Neuroplasticidade e prática clínica: Building Brain Power for Health. *Front Psychol*, 7, 1118. https://doi.org/10.3389/fpsyg.2016.01118
6. Jobe JB, Smith DM, Ball KK, Tennstedt SL, Marsiske M, Willis SL, et al. (2001). ACTIVE: A Cognitive Intervention Trial to Promote Independence in Older Adults. *Control Clin Trials*, 22(4):453-479.
7. Ball KK, Berch DB, Helmers KF, Jobe JB, Leveck MD, Mariske M, et al. (2002). Effects of Cognitive Training Interventions with Older Adults: A Randomized Controlled Trial. *JAMA*, 288(18):2271-2281.
8. Ball KK, Ross LA, Roth DL & Edwards JD. (2013). Speed of Processing Training in the ACTIVE Study: How Much Is Needed and Who Benefits? *J Aging and Health*, 25(8S):65S--84S.
9. Rebok GW, Ball KK, Guey LT, Jones RN, Kim H-Y, King JW, et al. (2014). Ten-Year Effects of the Advanced Cognitive Training for Independent and Vital Elderly Cognitive Training Trial on Cognition and Everyday Functioning in Older Adults. *J Am Geriatr Soc*, 62:16-24. https://doi.org/10.1111/jgs.12607.
10. Edwards JD, Fausto BA, Tetlow AM, Crorna RT & Valdés EG. (2018). Systematic Review and Meta-analyses of Useful Field of View Cognitive Training. *Neurosci Biobehav Rev*, 84, 72-91. https://doi.org/10.1016/j.neubiorev.2017.11.004
11. Sprague BN, Ross LA & Ball KK. (2023). Does Cognitive Training Reduce Falls across Ten Years? Data from the ACTIVE Trial. *Int J Environ Res Public Health*, 20:4941. https://doi.org/10.3390/ijerph20064941
12. Berry AS, Zanto TP, Clapp WC, Hardy JL, Delahunt PB, Mahncke HW, et al. (2010). The Influence of Perceptual Training on Working Memory in Older Adults. *PLoS ONE*, 5(7):e11537.

13. Silbert LC, Dodge HH, Lahna D, Promjunyakul NO, Austin D, Mattek N, et al. (2016). Less Daily Computer Use Is Related to Smaller Hippocampal Volumes in Cognitively Intact Elderly. J Alzheimers Dis. https://doi.org/10.3233/JAD-160079
14. Anderson-Hanley C, Arciero PJ, Brickman AM, Nimon JP, Okuma N, Westen SC, et al. (2012). Exergaming and Older Adult Cognition: A Cluster Randomized Clinical Trial. *Am J Prev Med*, 42(2):109-119.
15. Merzenich MM. (2013). *Soft-Wired*: How the New Science of Brain Plasticity Can Change Your Life. São Francisco, CA: Parnassus Publishing.
16. Zhang H, Huntley J, Bhome R, Holmes B, Cahill J, Gould Rl, et al. (2019). Effect of Computerised Cognitive Training on Cognitive Outcomes in Mild Cognitive Impairment: A Systematic Review and Meta-analysis. *BMJ Open*, 9:e027062. doi: 10.1136/bmjopen-2018-027062.
17. Wolinsky FD, Vander Weg MW, Howren MB, Jones MP & Dotson MM. (2014). The Effect of Cognitive Speed of Processing Training on the Development of Additional IADL Difficulties and the Reduction of Depressive Symptoms: Results from the IHAMS Randomized Controlled Trial. *J Aging Health*. https://doi.org/10.1177/0898264314550715
18. Edwards JD, Myers C, Ross LA, Roenker DL, Cissell GM, McLaughlin AM, et al. (2009). The Longitudinal Impact of Cognitive Speed of Processing Training on Driving Mobility. *The Gerontologist*, 49(4):485-494.
19. Smith GE, Housen P, Yaffe K, Ruff R, Kennison RF, Mahncke HW, et al. (2009). A Cognitive Training Program Based on Principles of Brain Plasticity: Results from the Improvement in Memory with Plasticity-Based Adaptive Cognitive Training (IMPACT) Study. *J Am Geriatr Soc*, 57(4):594-603. https://doi.org/10.1111/j.1532-5415.2008.02167.x
20. Zelinski EM, Spina LM, Yaffe K, Ruff R, Kennison RF, Mahncke HW, et al. (2011). Improvement in Memory with Plasticity-Based Adaptive Cognitive Training: Results of the 3-month Follow-Up. *J Am Geriatr Soc*, 59(2):258-265.
21. Wolinsky FD, Vander Weg MW, Martin R, Unverzagt FW, Ball KK, et al. (2009). The ACTIVE Cognitive Training Interventions and the Onset of and Recovery from Suspected Clinical Depression. *J Gerontol*, 64A(4):468-472.
22. Merzenich MM, Van Vleet TM & Nahum M. (2014). Brain Plasticity-based Therapeutics. *Front Hum Neurosci*, 27 de junho; 8:385. https://doi.org/10.3389/fnhum.2014.00385. eCollection 2014.
23. Gajewski PD & Falkenstein M. (2016) Physical Activity and Neurocognitive Functioning in Aging – A Condensed Updated Review. *Eur Rev Aging Phys Act*, 13:1. doi: 10.1186/s11556-016-0161-3.
24. Jessberger S & Gage FH (2014). Adult Neurogenesis: Bridging the Gap between Mice and Humans. *Cell Press*, artigo no prelo. https://doi.org/10.1016/j.tcb.2014.07.003
25. Ge S, Yang C, Hsu K, Ming G & Song H. (2007). A Critical Period for Enhanced Synaptic Plasticity in Newly Generated Neurons of the Adult Brain. *Neuron*, 54(4):559-566.
26. Dranovsky A, Picchini AM, Moadel T, Sisti AC, Yamada A, Kimura S, et al. (2011). Experience Dictates Stem Cell Fate in the Adult Hippocampus. *Neuron*, 70(5):908-923.
27. Kempermann G, Gast D & Gage FH (2002). Neuroplasticity in Old Age: Sustained Fivefold Induction of Hippocampal Neurogenesis by Long-Term Environmental Enrichment. *Ann Neurol*, 52:135-143.
28. Malkasian D & Diamond MC. (1971). The Effect of Environmental Manipulation on the Morphology of the Neonatal Rat Brain. *Int J Neurosci*, 2:161-170.

29. Uylings HBM, Kuypers K, Diamond MC & Veltman WAM. (1978). The Effects of Differential Environments on Plasticity of Cortical Pyramidal Neurons in Adult Rats. *Exp Neurol*, 68:158-170.
30. Diamond M, Johnson R, Protti A, Ott C & Kajisa L. (1984). Plasticity in the 904-Day-Old Male Rat Cerebral Cortex. *Exp Neurol*, 87:309-317.
31. Deshpande A, Bergami M, Ghanem A, Conzelmann K-K, Lepier A, Götz M et al. (2013). Retrograde Monosynaptic Tracing Reveals the Temporal Evolution of Inputs onto New Neurons in the Adult Dentate Gyrus and Olfactory Bulb. *Proc Natl Acad Sci USA*, 110(12):E1152-E1161.
32. Partanen E, Kujala T, Tervaniemi, M & Huotilainen M. (2013) Prenatal Music Exposure Induces Long-Term Neural Effects. *PLoS ONE*, 8:e78946. https://doi.org/10.1371/journal.pone.0078946
33. Movalled K, Sani A, Nikniaz L & Ghojazadeh M. (2023). The Impact of Sound Stimulations During Pregnancy on Fetal Learning: A Systematic Review. *BMC Pediatr*, 23:183. https://doi.org/10.1186/s12887-023-03990-7
34. Särkämö T. (2018). Music for the Ageing Brain: Cognitive, Emotional, Social, and Neural Benefits of Musical Leisure Activities in Stroke and Dementia. *Dementia*, 17: 670-685.
35. Wallmark Z, Deblieck C & Iacoboni M. (2018) Neurophysiological Effects of Trait Empathy in Music Listening. Front Behav Neurosci, 12:66. https://doi.org/10.3389/fnbeh.2018.00066
36. Detmer MR & Whelan ML. (2017) Music in the NICU: The Role of Nurses in Neuroprotection. *Neonatal Netw*, 36:213-217. DOI: 10.1891/ 0730-0832.36.4.213
37. Anderson D & Patel AD. (2018) Infants Born Preterm, Stress, and Neurodevelopment in the Neonatal Intensive Care Unit: Might Music Have an Impact? *Dev Med Child Neurol*, 60:256-266. https://doi.org/10.1111/dmcn.13663
38. Bos M, van Dokkum NH, Ravensbergen A, Kraft KE, Bos AF & Jaschke AC. (2021). Pilot Study Finds That Performing Live Music Therapy in Intensive Care Units May Be Beneficial for Infants' Neurodevelopment. *Acta Paediatr*, 110:2350-2351. https://doi.org/10.1111/apa.15867
39. Palazzi A, Meschini R & Piccinini, CA. (2021). NICU Music Therapy Effects on Maternal Mental Health and Preterm Infant's Emotional Arousal. *Infant Ment Health J*, 42:672-689. https://doi.org/10.1002/imhj.21938
40. Mikulis N, Inder TE & Erdei C. (2021). Utilising Recorded Music to Reduce Stress and Enhance Infant Neurodevelopment in Neonatal Intensive Care Units. *Acta Paediatr*, 110:2921-2936. https://doi.org/10.1111/apa.15977.
41. Loukas S, Lordier L, Meskaldji D, Filippa M, de Almeida JS, Van De Ville D & Hüppi PS. (2022). Musical Memories in Newborns: A Resting-State Functional Connectivity Study. *Hum Brain Mapp*, 43:647-664. https://doi.org/10.1002/hbm.25677
42. Yue W, Han X, Luo J, Zeng Z & Yang M. (2021). Effect of Music Therapy on Preterm Infants in Neonatal Intensive Care Unit: Systematic Review and Meta-analysis of Randomized Controlled Trials. *J Adv Nurs*, 77:635-652. https://doi.org/10.1111/jan.14630
43. Almeida JS, Baud O, Fau S, Barcos-Munoz F, Courvoisier S, Lordier L, et al. (2023). Music Impacts Brain Cortical Microstructural Maturation in Very Preterm Infants: A Longitudinal Diffusion MR Imaging Study. *Dev Cogn Neurosc*, 61:101254. https://doi.org/10.1016/j.dcn.2023.101254

44. Palaskar P, Ramekar SD, Sant N, et al. (2023) Ideal Mode of Auditory Stimulation in Preterm Neonates in Neonatal Intensive Care Unit: A Systematic Review. *Cureus*, 15(2): e34496. https://doi.org/10.7759/cureus.34496
45. Kuuse A-K, Paulander A-S & Eulau L. (2023) Characteristics and Impacts of Live Music Interventions on Health and Wellbeing for Children, Families, and Health Care Professionals in Paediatric Hospitals: A Scoping Review. *Int J Qual Stud Heal*, 18:2180859. https://doi.org/10.1080/17482631.2023.2180859
46. Shrock CL, (2023). A Daily Dose of Music. Acad Pediatr https://doi.org/10.1016/j.acap.2023.05.005
47. Angel LA, Polzella DJ & Elvers GC. (2010). Background Music and Cognitive Performance. *Percept Mot Ski*, 110:1059-1064.
48. Ferreri L, Aucouturier J, Muthalib M, Bigand E & Bugaiska A. (2013). Music Improves Verbal Memory Encoding while Decreasing Prefrontal Cortex Activity: An f NIRS Study. *Front Hum Neurosci*, 7: Artigo 779. https://doi.org/10.3389/fnhum.2013.00779
49. Derks-Dijkman MW, Schaefer RS & Kessels RPC. (2023). Musical Mnemonics in Cognitively Unimpaired Individuals and Individuals with Alzheimer's Dementia: A Systematic Review. *Neuropsychol Rev*. https://doi.org/10.1007/s11065-023-09585-4
50. Souza AS & Barbosa LCL (2023). Devemos desligar a música? Music with Lyrics Interferes with Cognitive Tasks. *J Cognition*, 6(1):24, pp. 1-18. https://doi.org/10.5334/joc.273
51. Bottiroli S, Rossi A, Russo R, Vecchi T & Cavallini E. (2014). The Cognitive Effects of Listening to Background Music on Older Adults: Processing Speed Improves with Upbeat Music, While Memory Seems to Benefit both Upbeat and Downbeat Music. *Front Aging Neurosci*, 6: Artigo 284. https://doi.org/10.3389/fnagi.2014.00284
52. Hars M, Herrmann FR, Gold G, Rizzoli R & Trombetti A. (2014). Effect of Music-Based Multitask Training on Cognition and Mood in Older Adults. *Age Ageing*, 43: 196-200. https://doi.org/10.1093/ageing/aft163
53. Satoh M, Ogawa J, Tokita T, Nakaguchi N, Nakao K, Kida H et al. (2014). The Effects of Physical Exercise with Music on Cognitive Function of Elderly People: Mihama-Kiho Project. *PLoS ONE*, 9(4): e95230. https://doi.org/10.1371/journal.pone.0095230
54. Maddigan ME, Sullivan KM, Halperin I, Basset FA & Behm DG. (2019). High Tempo Music Prolongs High Intensity Exercise. *PeerJ*, 6: e6164. https://doi.org/10.7717/peerj.6164
55. Gurbuz-Dogan RN, Ali B, Candy B & King M. (2021). The Effectiveness of Sufi Music for Mental Health Outcomes. A Systematic Review and Meta-Analysis of 21 Randomised Trials. *Complem Thera Med*, 57:102664.
56. Erkkila J, Punkanen M, Fachner J, Ala-Ruona E, Pontio I, Tervaniemi M, Vanhala M & Gold C. (2011). Individual Music Therapy for Depression: Randomised Controlled Trial. *BJPsych*, 199:132-139. https://doi.org/10.1192/ bjp.bp.110.085431
57. Hsu W-C & Lai H-L. (2004). Effects of Music on Major Depression in Psychiatric Inpatients. *Arch Psychiatr Nurs*, 18:193-199. https://doi.org/10.1016/j.apnu.2004.07.007
58. Chanda ML & Levitin DJ. (2013). The Neurochemistry of Music. *Trends Cogn Sci*, 17:179-193. https://doi.org/10.1016/j.tics.2013.02.007
59. Wong MM, Tahir T, Wong MM, Baron A & Finnerty R. (2021). Biomarkers of Stress in Music Interventions: A Systematic Review. *J Music Ther*, 58:241-277. https://doi.org/10.1093/jmt/thab003

60. Nair PS, Raijas P, Ahvenainen M, Philips Ak, Ukkola-Vuoti L & Järvelä I. (2020), I. Music-Listening Regulates Human microRNA Expression. *Epigenetics*, 16:554-566. https://doi.org/10.1080/15592294.2020.1809853
61. Kaufmann CN, Montross-Thomas LP & Griser S. (2017). Increased Engagement with Life: Differences in the Cognitive, Physical, Social, and Spiritual Activities of Older Adult Music Listeners. *Gerontol*, 58:270-277. https://doi.org/10.1093/geront/gnw192
62. Särkämö T. & Sihvonen AJ (2018). Golden Oldies and Silver Brains: Deficits, Preservation, Learning, and Rehabilitation Effects of Music in Ageing-Related Neurological Disorders. *Cortex*, 109:104e123. https://doi.org/10.1016/j.cortex.2018.08.034
63. Leo V, Sihvonen AJ, Linnavalli T, Tervaniemi M, Laine M, Soinila S et al. (2018) Sung Melody Enhances Verbal Learning and Recall After Stroke. *Ann NY Acad Sci*, 1423:296-307. https://doi.org/10.1111/nyas. 13624
64. Atherton RP, Chrobak QM, Rauscher FH, Karst AT, Hanson MD, Steinert SW, et al. (2018). Shared Processing of Language and Music. *Exp Psychol*, 65: 40-48. https://doi.org/10.1027/1618-3169/a000388
65. Thaut MH (2005) The Future of Music in Therapy and Medicine. *Ann NY Acad Sci*, 1060:303-308. https://doi.org/10.1196/annals.1360.023
66. Thaut MH. (2021). Advances in the Role of Music in Neurorehabilitation: Addressing Critical Gaps in Clinical Applications. *Neuro Rehabilitation*, 48:153. https://doi.org/10.3233/NRE-208010
67. Crasta JE, Thaut MH, Anderson CW, Davies PL & Gavin WJ. (2018). Auditory Priming Improves Neural Synchronization in Auditory-Motor Entrainment. *Neuropsychologia*, 117:102-112. https://doi.org/10.1016/j.neuropsychologia.2018.05.017
68. Cohen D, Post SG, Lo A, Lombardo R & Pfeffer B. (2018). "Music & Memory" and Improved Swallowing in Advanced Dementia. *Dementia*, 19:195-204. https://doi.org/10.1177/1471301218769778
69. Ihara ES, Tompkins CJ, Inoue, M & Sonneman S. (2018). Results from a Person-Centered Music Intervention for Individuals Living with Dementia. *Geriatr Gerontol Int*, 19:30-34. https://doi.org/10.1111/ggi.13563
70. Arnon S, Diamant C, Bauer S, Regev R, Sirota G & Litmanovitz I. (2014) Maternal Singing During Kangaroo Care Led to Autonomic Stability in Preterm Infants and Reduced Maternal Anxiety. *Acta Paediatr*, 103:1039-1044. https://doi.org/10.1111/apa.12744
71. Pineda R, Guth R, Herring A, Reynolds L, Oberle S & Smith J. (2017). Enhancing Sensory Experiences for Very Preterm Infants in the NICU: An Integrative Review. *J Perinatol*, 37:323-332. https://doi.org/10.1038/jp.2016.179
72. Thaut MH, McIntosh GC & Ehoemberg V. (2015). Neurobiological Foundations of Neurologic Music Therapy: Rhythmic Entrainment and the Motor System. *Front Psychol*, 5: 1185-1185. https://doi.org/10.3389/fpsyg.2014.01185
73. Wang C, Li G, Zheng L, Meng X, Meng Q, Wang S, et al. (2021) Effects of Music Intervention on Sleep Quality of Older Adults: A Systematic Review and Meta-analysis. *Complement Ther Med*, 59:102719. https://doi.org/10.1016/j.ctim.2021.102719
74. Tang YW, Teoh SL, Yeo JHH, Ngim CF, Lai NM, Durrant SJ & Lee SWH. (2021). Music-Based Intervention for Improving Sleep Quality of Adults without Sleep Disorder: A Systematic Review and Meta-analysis. *Behav Sleep Med*, 20:241-259. https://doi.org/10.1080/15402002.2021.1915787

75. Chen C, Tung H, Fang C, Wang J, Ko N, Chang Y & Chen Y. (2021). Effect of Music Therapy on Improving Sleep Quality in Older Adults: A Systematic Review and Meta-analysis. *J Am Geriatr Soc*, 69:1925-1932. https://doi.org/10.1111/jgs.17149
76. Chan MMY & Han YMY. (2022). The Functional Brain Networks Activated by Music Listening: A Neuroimaging Meta-Analysis and Implications for Treatment. *Neuropsychol*, 36(1):4-22. https://doi.org/10.1037/neu0000777
77. Rouse HJ, Jin Y, Hueluer G, Huo MA, Bugos J, Veal B, et al. (2021). Association Between Music Engagement and Episodic Memory Among Middle-Aged and Older Adults: A National Cross-Sectional Analysis. *Journals Gerontol Ser B Psychol Sci Soc Sci*, 77:558-566. https://doi.org/10.1093/geronb/gbab044
78. Gerry D, Unrau A & Trainor L. (2012). Active Music Classes in Infancy Enhance Musical, Communicative and Social Development. *Dev Sci*, 15:398-407.
79. Blasco-Magraner J, Bernabe-Valero G, Marín-Liébana P & Moret-Tatay C. (2021). Effects of the Educational Use of Music on 3- to 12-Year-old Children's Emotional Development: A Systematic Review. *Int J Environ Res Public Health*, 18:3668. https://doi.org/10.3390/ijerph18073668
80. Schellenberg EG. (2004). Music Lessons Enhance IQ. *Psychol Sci*, 15:511-514. https://doi.org/10.1111/j.0956-7976.2004.00711.x
81. Degé F (2021) Music Lessons and Cognitive Abilities in Children: How Far Transfer Could Be Possible. *Front Psychol*, 11:557807. https://doi.org/10.3389/fpsyg.2020.557807
82. Bigand E & Tillmann B. (2022). Near and Far Transfer: Is Music Special? *Mem Cogn*, 50:339-347. https://doi.org/10.3758/s13421-021-01226-6
83. Habibi A, Damasio A, Ilari B, Veiga R, Joshi A, Leahy RM et al. (2017). Childhood Music Training Induces Change in Micro and Macroscopic Brain Structure: Results from a Longitudinal Study. *Cereb Cortex*, 28:4336-4347. https://doi.org/10.1093/cercor/bhx286
84. Harding EE, Sammler D, Henry MJ, Large EW & Koṭz SA. Cortical Tracking of Rhythm in Music and Speech. *NeuroImage*, 185:96-101. https://doi.org/10.1016/j.neuroimage.2018.10.037
85. Loui P, Raine LB, Chaddock-Heyman L, Kramer AF e Hillman CH. (2019). Musical Instrument Practice Predicts White Matter Microstructure and Cognitive Abilities in Childhood. *Front Psychol*, 10:1198. https://doi.org/10.3389/fpsyg.2019.01198
86. Moreno S, Bialystok E, Barac R, Schellenberg EG, Cepeda NJ & Chau T. (2011). Short-Term Music Training Enhances Verbal Intelligence and Executive Function. *Psychol Sci*, 22:1425-1433. https://doi.org/10.1177/0956797611416999
87. Nie P, Wang C, Rong G, Du B, Lu J, Li S et al. (2022). Effects of Music Training on the Auditory Working Memory of Chinese-Speaking School-Aged Children: A Longitudinal Intervention Study. *Front Psychol*, 12:770425. https://doi.org/10.3389/fpsyg.2021.770425
88. Pasiali V & Clark C. (2018) Evaluation of a Music Therapy Social Skills Development Program for Youth with Limited Resources. *J Music Ther*, 55:280-308. https://doi.org/10.1093/jmt/thy007
89. Moss H, Lynch J & Donoghue JO (2018). Exploring the Perceived Health Benefits of Singing in a Choir: An International Cross-sectional Mixed-Methods Study. *Perspect Public Health*, 138:160-168. https://doi.org/10.1177/1757913917739652
90. Chaddock-Heyman L, Loui P, Weng T, Weisshappel R, McAuley E & Kramer AF. (2021). Musical Training and Brain Volume in Older Adults. *Brain Sci*, 11, 50. https://doi.org/10.3390/brainsci11010050

91. Abrahan VD, Shifres F & Justel N. (2020). Impact of Music-Based Intervention on Verbal Memory: An Experimental Behavioral Study with Older Adults. *Cogn Process*, 22, 117-130. https://doi.org/10.1007/s10339-020-00993-5
92. Biasutti M & Mangiacotti A. (2017). Assessing a Cognitive Music Training for Older Participants: A Randomised Controlled Trial. *Int J Geriatr Psychiatry*, 33:271-278. https://doi.org/10.1002/gps.4721
93. Smith Sk, Innes A & Bushell S. (2021). Music-Making in the Community with People Living with Dementia and Care-Partners – 'I'm Leaving Feeling on Top of the World'. *Health Soc Care Community*, 30:114-123. https://doi.org/10.1111/hsc.13378
94. Mittelman MS & Papayannopoulou PM. (2018). The Unforgettables: A Chorus for People with Dementia with Their Family Members and Friends. *Int Psychogeriatrics*, 30:779-789. https://doi.org/10.1017/s1041610217001867
95. MacDonald R, Burke R, De Nora T, Donohue MS & Birrell R. (2021). Our Virtual Tribe: Sustaining and Enhancing Community via Online Music Improvisation. *Front Psychol*, 11:623640. https://doi.org/10.3389/fpsyg.2020.623640
96. Schlaug G. (2015). Musicians and Music Making as a Model for the Study of Brain Plasticity. *Prog Brain Res*, 217:37-55. https://doi.org/10.1016/bs.pbr.2014.11.020
97. White-Schwoch T, Carr KW, Anderson S, Strait DL & Kraus N. (2013). Older Adults Benefit from Music Training Early in Life: Biological Evidence for Long-Term Training-Driven Plasticity. *J Neurosci*, 33:17667-17674. https://doi.org/10.1523/jneurosci.2560-13.2013
98. Piccirilli M, Palermo MT, Germani A, Bertoli ML, Ancarani V, Buratta L, et al. (2020). Music Playing and Interhemispheric Communication: Older Professional Musicians Outperformed Age-Matched Non-Musicians in Fingertip Cross-Localization Test. *J Int Neuropsychol Soc*, 27:282-292. doi.org/10.1017/s1355617720000946
99. Wilson RS, Boyle PA, Yang J, James BD e Bennett DA. (2014). Early Life Instruction in Foreign Language and Music and Incidence of Mild Cognitive Impairment. *Neuropsychology*. https://doi.org/10.1037/neu 0000129
100. Seinfeld S, Figueroa H, Ortiz-Gil J & Sanchez-Vives MV. (2013). Effects of Music Learning and Piano Practice on Cognitive Function, Mood and Quality of Life in Older Adults. *Front Psychol*, 4: Artigo 810. https://doi.org/10.3389/fpsyg.2013.00810
101. Worschech F, Altenmüller E, Jünemann K, Sinke C, Krüger THC, Scholz DS, et al. (2022). Evidence of Cortical Thickness Increases in Bilateral Auditory Brain Structures Following Piano Learning in Older Adults. *Ann NY Acad Sci*. https://doi.org/10.1111/nyas.14762
102. Junemann K, Marie D, Worschech F, Scholz DS, Grouillero F, Kliegel M, et al. (2022). Six Months of Piano Training in Healthy Elderly Stabilizes White Matter Microstructure in the Fornix, Compared to an Active Control Group. *Front Aging Neurosci*, 14:817889. https://doi.org/10.3389/fnagi.2022.817889
103. Worschech F, James CE, Jünemann K, Sinke C, Krüger THC, Scholz DS, et al. (2023). Fine Motor Control Improves in Older Adults After 1 Year of Piano Lessons: Analysis of Individual Development and Its Coupling with Cognition and Brain Structure. *Eur J Neurosci*: 1-22. https://doi.org/10.1111/ejn.16031
104. Degé F & Kerkovius K. (2018) The Effects of Drumming on Working Memory in Older Adults. *Ann NY Acad Sci*, 1423:242-250. https://doi.org/10.1111/nyas.13685
105. Vik BMD, Skeie GO, Vikane E & Specht K. (2018). Effects of Music Production on Cortical Plasticity within Cognitive Rehabilitation of Patients with Mild Traumatic Brain Injury. *Brain Inj*, 32:634-643. https://doi.org/10.1080/02699052.2018.1431842

106. Siponkoski S.-T, Martínez-Molina N, Kuusela L, Laitinen S, Holma M, Ahlfors M, et al. (2020). Music Therapy Enhances Executive Functions and Prefrontal Structural Neuroplasticity after Traumatic Brain Injury: Evidence from a Randomized Controlled Trial. *J Neurotrauma*, 37:618-634. https://doi.org/10.1089/neu.2019.6413
107. Sihvonen AJ, Siponkoski S-T, Martinez-Molina N, Laitinen S, Holma M, Ahlfors M, et al. (2021). The Use of Artificial Neural Networks to Predict the Physicochemical Characteristics of Water Quality in Three District Municipalities, Eastern Cape Province, South Africa. *Int J Environ Res Public Health*, 18:5248.
108. Zhang Y, Cai J, An L, Hui F, Ren T, Ma H & Zhao Q. (2017). Does Music Therapy Enhance Behavioral and Cognitive Function in Elderly Dementia Patients? A Systematic Review and Meta-analysis. *Aging Res Rev*, 35:1-11. https://doi.org/10.1016/j.arr.2016.12.003
109. Xu B, Sui Y, Zhu C, Yang X, Zhou J, Li L, Ren L & Wang X. (2017). Music Intervention on Cognitive Dysfunction in Healthy Older Adults: A Systematic Review and Meta-analysis. *Neurol Sci*, 38:983-992. https://doi.org/10.1007/s10072-017-2878-9
110. Dorris JL, Neely S, Terhorst L, VonVille HM & Rodakowski J. (2021). Effects of Music Participation for Mild Cognitive Impairment and Dementia: A Systematic Review and Meta-analysis. *J Am Geriatr Soc*, 69:2659-2667. https://doi.org/10.1111/jgs.17208
111. Paraskevopoulos E, Kuchenbuch A, Herholz SC & Pantev C. (2012). Musical Expertise Induces Audiovisual Integration of Abstract Congruency Rules. *J Neurosci*, 32(50):18196-18203. doi: 10.1523/JNEUROSCI.1947-12.2012.
112. Kuchenbuch A, Paraskevopoulos E, Herholz SC & Pantev C. (2014). Audio-Tactile Integration and the Influence of Musical Training. *PLoS ONE*, 9(1): e85743. DOI: 10.1371/journal.pone.0085743
113. Paraskevopoulos E, Kuchenbuch A, Herholz SC & Pantev C. (2014). Multisensory Integration during Short-Term Music Reading Training Enhances Both Uni- and Multisensory Cortical Processing. *J Cogn Neuroscience*, 26(10):2224-2238. https://doi.org/10.1162/jocn_a_00620
114. Benz S, Sellaro R, Hommel B & Colzato LS. (2016). Music Makes the World Go Round: The Impact of Musical Training on Non-musical Cognitive Functions-A Review. *Front Psychol*, 6, Artigo 2023. DOI: 10.3389/ fpsyg.2015.02023
115. Zhang L, Wang X, Alain C & Du Y. (2023). Envelhecimento bem-sucedido de músicos: Preservation of Sensorimotor Regions Aids Audiovisual Speech-in-Noise Perception. *Sci Adv*, 9: eadg7056.
116. Wan CY & Schlaug G. (2010). Music Making as a Tool for Promoting Brain Plasticity across the Life Span. *Neuroscientist*, 16:566-577. https://doi.org/10.1177/1073858410377805
117. Loui P. (2018). Rapid and Flexible Creativity in Musical Improvisation: Review and a Model. *Ann NY Acad Sci*, 1423:138-145. https://doi.org/10.1111/nyas.13628
118. Beaty RE. The Neuroscience of Musical Improvisation. *Neurosci Biobehav Rev*, 51:108-117. https://doi.org/10.1016/j.neubiorev.2015.01.004
119. Dolan D, Jensen HJ, Mediano PAM, Molina-Solana M, Rajpal H, Rosas F & Sloboda JA. (2018). The Improvisational State of Mind: A Multidisciplinary Study of an Improvisatory Approach to Classical Music Repertoire Performance. *Front Psychol*, 9:1341. https://doi.org/10.3389/fpsyg.2018.01341
120. Verghese J, Lipton RB, Katz MJ, Hall CB, Derby CA, Kuslansky G, et al. (2003). Leisure Activities and the Risk of Dementia in the Elderly. *New Engl J Med*, 348:2508-2516. https://doi.org/10.1056/nejmoa022252

121. Peterson, C. (2008) What Is Positive Psychology, and What Is It Not? *Psychol Today*, 16 de maio. https://www.psychologytoday.com/us/blog/the-good-life/200805/what-is-positive-psychology-and-what-is-it-not? (acessado on-line em 12 de agosto de 2023).
122. Kweon J, Vigne MM, Jones RN, Carpenter LL & Brown JC. (2023) Practice Makes Plasticity: 10-Hz rTMS Enhances LTP-like Plasticity in Musicians and Athletes. *Front Neural Circuits*, 17:1124221. https://doi.org/10.3389/fncir.2023.1124221
123. Wu X, Lu X, Zhang H, Wang X, Kong Y & Hu L. (2023). The Association Between Ballroom Dance Training and Empathic Concern: Behavioral and Brain Evidence. *Hum Brain Mapp*, 44:315-326. https://doi.org/10.1002/hbm.26042.
124. Fari G, Lunetti P, Pignatelli G, Raele MV, Cera A, Mintrone G, et al. (2021). The Effect of Physical Exercise on Cognitive Impairment in Neurodegenerative Disease: From Pathophysiology to Clinical and Rehabilitative Aspects. *Int J Mol Sci*, 22:11632. doi: 10.3390/ijms222111632.
125. Pereira AC, Huddleston DE, Brickman AM, Sosunov AA, Hen R, Mckhann GM, et al. (2007). An in Vivo Correlate of Exercise-Induced Neurogenesis in the Adult Dentate Gyrus. *Proc Natl Acad Sci USA*, 104(13):5638-5643.
126. Colmenares AM, Voss MW, Fanning J, Salerno EA, Gothe NP, Thomas ML, et al. (2021). White Matter Plasticity in Healthy Older Adults: The Effects of Aerobic Exercise. *NeuroImage*, 239:118305. https://doi.org/10.1016/j.neuroimage.2021.118305
127. Karpati FJ, Giacosa C, Foster NE, Penhune VB & Hyde KL. (2017). Dance and Music Share Gray Matter Structural Correlates. *Brain Res*, 1657:62-73. https://doi.org/10.1016/j.brainres.2016.11.029
128. McCrary JM, Redding E & Altenmüller E. (2021). Performing Arts as a Health Resource? An Umbrella Review of the Health Impacts of Music and Dance Participation. *PLoS ONE*, 16:e0252956. https://doi.org/10.1371/journal.pone.0252956
129. Elst CFV, Foster NHD, Vuust P, Keller PE & Kringelbach ML. (2023) The Neuroscience of Dance: A Conceptual Framework and Systematic Review. *Neurosci Biobehav Rev*, 150:105197. https://doi.org/10.1016/j.neubiorev.2023.105197
130. Nascimento MDM. (2021). Dance, Aging, and Neuroplasticity: An Integrative Review. *Neurocase*, 27:372-381. https://doi.org/10.1080/13554794.2021.1966047
131. Balazova Z, Marecek R, Novakova L, Nemcova-Elfmarkova N, Kropacova S, Brabenec L, et al. (2021). Dance Intervention Impact on Brain Plasticity: A Randomized 6-Month fMRI Study in Non-expert Older Adults. *Front Aging Neurosci*, 13:724064. https://doi.org/10.3389/fnagi.2021.724064
132. Wang Y. (2023) O efeito da dança no treinamento de reabilitação após a Covid-19. *Eur Rev Med Pharmacol Sci*, 27:359-365.
133. Schroeder H, Haussermann P & Fleiner T. (2023). Dance-Specific Activity in People Living with Dementia: A Conceptual Framework and Systematic Review of Its Effects on Neuropsychiatric Symptoms. *J Geriatr Psychiatry Neurol*, 36(3):175–184. https://doi.org/10.1177/08919887221130268
134. Hu Y, Son K, Yang Z & Mao Y. (2023). Moderated by Personal Perception: The Preventive Relationship Between Home HIIT Dance and Depression during the Covid-19 Pandemic in China. *Front Public Health*, 11:1117186. https://doi.org/10.3389/fpubh.2023.1117186
135. Humphries A, Tasnim N, Rugh R, Patrick M & Basso JC. (2023). Acutely Enhancing Affective State and Social Connection Following an Online Dance Intervention during the Covid-19 Social Isolation Crisis. *BMC Psychol*, 11.13. https://doi.org/10.1186/s40359-022-01034-w

136. Raghupathy Mk, Divya M & Karthikbabu S. (2021). Effects of Traditional Indian Dance on Motor Skills and Balance in Children with Down syndrome. *J Mot Behav*, 54:212-221. https://doi.org/10.1080/00222895.2021.1941736
137. Kosurko A, Herron RV, Grigorovich A, Bar RJ, Kontos P, Menec V & Skinner MW. (2022). Dance Wherever You Are: The Evolution of Multimodal Delivery for Social Inclusion of Rural Older Adults. *Innov Aging*, 6:igab058. https://doi.org/10.1093/geroni/igab058
138. Chan JS, Wu J, Deng K & Yan JH. The Effectiveness of Dance Interventions on Cognition in Patients with Mild Cognitive Impairment: A Meta-analysis of Randomized Controlled Trials. *Neurosci Biobehav Rev*, 118:80-88. https://doi.org/10.1016/j.neubiorev.2020.07.017
139. Basso JC, Satyal Mk & Rugh R. (2021). Dance on the Brain: Enhancing Intra- and Inter-Brain Synchrony. *Front Hum Neurosci*, 14: 584312. https://doi.org/10.3389/fnhum.2020.584312
140. Wu VX, Chi Y, Lee Jk, Goh HS, Chen DYM, Haugan G, et al. (2021). The Effect of Dance Interventions on Cognition, Neuroplasticity, Physical Function, Depression, and Quality of Life for Older Adults with Mild Cognitive Impairment: A Systematic Review and Meta-analysis. *Int J Nurs Stud*, 122:104025. https://doi.org/10.1016/j.ijnurstu.2021.104025
141. Rehfeld K, Müller P, Aye N, Schmicker M, Dordevic M, Kaufmann J, et al. (2017). Dancing or Fitness Sport? The Effects of Two Training Programs on Hippocampal Plasticity and Balance Abilities in Healthy Seniors. *Front Hum Neurosci*, 11:305-305. https://doi.org/10.3389/fnhum.2017.00305
142. Zhu Y, Zhong Q, Ji J, Ma J, Wu H, Gao Y, Ali N e Wang T. (2020). Effects of Aerobic Dance on Cognition in Older Adults with Mild Cognitive Impairment: A Systematic Review and Meta-Analysis. *J Alzheimer's Dis*, 74:679-690. https://doi.org/10.3233/JAD-190681
143. Bojner Horwitz E, Korošec, K, &Theorell T. (2022). Can Dance and Music Make the Transition to a Sustainable Society More Feasible? *Behav Sci*, 12:11. https://doi.org/10.3390/bs12010011
144. Planckaert N, Duyck W & Woumans E (2023). Is There a Cognitive Advantage in Inhibition and Switching for Bilingual Children? A Systematic Review. *Front Psychol*, 14:1191816. https://doi.org/10.3389/fpsyg.2023.1191816
145. Korenar M, Daller JT & Pliatsikas C. (2023). Dynamic Effects of Bilingualism on Brain Structure Map onto General Principles of Experience-Based Neuroplasticity. *Sci Rep*, 13:3428. https://doi.org/10.1038/s41598-023-30326-3
146. Korpinen E, Slama S, Rosenqvist J & Haavisto A. (2023). WPPSI-IV and NEPSY-II Performance in Mono and Bilingual 5-6-Year-Old Children: Findings from The FinSwed Study. *Scandinavian J Psychol*, 64:409-420. https://doi.org/10.1111/sjop.12895
147. Huang R, Baker ER & Schneider JM. (2023). Executive Function Skills Account for a Bilingual Advantage in English Novel Word Learning among Low-Income Preschoolers. *J Exper Child Psychol*, 235:105714. https://doi.org/10.1016/j.jecp.2023.105714
148. Calvo N, Anderson JAE, Berkes M, Freedman M, Craik FIM & Bialystok E. (2023). Gray Matter Volume as Evidence for Cognitive Reserve in Bilinguals with Mild Cognitive Impairment. *Alzheimer Dis Disord Assoc Disord*, 37:7-12.
149. Ovando-Tellez M, Kenett YN, Benedek M, Bernard M, Belo J, Beranger B, et al. (2022). Brain Connectivity-Based Prediction of Real-Life Creativity Is Mediated by Semantic Memory Structure. *Sci Adv*, 8:eabl4294.
150. Ahmed H, Pauly-Takacs K & Abraham A. (2023) Evaluating the Effects of Episodic and Semantic Memory Induction Procedures on Divergent Thinking in Younger and Older Adults. *PLoS ONE*, 18(6):e0286305. https://doi.org/10.1371/journal.pone.0286305

151. Ramscar M, Hendrix P, Shaoul C, Milin P & Baayen H. (2014). The Myth of Cognitive Decline: Non-Linear Dynamics of Lifelong Learning. *Top Cogn Sci*: 1-38. ISSN:1756-8757 impresso, 1756-8765 on-line. https://doi.org/10.1111/tops.12078
152. John Kander, Lin-Manuel Miranda em "New York, New York" na Broadway – *CBS News* (Acesso on-line em 7 de outubro de 2023).
153. Edwards EE, St Hillaire-Clarke C, Frankowski DS, Finkelstein F, Cheever T, Chen WG, et al. (2023). NIH Music-Based Intervention Toolkit. Music-Based Interventions for Brain Disorders of Aging. *Neurology*, 100:868-878. https://doi.org/10.1212/WNL.0000000000206797
154. Tanzi R. Neuroscientist & Musician Performing at n1m.com/rudytanzi
155. Jessberger S & Gage FH (2008). Stem-Cell-Associated Structural and Functional Plasticity in the Aging Hippocampus. *Psychol Aging*, 23(4):684-691.

7

Dieta: reduza a inflamação e nutra seu cérebro em desenvolvimento

Os Departamentos de Agricultura e de Saúde e Direitos Humanos dos Estados Unidos, nas *Diretrizes Alimentares para Americanos, 2020-2025*, 9ª edição, disponíveis em *https://www.dietaryguidelines.gov/sites/default/files/2020-12/Dietary_Guidelines_for_Americans_2020-2025.pdf*, enfatizam o impacto profundo dos alimentos e líquidos consumidos na saúde geral ao longo da vida. As diretrizes observam que "os elementos centrais de um padrão alimentar saudável são notavelmente consistentes ao longo da vida e dos resultados de saúde". Embora seja importante conhecer e observar os limites calóricos, recomenda-se o consumo de alimentos e bebidas ricos em nutrientes, pois eles fornecem minerais, vitaminas e outras moléculas que promovem a saúde sem adição de açúcares.

A hidratação adequada também é essencial para o bom funcionamento cognitivo.[1] Descobriu-se que indivíduos com demência apresentavam déficits cognitivos mais graves quando desidratados.[2] A pesquisa é essencial "para definir claramente se a desidratação é uma causa ou um efeito do aparecimento da demência". A Figura 7.1 nos convida a desfrutar de uma alimentação saudável.

Na fazenda da minha juventude, a quantidade e variedade de alimentos e líquidos eram abundantes. Grãos integrais, nozes, vegetais e frutas? Nós os cultivávamos. Colhíamos. Guardávamos na despensa.

No entanto, grande parte do que consumíamos não era muito saudável. Um lanche comum era uma fatia de pão branco caseiro com uma espessa camada de manteiga batida em casa, acrescida de uma grande quantidade de açúcar branco.

Espero que sua alimentação seja mais saudável, pois essas escolhas podem induzir neuroinflamação; glicação, que cria produtos finais de glicação avançada (AGEs) que são fatores-chave no envelhecimento e em doenças como o Alzheimer; e outros efeitos colaterais negativos. A neurociência em evolução fornece dados

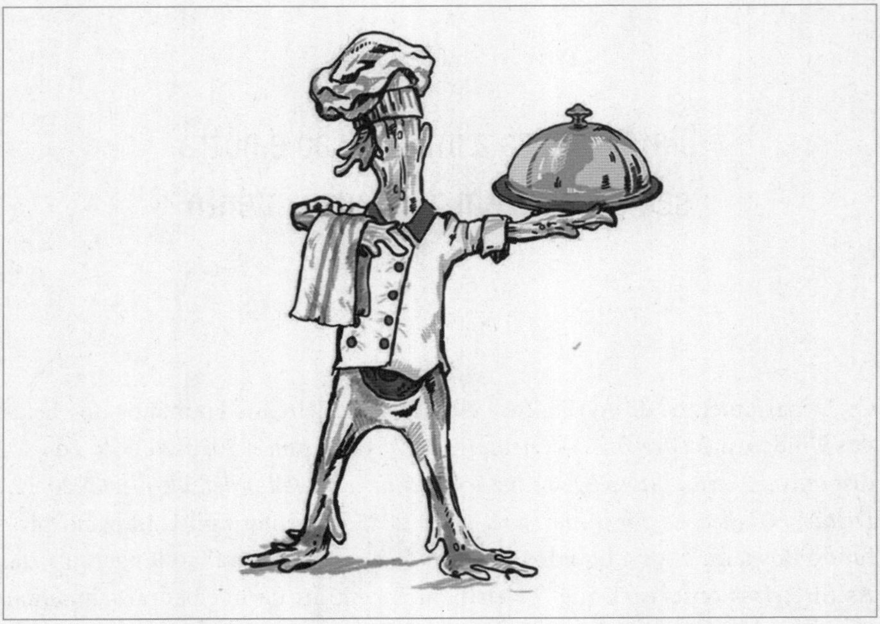

Figura 7.1 Esta ilustração do Dr. David Yu, de uma célula cerebral servindo alguns alimentos saudáveis, destaca o papel da dieta na redução da neuroinflamação e na nutrição do seu cérebro em desenvolvimento.

para influenciar a ingestão de alimentos e líquidos que podem reduzir a inflamação e nutrir seus neurônios para construir cérebros maiores e melhores.

Escolher alimentos com sabedoria inclui não adicionar açúcar. Em um artigo recente, extenso e repleto de informações, Lustig[3] sugeriu que o açúcar precisa ser regulamentado. Concordo com o conteúdo e a perspectiva desse artigo e acrescentaria que usar estévia em vez de açúcar poderia eliminar o impacto prejudicial desse ingrediente e ajudar os produtores de alimentos a criar itens alimentícios saborosos por um custo menor. Também se poderia incluir publicidade nesses alimentos informando que eles proporcionam os benefícios à saúde aqui descritos. Educar a indústria alimentícia sobre as várias maneiras pelas quais a estévia pode ser benéfica para seus resultados financeiros e para a longevidade saudável de seus consumidores pode acelerar a mudança do público para alimentos mais saudáveis. Falaremos mais sobre isso mais adiante neste capítulo.

As *Diretrizes Alimentares* indicam que os elementos essenciais de uma dieta saudável incluem todos os tipos de vegetais; frutas inteiras; grãos integrais; laticínios e/ou bebidas de soja; proteínas provenientes de carnes magras, frutos do mar, ovos, ervilhas, feijões, nozes, sementes, lentilhas e produtos de soja; e óleos presentes em nozes, frutos do mar e outros alimentos. O USDA disponibiliza um plano alimentar personalizado em *https://www.myplate.gov/*. O café da manhã *fast-food* com ovos, queijo, bacon, alto teor de gordura e sal, disponível no *drive-thru*, já recebeu ampla atenção por ser prejudicial à saúde a longo prazo. Mais recentemente, pesquisas descobriram uma redução de 15-20% no fluxo sanguíneo duas horas após a ingestão desse tipo de refeição.

Maximizar a química, a arquitetura e o desempenho do cérebro em qualquer idade requer uma boa nutrição ao longo da vida. Idealmente, uma dieta saudável começa já no útero, com nutrientes adequados durante a gravidez.

A Organização Mundial da Saúde (OMS) recomenda a amamentação como fonte exclusiva de nutrientes durante os primeiros seis meses de vida, com a amamentação continuando por pelo menos os primeiros dois anos, porque "a amamentação promove o crescimento saudável, melhora o desenvolvimento cognitivo e pode trazer benefícios de saúde a longo prazo".[4] Por exemplo, o crescimento saudável incluiu aumento da espessura do córtex cerebral, bem como maior QI em adolescentes que foram amamentados.[5]

Podemos comemorar que a OMS estabeleceu uma "meta global para aumentar a amamentação exclusiva até 2025". O diretor-geral da OMS e o diretor executivo do UNICEF observaram um progresso significativo nos últimos dez anos em relação à amamentação exclusiva e instaram que "melhoremos o progresso nas taxas de amamentação globalmente", conforme encontrado no site da OMS em 3 de março de 2024.[6] A OMS também destaca que

> a composição exata de uma dieta diversificada, equilibrada e saudável varia de acordo com as características individuais (por exemplo, idade, sexo, estilo de vida e grau de atividade física), contexto cultural, alimentos disponíveis localmente e hábitos alimentares. No entanto, os princípios básicos do que constitui uma dieta saudável permanecem os mesmos.

O impacto da dieta nos telômeros é uma das maneiras de influenciar a saúde geral e a longevidade. Os telômeros são proteínas que protegem as extremidades dos cromossomos e têm funções importantes no processo de cópia do DNA para preservar suas informações genéticas desde o útero. Manter o comprimento dos telômeros está associado a uma saúde melhor ao longo de uma longevidade vigorosa. Manter um padrão alimentar saudável para um bom estado metabólico pode proteger o comprimento dos telômeros[7] com maior proteção quando se incluem alguns micronutrientes, como será discutido adiante. A ingestão oral que reduz a inflamação e o estresse oxidativo ou influencia as reações epigenéticas pode ajudar a manter o comprimento dos telômeros. Como os fatores associados à manutenção do comprimento saudável dos telômeros são abordados nesta obra, essa boa influência dos telômeros será acentuada aqui.

A pesquisa sobre Okinawa ao longo do tempo captura, de forma sucinta, a essência do que precisamos aprender, saber e viver.[8] Observe que a Organização Mundial da Saúde, em determinado momento, considerou Okinawa um dos Centros Centenários do Mundo. É lamentável que as primeiras décadas dessa pesquisa tenham sido subestimadas por terem sido escritas em japonês. É realmente uma sorte que agora tenhamos informações suficientes desse banco de dados para capturar a sabedoria de seus anciãos, e que a evolução da neurociência possa enriquecer esse banco de dados. Neste capítulo, o foco está nos aspectos da dieta de Okinawa que fizeram parte da sua trajetória para ser reconhecida como um centro centenário do mundo; também abordaremos as influências das culturas ocidentais que levaram à perda dessa distinção. Isso incluiu o consumo da dieta ocidental com excesso de calorias, que pode acelerar o declínio da neurogênese e aumentar a inflamação sistêmica, estéril e de baixo grau ("inflamação do envelhecimento") observada no envelhecimento malsucedido e no declínio neurocognitivo. A menor ingestão de alimentos ricos em nutrientes e a maior ingestão de alimentos "ocidentais" não saudáveis foram associadas independentemente a um menor volume no hipocampo esquerdo.[9]

Pesquisas clínicas e *in vitro* recentes aumentaram o volume de dados sobre como a flora intestinal influencia a produção de metabólitos que podem proteger a reserva cognitiva, reduzindo a neuroinflamação.[10] O cultivo de astrócitos humanos com esse metabólito resultou em alterações celulares que apoiam o papel do microbioma intestinal no envelhecimento saudável do cérebro. A comparação de amostras fecais de pessoas com sessenta anos ou mais com CCL (n = 23) com um grupo da mesma idade com saúde cognitiva revelou um microbioma menos diversificado nos indivíduos com CCL.[11] Padrões alimentares como a dieta mediterrânica[12] e a dieta de Okinawa podem ter uma influência saudável no microbioma. Estudos *in vitro* sugerem que o consumo de estévia pode ter uma influência positiva no microbioma intestinal; são necessários estudos para avaliar a frequência, a quantidade, com quais alimentos e o momento do consumo que poderiam maximizar esse benefício.[13] Outras intervenções propostas para promover uma microbiota saudável para a saúde cerebral incluem dietas ricas em fibras e exercícios físicos.[14]

As células adiposas podem aumentar a inflamação, o que pode influenciar grande parte do seu corpo. A inflamação é prejudicial para a função cerebral e é um fator de risco para muitos problemas de saúde, incluindo demência. Isso acentua a sabedoria de Okinawa expressa no *hara hachi bu*, "coma até ficar 80% satisfeito" com calorias saudáveis.

Um subconjunto da Iniciativa de Saúde da Mulher, que se concentrou na memória, descobriu que reduzir a ingestão de gordura em 20% e aumentar a ingestão de frutas, vegetais e grãos estava associado a "uma redução significativa do risco de possível comprometimento cognitivo em mulheres na pós-menopausa".[15] Estudos sugerem que os padrões alimentares podem influenciar a função cognitiva e que os maiores benefícios são obtidos com a adoção precoce de escolhas saudáveis; conforme mencionado e recomendado pela OMS, isso inclui os cuidados durante a gravidez e a amamentação, para maximizar as influências positivas no desenvolvimento cerebral desde o início da vida.

Com a dieta de Okinawa, você provavelmente consumirá vegetais adequados (incluindo frutas), batata-doce, peixe como fonte de proteína animal e gorduras saudáveis, e pouco ou nenhum açúcar. Cinco porções por dia de frutas e vegetais são consideradas adequadas. Isso pode ser facilmente alcançado escolhendo entre uma variedade de frutas e vegetais; incluindo um vegetal em cada refeição; comendo frutas e vegetais como lanches; e comendo alimentos frescos da estação. A ingestão de gordura e as fontes de gordura na dieta de Okinawa tendem a ser mais saudáveis, pois provêm do peixe como principal fonte de proteína animal.

A dieta mediterrânea é igualmente rica em vegetais e frutas. Autópsias realizadas em 581 participantes do *Projeto Memória e Envelhecimento* encontraram associações entre uma menor patologia global de Alzheimer e padrões alimentares.[16] Aqueles que seguiam a dieta mediterrânea apresentavam a menor carga de beta-amiloide, independentemente de doenças vasculares, tabagismo e atividade física. "Aqueles no tercil mais alto de ingestão de vegetais de folhas verdes apresentaram menos patologia global de DA quando comparados com aqueles no tercil mais baixo". A idade média deles no momento da morte foi de 91 anos.

Um estudo recente descobriu que a dieta mediterrânea tem um valor melhor quando se usa azeite de oliva extravirgem em vez de nozes. Talvez isso esteja relacionado à alta concentração de ácido oleico, um ácido graxo monoinsaturado presente no azeite de oliva e no abacate. O ácido oleico promoveu a sobrevivência de células-tronco neurais em um estudo *in vitro* usando "neuroprogenitores humanos purificados derivados de células-tronco embrionárias humanas".[17]

As células-tronco neurais em nosso hipocampo adulto podem amadurecer e se transformar em células cerebrais recém-nascidas, essenciais para a memória, novos aprendizados, regulação do humor e controle do estresse.

Mudar seus hábitos alimentares, em vez de se concentrar em um único componente da dieta, pode melhorar sua cognição e diminuir o risco e/ou retardar o aparecimento da demência. Tanto a dieta de Okinawa quanto a mediterrânea têm sido associadas a um melhor desempenho cognitivo e à redução do risco de demência. Isso pode significar mais alguns anos para celebrar os sucessos da terceira idade e está, em parte, relacionado ao efeito sinérgico dos muitos componentes bioativos dos alimentos.

Existe a possibilidade de que a dieta mediterrânea esteja associada a uma melhor manutenção dos telômeros, as capas protetoras nas extremidades das cadeias de DNA. É provável que, ao seguir a dieta de Okinawa ou a dieta mediterrânea, você também possa desfrutar dos benefícios antioxidantes e anti-inflamatórios de obter polifenóis suficientes; a melhor fonte de carboidratos e fibras; sem adição de açúcar; proteínas animais e vegetais; e os tipos certos de gorduras saudáveis.

Vamos nos concentrar na dieta de Okinawa, na dieta mediterrânea e em outros protocolos que se encaixam no que é mostrado pela neurociência em evolução. No espírito da Psicologia Positiva,[18] começaremos abordando os aspectos difíceis para que possamos mergulhar na rica e deliciosa pesquisa positiva.

Será que é mesmo difícil?

Comer ou não comer... eis a questão

Acredita-se que a neuroinflamação seja um fator importante na perda da saúde e da capacidade cerebral. Será que alguns de nós têm dificuldade com isso? Uma das maneiras mais poderosas de evitar e/ou reverter a neuroinflamação é a restrição calórica.

É significativo que parte do estilo de vida de Okinawa inclua o *hara hachi bu*, traduzido como "levante-se da mesa quando estiver 80% satisfeito". Pesquisas sugerem que essa conduta tem sido um fator importante na longevidade excepcional e no aumento da expectativa de vida saudável dos habitantes de Okinawa, em pesquisas que vêm sendo realizadas desde 1975. Nessa pesquisa e em outros lugares, observou-se que os centenários envelhecem mais lentamente e retardam, ou até mesmo escapam, de doenças crônicas associadas ao envelhecimento, incluindo doenças cardiovasculares, câncer e demência. Li e colegas[19] encontraram "micróbios intestinais excepcionalmente enriquecidos" em uma pequena população de centenários; em sua opinião, esses organismos podem promover a saúde e a longevidade extrema.

Restrição de calorias

A redução da ingestão calórica também tem sido associada a uma melhoria na aprendizagem e na memória, bem como a uma maior resistência do cérebro a várias formas de danos, de acordo com uma revisão realizada por Fusco e Pani.[20] Com a restrição calórica (RC) e uma boa nutrição, os animais permanecem "mais jovens por mais tempo", com menos doenças, menos acúmulo de gordura corporal, melhor regulação da insulina e da glicose e bom funcionamento contínuo das mitocôndrias (pequenas fábricas de energia na maioria das células). Como isso se relaciona com os seres humanos? Ainda aguardamos dados de pesquisas em andamento em busca de uma resposta mais clara.

"Autofagia" pode se tornar nossa nova palavra favorita. Vamos explorar o porquê.

A autofagia faz parte do sistema de manutenção do corpo humano. É um processo geral de reciclagem em massa; podemos pensar nela como uma renovação das células, pois inclui a degradação e a remoção de componentes celulares danificados ou disfuncionais. A autofagia pode ser aumentada com influências como exercícios físicos ou restrição calórica, pois os níveis de nutrientes e energia sinalizam esse processo e podem impactar a saúde e a expectativa de vida.

Essa pesquisa me influenciou a fazer minha rotina de exercícios antes de qualquer ingestão calórica. Eu me levanto da cama, vou ao banheiro, bebo um copo de água com meu multivitamínico, subo na bicicleta ergométrica com pesquisas sobre neuroplasticidade para ler (ou meditar) e termino minha rotina de acordar enquanto faço exercícios aeróbicos. Isso é divertido!

Ao consumir menos calorias do que as necessárias para o exercício, aumenta-se o processo de autofagia, que utiliza as moléculas de gordura nas células adiposas existentes para obter a energia essencial para realizar as atividades físicas. Quando o exercício e a diminuição da ingestão calórica esgotam as reservas de glicogênio do fígado, os ácidos graxos nos tecidos adiposos são convertidos em cetonas.[21] Pesquisas recentes sugerem que o jejum aumenta a cetona beta-hidroxibutirato, que pode aumentar o BDNF; este, por sua vez, pode proteger as mitocôndrias, promover a plasticidade nas sinapses e influenciar um melhor gerenciamento do estresse no nível celular.[21]

Essa é uma das razões pelas quais o percentual de gordura corporal de uma pessoa é mais importante do que seu peso. Ver o meu percentual diminuir tem sido encorajador e empoderador.

Enquanto isso, manter-se ativo e comer de forma inteligente estão entre os muitos esforços essenciais para melhorar a saúde do cérebro, o funcionamento neurocognitivo e a saúde geral. Nem a restrição calórica nem o jejum intermitente devem ser adotados de forma descuidada. Ambos exigem o cumprimento de requisitos alimentares básicos.

A eficiência do processo complexo e sofisticado de autofagia do corpo humano, responsável pela limpeza e reciclagem em massa, pode diminuir com a idade. No entanto, a autofagia continua sendo essencial porque protege as células, incluindo as cerebrais.

O aumento da autofagia pode melhorar as atividades das células no hipocampo, a parte do cérebro mais associada à memória e à aprendizagem. Alguns pesquisadores demonstraram que restaurar o nível de autofagia no hipocampo promoveu uma melhor formação de memórias e integração de informações.[22] Esses pesquisadores afirmam que restaurar a autofagia a um nível mais jovem foi "suficiente para reverter os déficits de memória relacionados à idade" e outras deficiências cognitivas associadas à idade avançada.

A restrição calórica (RC) que inclui uma boa nutrição demonstrou benefícios cognitivos significativos em humanos e em muitos animais inferiores. Pesquisadores[23] opinaram que "a mensagem principal da pesquisa sobre RC é que a taxa de envelhecimento pode ser manipulada. Fatores que contribuem para doenças associadas à idade podem ser influenciados para desconectar a idade cronológica da idade biológica". Talvez isso torne a autofagia um dos melhores sistemas de limpeza e reciclagem do planeta.

Jejum intermitente

O nível atual da neurociência sobre o jejum intermitente e/ou a restrição calórica pode torná-los mais atraentes. Existem várias definições de jejum intermitente.

O estado atual da pesquisa sugere que a alimentação com restrição de tempo influencia mudanças metabólicas que podem melhorar a função das mitocôndrias na produção de energia, aumentar a plasticidade nas sinapses, aumentar a autofagia, aumentar a sensibilidade à insulina e, assim, melhorar o funcionamento cerebrovascular e o funcionamento neurocognitivo. À medida que as pesquisas nessa área continuam, os detalhes sobre os potenciais efeitos neuroprotetores da alimentação com restrição de tempo irão evoluir.

Isso pode ser eficaz na redução da inflamação, na proteção dos telômeros e no aumento da autofagia, além de render outros benefícios. Uma revisão de pesquisa[24] sugere que essa mudança no estilo de vida pode ser neuroprotetora, reduzindo a neuroinflamação para que as habilidades cognitivas possam ser mantidas.

Dois dias por semana

Talvez o exemplo mais difícil seja o jejum total durante dois dias por semana. Para mim, isso não tem nenhum apelo. Existem formas mais fáceis de realizar o jejum intermitente.

Dezesseis a dezoito horas diárias de zero caloria

Com a ausência de ingestão calórica por dezesseis a dezoito horas, é provável que a autofagia aumente e o metabolismo mude para a queima de tecido adiposo. Para a maioria das pessoas, isso pode ser um resultado saudável. A autofagia pode ser ativada no final de alguns períodos de jejum e pode aumentar o número de células-tronco para melhorar a regeneração em alguns tecidos do corpo quando a alimentação é retomada. Isso pode ser seguido por "melhoria da função metabólica, redução da inflamação com imunossenescência retardada, redução do dano oxidativo e melhoria da proteostase".[25] Isso pode retardar e/ou reduzir os fatores de risco e a incidência de doenças neurodegenerativas.

Alguns pesquisadores afirmam que restringir a ingestão calórica a seis ou oito horas por dia pode aumentar a autofagia, a neurogênese e a expectativa de vida saudável para uma longevidade vigorosa.[26] O jejum aumenta os corpos cetônicos, que têm "efeitos profundos no metabolismo sistêmico". Esses corpos cetônicos "estimulam a expressão do gene do fator neurotrófico derivado do cérebro" (BDNF), que melhora a saúde cerebral e diminui o risco de "distúrbios psiquiátricos e neurodegenerativos". O jejum intermitente influencia as células a responderem ao estresse e aumentarem as defesas antioxidantes. Como tanto a autofagia quanto a mitofagia são estimuladas, as células são capazes de "remover proteínas e mitocôndrias danificadas pela oxidação e reciclar constituintes moleculares não danificados, enquanto reduzem temporariamente a síntese global de proteínas para conservar energia e recursos moleculares". Esses impactos do jejum podem ser potencializados com a prática regular de exercícios físicos para melhorar o desempenho físico e mental, bem como a resistência a doenças e distúrbios neurológicos.

Meu padrão é consumir todas as calorias entre as sete horas da manhã e as três da tarde, e completar uma rotina de exercícios antes das sete da manhã, anteriormente a qualquer ingestão calórica, pois a autofagia é sinalizada pelo nível de nutrientes/energia. Este é apenas um exemplo da tentativa de uma pessoa de "viver da gordura da terra" e, embora isso tenha reduzido meu percentual de gordura corporal ao longo do tempo com este protocolo, incentivo você a consultar seus profissionais de saúde para personalizar uma estratégia para maximizar os muitos benefícios da restrição calórica, incluindo a ingestão restrita por tempo.

Este também é um exemplo de como a inteligência artificial poderia potencializar a neuroplasticidade, capturando a atividade cerebral durante o exercício, o momento em que as calorias são consumidas, as calorias usadas durante o exercício e as mudanças na atividade cerebral ao longo das horas sem calorias. Dada a crise de obesidade em muitos cidadãos, este é um apelo urgente para que se desenvolva esse auxílio da inteligência artificial em nossa Revolução da Neuroplasticidade Inteligente.

Uma revisão de estudos clínicos e pré-clínicos descobriu benefícios vasoprotetores do jejum;[27] estes são protetores das funções neurocognitivas. Estudos clínicos sobre o jejum intermitente descobriram benefícios para várias condições de saúde, incluindo diabetes, hipertensão, obesidade, cânceres, doenças cardiovasculares e distúrbios neurológicos.

Ramadã

O jejum do Ramadã, que é realizado por adultos saudáveis durante o dia por um mês, é o jejum intermitente mais praticado. Em um pequeno estudo com 34 homens de 16 a 64 anos, o jejum do Ramadã foi associado a melhores perfis lipídicos, pressão arterial mais baixa, menos inflamação e estresse oxidativo; também foi associado a uma redução significativa na ingestão de gordura, calorias consumidas, circunferência da cintura e peso.[28] São necessárias mais pesquisas com mais participantes, incluindo mulheres, para esclarecer esses potenciais benefícios à saúde.

Resumindo

A ingestão total de alimentos e líquidos, a frequência da ingestão e o conteúdo consumido são fatores que influenciam os eventos moleculares do metabolismo energético e da neuroplasticidade.[29] As moléculas nutrientes influenciam a saúde e a função de um neurônio, a forma como ele transmite sinais e a resposta plástica na sinapse. A combinação ideal de nutrientes pode ser uma forma prática de melhorar o desempenho cognitivo e, ao mesmo tempo, aumentar a expectativa de vida saudável. Este livro não pretende cobrir todas as pesquisas pertinentes; sua intenção é destacar várias opções alimentares que podem ser neuroprotetoras,[30] ter efeitos positivos sobre a neuroplasticidade,[31] incluindo a neurogênese adulta,[32] e influenciar a redução da inflamação crônica,[33] que tem efeitos deletérios sobre a saúde e a função cerebral.

A nutrição ao longo da vida pode incluir modificações epigenéticas.[34] Isso pode incluir a "reversão potencial de marcas epigenéticas negativas". São necessárias mais pesquisas em seres humanos para definir melhor como os nutrientes afetam a influência epigenética no desempenho e desenvolvimento cerebral ao longo da vida.

Uma revisão recente de muitos estudos fornece uma visão geral sobre a nutrição para melhorar o envelhecimento saudável dos tecidos cardiovasculares e cerebrais, a fim de prevenir doenças relacionadas à idade.[35] Os estudos revisados "mostram que o desenvolvimento de doenças cardiovasculares e cerebrovasculares, doenças neurodegenerativas, comprometimento cognitivo e demência pode ser retardado ou prevenido por certas dietas com ação antienvelhecimento".

Noções básicas sobre o desenvolvimento do cérebro com macronutrientes

À medida que as pesquisas nessa área continuam, os detalhes sobre os potenciais efeitos neuroprotetores da alimentação com restrição de tempo irão evoluir. Além do tempo, outras necessidades básicas e essenciais são o número de calorias e como elas são obtidas a partir de carboidratos (CHO), gorduras, proteínas e fibras.

Modificar a ingestão para reduzir o peso requer considerações especiais. Por exemplo, manter a densidade mineral óssea é essencial para um envelhecimento bem-sucedido. Uma revisão da pesquisa indica que o treinamento físico adequado, juntamente com uma nutrição adequada, pode incluir o aumento da densidade mineral óssea no quadril e no colo do fêmur durante a redução de peso. Isso é pertinente para proteger sua capacidade cerebral em todas as idades, pois pode reduzir o risco de lesões causadas por quedas. Considerando as opiniões de muitos cientistas, é muito importante que cerca de um terço dos casos de demência possa ser atribuído a fatores de risco modificáveis, que incluem uma alimentação saudável. As recomendações alimentares atuais, como as das Diretrizes da OMS, provavelmente aumentam e mantêm a boa capacidade cerebral em qualquer idade, ao mesmo tempo que reduzem a incidência e a prevalência da demência. O mesmo pode ser dito das *Diretrizes Alimentares para Americanos*, lançadas recentemente.

No entanto, concordo com os vinte acadêmicos e médicos do comitê científico que recomendaram que o limite de açúcares adicionados em nossa dieta fosse reduzido de 10% para 6% das calorias diárias. Eles fizeram essa recomendação em resposta ao rápido aumento da taxa de obesidade e sua ligação com muitos problemas de saúde, incluindo câncer, doenças cardíacas e diabetes tipo 2.

Por estas e outras razões semelhantes, eu iria ainda mais longe e recomendaria que não houvesse açúcares adicionados em nossa dieta, para que pudéssemos evitar os problemas de saúde associados aos produtos finais de glicação avançada (AGEs), que incluem a neurodegeneração. Conforme descrito neste documento, adoçar nossos alimentos com estévia não adiciona calorias, não acelera o processo de envelhecimento por meio do acúmulo de AGEs e pode nos proporcionar vários benefícios significativos à saúde, como redução da circunferência da cintura e perda de peso.

Este tema rico e delicioso sobre alimentação para a saúde geral e a saúde cerebral tem evidências neurocientíficas suficientes para preencher um livro muito grande, que seria pesado demais para carregar e longo demais para ler. Portanto, meu objetivo aqui é esclarecer a maioria dos elementos alimentares que, segundo pesquisas, podem ser benéficos de várias maneiras: construir um cérebro saudável; ser neuroprotetor; melhorar a forma como as células cerebrais mudam com a experiência; aumentar a criação de novas células cerebrais saudáveis; e influenciar a redução da inflamação, que tem sido associada ao desenvolvimento de alguns distúrbios cerebrais graves.

Nossa dieta para reduzir a neuroinflamação e nutrir o desenvolvimento do cérebro começa com o princípio básico de que a energia ingerida deve ser aproximadamente igual à energia gasta. Ela enfatiza que cada molécula ingerida deve ser nutritiva e ter efeitos mínimos – de preferência, nenhum efeito negativo.

É importante consultar um profissional de saúde sobre como usar essa neurociência em evolução para elaborar uma dieta personalizada e ideal para a saúde geral e a saúde cerebral ao longo da vida. Podemos comemorar como o uso da inteligência artificial pode nos ajudar a acelerar a precisão e o uso da neurociência em evolução, que se tornou disponível quase em tempo real. Trabalhando juntos, também podemos influenciar de várias maneiras como a inteligência artificial pode influenciar a forma como personalizamos e maximizamos nossa revolução única da neuroplasticidade inteligente.

Calorias

O gasto energético em repouso é o consumo energético de um indivíduo que não está em jejum. Trata-se do número de calorias necessárias ao seu corpo durante 24 horas, durante um período não ativo. Esse número geralmente representa mais de 60% do gasto energético total.[37]

Carboidratos (CHO)

Foi sugerido que os carboidratos complexos não refinados devem representar 45-60% da ingestão calórica diária,[25] provenientes de vegetais, frutas e grãos complexos. Os dados dos testes cognitivos foram obtidos de 2.537 indivíduos com sessenta anos ou mais que participaram do estudo *NHANES*. Os resultados sugeriram que uma dieta baixa em carboidratos pode estar relacionada à diminuição do desempenho cognitivo.[38] Um ponto forte deste estudo é o grande número de participantes que forneceram dados. No entanto, é significativo que esses dados tenham sido obtidos por meio de duas entrevistas, em vez de observação direta. Também foi necessário que os indivíduos se lembrassem da ingestão alimentar durante um período de 24 horas. Portanto, são necessários mais estudos para esclarecer o potencial da baixa ingestão de carboidratos para diminuir o desempenho cognitivo.

A inteligência artificial poderia facilitar essa aquisição de dados para pesquisas essenciais em andamento. A inteligência artificial também poderia personalizar prompts para comportamentos identificados com base em evidências; registrar essas atividades; e fornecer reforço positivo personalizado para o caminho de um indivíduo rumo à melhor ingestão de CHO para melhorar a neuroplasticidade, a saúde cerebral e a neurocognição.

Gorduras

A ingestão calórica e o gasto energético devem estar equilibrados para evitar o aumento do tecido adiposo. O resumo da OMS sobre alimentação saudável[39] sugere que no máximo 30% da ingestão calórica seja proveniente de gorduras. Desse total, menos de 10% devem ser gorduras saturadas, e as gorduras trans na ingestão oral total devem ser inferiores a 1%, com "o objetivo de eliminar as gorduras trans produzidas industrialmente". Eles enfatizam que "a alimentação não saudável e a falta de atividade física são os principais riscos globais à saúde". Esse resumo pode ser acessado on-line.[39]

Os ácidos graxos ômega-3 essenciais, ácido eicosapentaenoico (EPA) e ácido docosahexaenoico (DHA) são cruciais para a estrutura e função ideais do sistema nervoso central. As fontes primárias incluem peixes e alimentos vegetais. Curiosamente, em partes do cérebro essenciais para a cognição e a memória, um estudo descobriu um aumento no volume da matéria cinzenta associado ao consumo de peixe e independente das medidas plasmáticas de ácidos graxos ômega-3,[41] destacando a complexidade e as interações do impacto da alimentação nos seres humanos. No *Estudo do Coração de Framingham*, as pessoas cujo nível de DHA estava no quartil superior apresentaram um risco 47% menor de desenvolver demência.[42]

O DHA ômega-3 essencial é fundamental para o desenvolvimento e funcionamento do cérebro, desde a concepção até o fim da vida.[43] O EPA é outro ácido graxo ômega-3 essencial. Os ácidos graxos ômega-3 essenciais são assim chamados porque o nosso corpo não os produz. No entanto, o nosso sistema nervoso central precisa deles para a sua estrutura e funcionamento. Aproximadamente 25% das membranas das células cerebrais são constituídas por estes ácidos graxos. Eles afetam o crescimento dos neurônios, as alterações nas membranas neuronais, a expressão gênica e a transdução de sinais. Além disso, protegem contra patologias neurodegenerativas, reduzem a neuroinflamação, protegem as funções das mitocôndrias e reduzem o estresse oxidativo. São essenciais "durante o primeiro ano de vida e no desenvolvimento/prevenção de doenças neurodegenerativas associadas ao envelhecimento".

Um ensaio clínico randomizado[44] que suplementou com óleo de peixe constatou "aumento do conteúdo de ômega-3 nos glóbulos vermelhos, desempenho da memória de trabalho e sinal BOLD no córtex cingulado posterior durante maior carga de memória de trabalho em idosos com comprometimento subjetivo da memória". Assim, eles sugeriram que a suplementação com óleo de peixe ômega-3 poderia melhorar a resposta das células cerebrais aos desafios da memória de trabalho.

As melhores fontes de DHA e EPA em nossa dieta são peixes gordos, como cavala, sardinha, atum e salmão. Animais alimentados com uma dieta rica em ácidos graxos ômega-3 no início da vida tiveram menos danos causados por desafios ambientais mais tarde. Quando fizeram a transição para uma dieta ocidental, sua "memória epigenética" os protegeu da perda de desempenho cerebral. Esses pesquisadores acreditam que a dieta rica em ácidos graxos ômega-3 afetou a função genética dos animais de tal modo que os manteve menos vulneráveis ao impacto negativo da dieta ocidental mais tarde.

Para mim, uma lata de sardinha com alguns biscoitos integrais é uma refeição deliciosa, saudável e fácil de levar para qualquer local de trabalho. No entanto, nenhum dos meus colegas de trabalho jamais aceitou quando tentei compartilhar esse alimento com eles!

Esses ômega-3 também são necessários para construir e manter a bainha de mielina no axônio das células cerebrais, o ramo que sai do corpo celular e vai para o local apropriado transportando informações. A saúde da bainha de mielina é essencial para a troca eficiente de informações entre as células, bem como para a saúde das células cerebrais. A memória de trabalho em humanos saudáveis melhorou significativamente após seis meses de ingestão de ômega-3, que continha 750 mg por dia de DHA e 930 mg por dia de ácido eicosapentaenoico (EPA), dois ômega-3 essenciais. O DHA na membrana celular do cérebro ajuda a facilitar a transmissão de moléculas através dessa membrana para obter informações entre as células cerebrais, a fim de maximizar a aprendizagem, a memória e o sono.

Entre indivíduos com deficiência cognitiva leve que vivem em comunidade, apenas aqueles com bons níveis de ômega-3 apresentaram benefícios ao receber suplementos de vitamina B. Eles tiveram 30% menos atrofia cerebral e sua memória e cognição global foram mantidas em condições melhores.

Isso ilustra que esses vários nutrientes formam um sistema complexo e interativo. Satizabal e colegas[45] descobriram que níveis mais elevados de ômega-3 nos glóbulos vermelhos humanos estavam associados a volumes maiores do hipocampo, bem como a um melhor raciocínio abstrato, mesmo em adultos cognitivamente saudáveis. Assim, a ingestão de ômega-3 pode promover a resiliência cognitiva.

Proteínas

Construir e manter músculos adequados para uma longevidade vigorosa requer tanto exercícios quanto proteína alimentar adequada. Seu médico pode ajudar a determinar a quantidade ideal de proteína em sua dieta. Alguns pesquisadores sugerem uma ingestão diária de 1,2 grama de proteína por quilograma de peso corporal. Indivíduos em regime de restrição calórica que limitaram suas horas de alimentação a 7,5 horas por dia consumiram 1,6-1,9 grama por quilograma de peso corporal por dia durante todo o protocolo de pesquisa; aqueles com restrição de tempo tiveram mudanças comparáveis na massa magra e nos músculos esqueléticos em comparação com o grupo de controle, que ingeriu a mesma quantidade de proteína livremente ao longo do dia. Como o momento da ingestão de proteína é importante para melhorar a construção muscular associada ao exercício, é após minha rotina de exercícios aeróbicos e de fortalecimento no início da manhã que eu consumo proteínas. Minha favorita é a combinação de proteína em pó sem sabor e estévia misturada com cacau em pó para os flavonoides. Cada molécula dessa combinação é uma molécula de saúde. Se eu estiver suando muito, posso adicionar pitadas de sal.

A fonte da proteína consumida pode ser importante.[46] Comparando o quintil mais alto de consumo com o quintil mais baixo, quando a fonte da proteína consumida era vegetal, observou-se uma relação inversa entre a quantidade consumida e a morte por demência, morte por doença cardiovascular e mortalidade por todas as causas. Descobriu-se um risco maior de morte por demência com o consumo de carne vermelha processada, enquanto o consumo de aves e ovos foi associado a um risco menor de morte por demência.

Este estudo de coorte prospectivo "incluiu 102.521 mulheres na pós-menopausa inscritas na Iniciativa de Saúde da Mulher entre 1993 e 1998", que foram acompanhadas "até fevereiro de 2017".

A leucina é um dos aminoácidos importantes nas proteínas para estimular o crescimento muscular. Boas fontes alimentares dessa importante proteína incluem, entre outras, feijão branco enlatado, grão-de-bico, salmão e soja. O tofu é uma das minhas fontes favoritas dessa importante proteína.

A quantidade de proteína consumida provavelmente precisa ser maior em nossos idosos mais velhos (pessoas com 85 anos ou mais), pois a forma como as proteínas são digeridas e utilizadas muda ao longo da vida.

Observe que, como o resultado metabólico da digestão das proteínas inclui a produção de moléculas grandes, é essencial ingerir água suficiente para eliminá-las pelos rins. A recomendação habitual é de pelo menos oito copos de água por dia.

A espermidina é um exemplo da importância da ingestão de proteínas devido ao seu efeito antiglicante.[47] Conforme descrito anteriormente, a glicação é um processo em que proteínas e outras moléculas do corpo reagem às moléculas de açúcar, resultando na diminuição da função proteica e na redução da elasticidade da pele, tendões e vasos sanguíneos por meio de rearranjos irreversíveis que levam à criação de produtos finais de glicação avançada (AGEs).

Podemos concordar que este é um uso da palavra AGEs que todos nós queremos evitar?

As fontes de espermidina incluem, entre outras, gérmen de trigo, soja, milho, ervilhas verdes e leguminosas. O tofu é uma das minhas fontes favoritas. A romã é uma fruta que também pode ajudar a reduzir a glicação.[48]

Fibras

Várias frutas podem ser benéficas para a saúde do cérebro devido aos seus muitos nutrientes e fibras, que podem influenciar os micróbios intestinais a metabolizar polifenóis. Dietas ricas em fibras promovem o crescimento de bactérias que auxiliam na digestão.[49]

Uma revisão analisou 61 estudos que se concentraram principalmente na depressão, mas incluíram alguns outros componentes da qualidade de vida, prosperidade e bem-estar mental.[50] Os resultados sugeriram que o consumo elevado de vegetais e frutas "pode promover níveis mais elevados de otimismo e autoeficácia". Esses resultados positivos para a saúde mental, embora tenham sido encontrados em várias populações e utilizando diferentes desenhos de pesquisa, o que limita sua aplicabilidade, sugerem um possível benefício para a saúde mental no consumo de "pelo menos cinco porções de frutas e vegetais por dia". Embora sejam necessárias mais pesquisas, as influências positivas dos vegetais e frutas na saúde mental são multifacetadas.

Os pesquisadores consideraram dados de 2.478 participantes do estudo *NHANES*.[51] Suas descobertas os levaram a opinar que o consumo suficiente de fibras poderia prevenir o comprometimento cognitivo em idosos com hipertensão não controlada.

A importância dos micronutrientes

Vitaminas e minerais

Foi observada uma melhora na cognição em idosos que receberam diariamente um multivitamínico-mineral comercial.[52,53] Este estudo de três anos contou com 2.262 participantes. Eles apresentaram "melhora na cognição global, na memória episódica e na função executiva". Os testes incluíram

> uma versão modificada da Entrevista Telefônica de Cinquenta Pontos para Avaliação do Estado Cognitivo (TICSm com lista de palavras para recordação com atraso curto de dez minutos), uma lista adicional de palavras para recordação com atraso longo de quarenta minutos, recordação imediata e tardia de histórias (SRI e II), Teste Oral de Traçado de Trilhas Parte B (OTMT-B, transformado em logaritmo; a Parte A foi administrada apenas para prática), Fluência Verbal por categoria (VF-C) e letra (VF-L), Amplitude Numérica (NS) e Teste de Ordenação de Dígitos (DOT).

Parte da genialidade deste estudo foi ter um grupo de controle que recebeu uma dose baixa de flavonoides do cacau. A constatação de que não houve benefício cognitivo com o extrato de cacau pode estar relacionada à baixa dose de 500 mg, que a pesquisa associou à rigidez arterial, enquanto, conforme descrito adiante, foram 900 mg por dia de flavonoides do cacau durante três meses que se associaram a um melhor desempenho cerebral em testes cognitivos, bem como na ressonância magnética funcional.

Uma revisão da pesquisa sobre a associação da vitamina B12 com a doença de Alzheimer[54] descobriu que "estudos de cultura celular e ex vivo forneceram mais evidências dos efeitos protetores da vitamina B12. Estes estão ligados à formação e fibrilização de amiloide, modificações epigenéticas, fibrilização de tau, sinaptogênese de membranas neuronais, estresse oxidativo e síntese de colesterol". A vitamina B12 combinada com outras vitaminas B melhorou a função cognitiva, reduziu a inflamação e diminuiu a atrofia cerebral em idosos saudáveis, bem como naqueles com declínio cognitivo leve. Níveis plasmáticos mais baixos de vitamina B12 foram encontrados em pacientes com doença de Alzheimer em comparação com idosos saudáveis. Melhoria no funcionamento cognitivo foi observada com a suplementação de vitamina B. Como os alimentos de origem animal são uma boa fonte de vitamina B12, vegetarianos e veganos podem ser aconselhados a monitorar seus níveis de B12 para garantir que obtêm benefícios antioxidantes e anti-inflamatórios suficientes deste nutriente neuroprotetor.

Outras vitaminas dignas de nota são as "vitaminas B neurotrópicas tiamina (B1), piridoxina (B6) e cobalamina (B12)", que são neuroprotetoras.[55] "Enquanto a vitamina B1 atua como um antioxidante direcionado ao local, a vitamina B6 equilibra o metabolismo nervoso e a vitamina B12 mantém as bainhas de mielina". Elas apoiam o desenvolvimento estrutural de novas células.

O ensaio VITACOG incluiu 266 pessoas com setenta anos ou mais que apresentavam comprometimento cognitivo leve.[56] Os participantes que receberam altas doses diárias de vitamina B12, B6 e ácido fólico durante dois anos foram avaliados quanto aos ácidos graxos ômega-3 no início do estudo, bem como com avaliações seriadas por ressonância magnética das alterações em todo o cérebro na taxa de atrofia. Os indivíduos que receberam vitaminas B durante dois anos tiveram "pontuações finais para a memória verbal retardada, cognição global e classificação clínica de demência" relacionadas com as concentrações basais de ômega-3. As concentrações mais elevadas de ácido docosahexaenóico, por si só, "aumentaram significativamente os efeitos cognitivos benéficos das vitaminas B". Esses pesquisadores opinaram que "uma suplementação combinada de vitaminas B e ácidos graxos ômega-3 é sugerida como terapia potencial para retardar a conversão de CCL para DA" e recomendaram mais estudos para investigar isso. Quando o ômega-3 basal era alto no início do estudo, os indivíduos que receberam vitaminas B tiveram 40% menos atrofia cerebral.[57]

Uma revisão de ensaios clínicos randomizados sobre suplementos alimentares[58] concluiu que "os ácidos graxos ômega-3, como o DHA e o ácido eicosapentaenoico (EPA), parecem ser a intervenção nutricional mais promissora na prevenção da DA". A absorção de carotenoides, que são hidrofóbicos, aumentou quando ingeridos com esses ácidos graxos, resultando em melhora do humor, da memória e da visão. São necessários ensaios intervencionais maiores com essa combinação de vitaminas e ácidos graxos ômega-3 para avaliar os benefícios neurocognitivos.

As combinações ideais de nutrientes para melhorar a saúde cerebral e prevenir doenças ainda não foram determinadas. As interações entre alimentos e nutrientes são complexas. Assim, os padrões alimentares têm sido investigados. Por exemplo, combinar gengibre e abacate pode ser útil no tratamento da obesidade. Uma revisão recente da pesquisa sobre essa combinação constatou uma melhora nos lipídios sanguíneos, bem como um impacto antioxidante e anti-inflamatório, sem efeitos negativos.[59] Os componentes do gengibre reduzem a neuroinflamação.[60] Em comparação com adultos que não consumiam abacate, os adultos que ingeriam a fruta apresentaram uma "pontuação cognitiva global significativamente melhor, que permaneceu significativa quando controlada por todos os fatores de confusão relevantes".[61] Em um estudo *in vitro*, "o gingerol melhorou significativamente os danos neuronais" e aumentou os níveis de BDNF.[62] Esses pesquisadores observaram que "o BDNF é um contribuinte crítico para os processos neuronais e emergiu como um alvo terapêutico fundamental em doenças neurodegenerativas".

Polifenóis

Como o DHA é vulnerável a danos oxidativos, os polifenóis são essenciais. Os polifenóis são moléculas produzidas pelas plantas como proteção contra a radiação ultravioleta e os patógenos. Os benefícios dos polifenóis incluem efeitos anti-inflamatórios, efeitos antioxidantes, impacto antienvelhecimento, redução dos depósitos de beta-amiloide, ativação da autofagia e aumento da neurogênese, bem como a saúde e a sobrevivência das novas células cerebrais.

Os polifenóis afetam a diversidade dos micróbios intestinais, o que favorece a inibição de bactérias patogênicas e o aumento de bactérias benéficas. Isso é importante para promover um eixo intestino-cérebro saudável. Os polifenóis também têm efeitos antioxidantes e anti-inflamatórios. Como os polifenóis podem atravessar a barreira hematoencefálica, seus efeitos anti-inflamatórios e antioxidantes são neuroprotetores. Eles também podem ter "efeitos neurogênicos",[64] embora sejam necessárias mais ferramentas e protocolos de pesquisa antes que esse impacto no aumento da neurogênese possa ser avaliado em humanos.

Os seres humanos obtêm polifenóis ao comer frutas, vegetais, especiarias, grãos e outros alimentos à base de plantas. Um exemplo importante de polifenóis são os flavonoides, devido aos seus efeitos cognitivos e anti-inflamatórios positivos. Grande parte dessa pesquisa foi feita com outros animais; no entanto, os avanços científicos desenvolveram uma ferramenta única. Os cientistas agora podem induzir células-tronco pluripotentes a gerar células nervosas e gliais em seus laboratórios, de modo que estudos *in vitro* possam aumentar nossa compreensão da biodisponibilidade e das ações dos metabólitos dos flavonoides em humanos e aumentar drasticamente a relevância de outros estudos.

A frequência alimentar e o desempenho cognitivo foram avaliados anualmente em 6,9 anos com 961 participantes do *Projeto Memória e Envelhecimento*, com idades entre sessenta e cem anos.[65] "Uma maior ingestão alimentar de flavonóis totais e constituintes de flavonóis foi associada a uma taxa mais lenta de declínio na cognição global e em múltiplos domínios cognitivos". Os domínios cognitivos com declínio mais lento incluíram memória de trabalho, velocidade perceptiva e memória semântica. Esses pesquisadores opinaram que "a ingestão alimentar de flavonóis totais e vários constituintes de flavonóis pode estar associada a um declínio mais lento na cognição global e em múltiplas habilidades cognitivas com a idade avançada". Maçãs, couve, feijão, espinafre, brócolis, tomate, peras, azeite de oliva e laranjas estavam entre as fontes alimentares de flavonoides para esses 961 indivíduos que demonstraram mais anos com cognição global, velocidade perceptiva, memória semântica e memória de trabalho contínuas.

Cacau

Esta fonte de polifenóis é a minha favorita! Misturado com proteína em pó sem sabor, estévia e água suficiente para criar uma consistência de pudim, tem sido um dos favoritos das festas, e as pessoas pedem mais. Não há culpa com este pudim doce. Cada molécula nele é uma molécula de saúde.

Os flavonoides encontrados no cacau são conhecidos pelos seus poderosos efeitos anti-inflamatórios e antioxidantes. Outro benefício destes flavonoides é a melhoria do fluxo sanguíneo para o cérebro, bem como o aumento da saúde e flexibilidade dos vasos sanguíneos.[66,67] O efeito positivo do consumo agudo e crônico de cacau no endotélio dos vasos sanguíneos pode ser dependente da dose, uma vez que foi observado um aumento maior na dilatação mediada pelo fluxo da artéria braquial duas horas após os participantes terem consumido quantidades maiores de cacau.[66] Embora sejam necessárias mais pesquisas para estabelecer a ingestão mais favorável para a dilatação mediada pelo fluxo e outros benefícios, uma colher de chá de cacau em pó natural pode ser suficiente.

Não me parece difícil. Pode ser uma fórmula favorita para a prevenção.

Um grupo de jovens estudantes japoneses consumiu 508 mg de polifenóis de cacau por dia durante quatro semanas, no âmbito de um estudo que incluiu exercício físico a 50% do consumo máximo de oxigênio.[68] Esta elevada ingestão de cacau durante quatro semanas de exercício físico intenso reduziu a rigidez das suas artérias.

A saúde e a flexibilidade do endotélio vascular são muito importantes, pois a diminuição do fluxo sanguíneo cerebral e a má regulação do fluxo sanguíneo para o cérebro podem resultar em disfunção cognitiva e demência na doença de Alzheimer, bem como na demência vascular. O seu cérebro é um grande consumidor de oxigênio e glicose. Tanto a integridade estrutural quanto a funcional do seu cérebro exigem uma regulação perfeita do suprimento sanguíneo, de acordo com a sua necessidade de energia fornecida por esses nutrientes. Vários fatores de risco cardiovascular causam danos e rigidez às paredes das artérias; esses fatores incluem, entre outros, colesterol LDL alto, pressão alta, diabetes ou açúcar elevado no sangue, inflamação, obesidade ou sobrepeso e sedentarismo.

Qualquer dano e rigidez nos vasos sanguíneos também podem prejudicar o sistema de drenagem do seu cérebro; assim, menos beta-amiloide é eliminada do fluido que envolve e protege o cérebro, e mais beta-amiloide pode se acumular nas placas associadas ao desenvolvimento da doença de Alzheimer. Aumentar a saúde e a flexibilidade dos vasos sanguíneos é, portanto, duplamente importante, pois remover toxinas é tão importante quanto fornecer nutrientes adequados para maximizar a saúde e o desempenho do cérebro. As melhorias observadas na cognição após a ingestão de cacau podem estar relacionadas a um melhor controle de alguns dos fatores de risco cardiovasculares, como pressão arterial mais baixa; melhoria da saúde e da função do revestimento dos vasos sanguíneos; maior sensibilidade à insulina com melhor metabolismo da glicose; e colesterol mais saudável.

Idosos saudáveis podem reverter esses fatores de risco em duas a quatro semanas consumindo 450 mg de flavonoides do cacau duas vezes ao dia; indivíduos entre 50 e 69 anos que consumiram 900 mg de flavonoides do cacau diariamente durante três meses melhoraram o desempenho cerebral em testes cognitivos, bem como em ressonância magnética funcional.[69] Eles tiveram um "aumento significativo" do volume cerebral no giro dentado "e no subículo a jusante no corpo do hipocampo". Isso indica "que o consumo alimentar de flavonoides do cacau melhorou a função do DG no circuito hipocampal humano envelhecido". As melhorias "no grupo com alto teor de flavonoides foram equivalentes às melhorias na cognição em aproximadamente três décadas de vida".

Além do sabor, essas são algumas das razões pelas quais o cacau é um dos meus nutrientes favoritos. Três décadas de melhorias cognitivas são um ganho neuroplástico significativo para o consumo de 450 mg de flavonoides de cacau duas vezes ao dia durante três meses. Com a inteligência artificial, poderíamos pesquisar o momento ideal para consumir o cacau, bem como a dosagem para maximizar a neuroplasticidade. Registrar a hora do dia em que o cacau é ingerido poderia ser usado para avaliar qualquer impacto potencial no sono.

Há evidências crescentes de que o cacau e os flavonoides encontrados nele têm efeitos positivos significativos nas funções neurocognitivas, bem como melhorias no humor. Portanto, há motivos suficientes para apreciar os flavonoides do cacau por seus efeitos neuroprotetores e incluí-los em qualquer protocolo para melhorar a saúde e o poder cerebral.

Pessoas com idade média de 72,9 anos foram avaliadas em sua resposta ao consumo de cacau por 24 horas e por trinta dias.[70] Este ensaio clínico foi duplo-cego, com um grupo recebendo cacau com 609 mg *versus* cacau com 13 mg de flavonoides por porção. Os testes de cognição foram o Teste de Trilhas e o Miniexame do Estado Mental. "O acoplamento neurovascular foi associado às pontuações do Trails B (p = 0,002) e ao desempenho na Tarefa 2-Back. Um acoplamento neurovascular mais alto também foi associado a uma anisotropia fracionária significativamente mais alta nas hiperintensidades da substância branca cerebral (p = 0,02)". Após consumir cacau por trinta dias, tanto o tempo para o Trails B quanto o acoplamento neurovascular melhoraram nos participantes cujo acoplamento neurovascular estava comprometido na linha de base. A melhora no acoplamento neurovascular "também foi associada a uma maior integridade estrutural da substância branca".

Uma revisão recente[71] dos efeitos neuroprotetores dos flavonoides no cacau sugeriu que eles "provocam angiogênese, neurogênese e alterações na morfologia dos neurônios, principalmente em regiões envolvidas na aprendizagem e na memória". Outra revisão[72] descobriu de forma semelhante que os flavonoides do cacau são neuroprotetores e podem melhorar o humor e a função cognitiva.

Uma revisão de estudos sugeriu que outra propriedade dos flavonoides do cacau pode ser sua influência potencial na proteção do suprimento de BDNF, que nutre as células cerebrais individuais, mas são necessários mais estudos para esclarecer isso. Como consequência, o cacau talvez possa desempenhar várias funções na proteção das células cerebrais, além de fornecer oxigênio e nutrientes essenciais ao seu cérebro, que ocupa apenas cerca de 2% da massa corporal total, mas consome cerca de 20% da energia do corpo. Como os flavonoides do cacau são conhecidos por seus poderosos efeitos anti-inflamatórios e antioxidantes, isso deve torná-los protetores dos telômeros.

Esses são benefícios adicionais importantes desses flavonoides para a melhora do fluxo sanguíneo para o cérebro, bem como para o aumento da saúde e flexibilidade dos vasos sanguíneos. Os flavonoides protegem o sistema nervoso central do estresse oxidativo que causa lesões; a alta concentração de ácidos graxos poli-insaturados no cérebro faz com que ele seja altamente vulnerável a lesões causadas por espécies reativas de oxigênio ou lesões mediadas pelo estresse oxidativo. Os flavonoides do cacau também suprimem a neuroinflamação, que está associada à perda da integridade e do desempenho cerebral.

Como muitos de nós conhecemos as nuances dos vários custos da privação do sono, pode ser encorajador conhecer alguns dos aspectos fisiológicos associados. Um deles é a redução da dilatação dos vasos sanguíneos que levam nutrientes ao cérebro. Perdas profundas no funcionamento cognitivo, especialmente em funções executivas como o julgamento, foram observadas em jovens saudáveis que foram privados de sono por uma noite. A boa notícia desse estudo foi que uma porção de cacau com alto teor de flavonoides restaurou a boa função cardiovascular, incluindo uma melhor vasodilatação mediada pelo fluxo sanguíneo, após duas horas.

Então, o cacau no início da manhã seria o melhor remédio para a privação de sono, lentidão cognitiva e efeitos cardiovasculares negativos após uma noite sem dormir? Ainda não há uma conclusão definitiva.

Estévia

Mas, se você optar por uma xícara de cacau para acordar e quiser adoçar a bebida, lembre-se de fazê-lo apenas com estévia (e nenhum outro adoçante), que é outra das minhas fontes favoritas de polifenóis. Isso pode ter sido influenciado pelo uso excessivo de açúcar em quase tudo na mesa da fazenda da Pensilvânia onde passei minha juventude. O conhecimento por si só provavelmente não modificará a maioria dos comportamentos; ou seja, aprender a ciência dos múltiplos impactos negativos do consumo de açúcar não foi, por si só, suficiente para mudar minhas escolhas alimentares.

Do ponto de vista da Psicologia Positiva, é provável que tenha sido a avalanche de pesquisas sobre os benefícios da estévia para a saúde que mais influenciou minha decisão de abandonar o açúcar. Recentemente, pela primeira vez na vida, entrei em uma sorveteria três vezes ao longo de vários meses e saí de lá sem comprar nada. Isso foi fácil porque as receitas de sobremesas que preparo têm várias vantagens: (1) têm um sabor melhor; (2) não interferem no meu sono; (3) me dão energia, em vez de me deixarem exausta e com a cognição prejudicada; (4) melhoram minha função cognitiva; e (5) têm o reconhecimento adicional de melhorar o humor, pois cada molécula em minha versão de sobremesas e outros alimentos é uma molécula de saúde física, emocional, cerebral e neurocognitiva.

Essas moléculas incluem os benefícios para a saúde dos polifenóis presentes na estévia. Uma revisão recente da pesquisa sobre "glicosídeos de esteviol como adoçantes naturais e moléculas com potencial terapêutico" não encontrou efeitos prejudiciais à saúde humana. Como não tem calorias, não causa cáries dentárias e não é fermentável, é um adoçante superior à sacarose e "as evidências científicas incentivam o uso do esteviosídeo e do rebaudiosídeo A como alternativas à sacarose como adoçantes". Nenhuma dessas moléculas é absorvida no trato gastrointestinal. A ação da microbiota intestinal as converte em esteviol. Essa revisão da literatura científica também propôs que "esses compostos ativos isolados da estévia rebaudiana possuem atividades medicinais interessantes, incluindo atividades antidiabética, anti-hipertensiva, anti-inflamatória, antioxidante, anticancerígena e antidiarreica".

Algumas pessoas se recusam a usar estévia porque não gostam do seu sabor. Uma colega médica teve de cultivar as suas próprias plantas de estévia para poder usá-la antes que isso se tornasse "legal". Pode haver boas notícias à frente em ambas as questões. A Autoridade Europeia para a Segurança dos Alimentos[75,76] redigiu duas vezes um "parecer científico" sobre a "segurança de sessenta componentes identificados" da estévia para uso em alimentos. Eles escreveram que "a ingestão diária aceitável (IDA) de quatro mg/kg de peso corporal por dia se aplicará a todos esses glicosídeos de esteviol". Os participantes de um estudo recente classificaram o Reb D e o Reb A em sorvetes "como mais doces, agradáveis, cremosos e leitosos, enquanto o Reb A era mais artificial e químico".[77] Com tantas alternativas, esperamos que as indústrias alimentícias aumentem o uso de uma forma de estévia, um adoçante natural, que mais pessoas podem desfrutar por ser saudável. Além da regulamentação do açúcar, conforme sugerido por Lustig,[3] uma abordagem da Psicologia Positiva poderia influenciar a indústria alimentícia a aumentar a tendência de uso da estévia por várias razões. Primeiro, como ela é cerca de 250 a 300 vezes mais doce que a sacarose, o custo da produção de alimentos poderia ser reduzido pelas seguintes razões: (1) necessidade de menos ingrediente e (2) pagamento de um preço mais baixo por formulação do produto. Em segundo lugar, elas poderiam melhorar seu marketing observando: (1) a redução do impacto ambiental e (2) os benefícios à saúde associados à estévia. Apesar da enxurrada de pesquisas, não foram identificados efeitos adversos da estévia em seres humanos.

A estévia tem despertado um interesse crescente no mundo científico. Embora este adoçante natural não tenha calorias e seja 250 a 300 vezes mais doce que a sacarose, não provoca um aumento da glicose no sangue, que é seguido por uma maior sensação de fome. Foi demonstrado que reduz a ingestão calórica de duas maneiras: (1) quando usado em substituição ao açúcar, as calorias consumidas são reduzidas e (2) quando consumido em uma bebida até uma hora antes da refeição, os participantes da pesquisa reduziram significativamente as calorias consumidas nessa refeição, embora tivessem acesso livre a uma variedade de alimentos e fossem instruídos a comer "até se sentirem confortavelmente saciados".[78] Ela também pode ajudar a estabilizar a inflamação estéril (inflamação não associada a uma infecção), o nível de glicose no sangue, a pressão arterial e as múltiplas consequências da obesidade. Pode aumentar as bactérias intestinais benéficas e reduzir as prejudiciais, podendo ser benéfica para a saúde dentária.

Curcumina

A curcumina é o pigmento amarelo da cúrcuma, uma especiaria usada na culinária de muitas culturas. Comecei a valorizá-la nas receitas indianas que apreciávamos enquanto morávamos em Bornéu. Desde então, o curry indiano tem sido uma parte importante da minha dieta.

Este polifenol pleiotrópico é neuroprotetor de várias maneiras.[79] Pode influenciar alterações epigenéticas celulares e seus efeitos anti-inflamatórios incluem a redução da neuroinflamação.[80] Uma revisão recente de estudos sugeriu que a curcumina pode ter "potencial terapêutico em doenças inflamatórias, como doenças neurodegenerativas".[81]

Entre seus muitos benefícios potenciais para o cérebro estão melhorias na resposta imunológica, além de ter propriedades anti-inflamatórias, anticancerígenas e efeitos antioxidantes. Uma das influências neuroprotetoras encontradas em ratos foi o aumento da diferenciação das células-tronco neurais em neurônios.[82] Demonstrou capacidade de melhorar a neurogênese e aumentar o número de células-tronco neurais no hipocampo de camundongos adultos.[83]

A memória de trabalho e as tarefas de atenção sustentada melhoraram significativamente em pessoas saudáveis com idades entre 60 e 85 anos, uma hora após o consumo de 400 mg de curcumina.[84] Após quatro semanas desse tratamento, melhorias significativas foram identificadas no humor e na memória de trabalho.

A curcumina pode melhorar a resposta imunológica[85] e ter efeitos anti-inflamatórios e antioxidantes. Acredita-se que seja neuroprotetora e promova a remielinização. A absorção da curcumina pode ser aumentada através da ingestão com óleo. Em um contato pessoal comigo, um pesquisador sugeriu que consumir curcumina com óleo pode aumentar significativamente a absorção. Isso torna ainda mais saboroso tomá-la com uma colher de azeite, guacamole ou óleo de abacate para obter ácido oleico. Novamente, este é apenas um exemplo, não uma sugestão.

Canela

A canela contém flavonoides, tem influência anti-inflamatória e acredita-se que seja neuroprotetora. Em uma revisão sistemática de quarenta estudos,[86] a maioria dos resultados "provou que a canela melhora significativamente a função cognitiva (memória e aprendizagem)". O ácido cinâmico, o cinamaldeído e o eugenol são componentes da canela que podem ser neuroprotetores. Eles têm efeitos anti-inflamatórios, neurotróficos e antioxidantes. O eugenol e o cinamaldeído podem induzir a expressão do BDNF. A adição de cinamaldeído ou canela a células *in vitro* pode "reduzir a proteína tau. Estudos *in vitro* também mostraram que a adição de canela ou cinamaldeído a um meio celular pode reduzir a agregação da proteína tau, o beta-amiloide e aumentar a viabilidade celular". Um estudo *in vitro* recente identificou o cinamaldeído proporcionando esse tipo de proteção à "linha celular SH-SY5Y de neuroblastoma humano" e esses pesquisadores opinaram que os polifenóis da canela possuem atividade "anti-Alzheimer multialvo".[87] Estudos clínicos relataram resultados mistos. São necessários mais estudos sobre o potencial da canela para prevenir e reduzir o comprometimento da função cognitiva em humanos.

Pesquisas estão começando a explorar os componentes da canela por seu potencial para melhorar a recuperação de lesões cerebrais traumáticas. Algumas regiões do mundo têm usado a canela para tratar várias doenças. A canela também parece ajudar a estabilizar os níveis de açúcar no sangue e aumentar a sensibilidade à insulina. Uma revisão de ensaios clínicos randomizados, o padrão ouro da pesquisa, descobriu que 1.480 pessoas que tomavam canela como suplemento reduziram significativamente seu índice de massa corporal (IMC), peso corporal e relação cintura-quadril. Outros estudos descobriram que a suplementação com canela estava associada à redução da massa gorda corporal em adultos após o consumo de dois gramas de canela por dia durante doze semanas. Um revisor sugeriu uma pesquisa para verificar como três gramas de canela em pó por dia influenciariam os benefícios desses flavonoides.

Adicionar canela a muitos alimentos pode ser uma maneira deliciosa de promover o envelhecimento saudável do cérebro. Além disso, eu preparo chá de canela colocando água fervente sobre uma grande quantidade de canela, e deixando descansar por um tempo antes de colocar na geladeira.

Resveratrol

O resveratrol é outro polifenol com propriedades neuroprotetoras. Está associado a uma maior longevidade, preservando a memória e a microestrutura do hipocampo.[30,89] Chen e colegas[90] revisaram estudos que descobriram funções anti-inflamatórias, antioxidantes e reguladoras do sistema imunológico do resveratrol e opinaram que esses benefícios podem ser "atribuídos ao papel do resveratrol na proteção da barreira intestinal, na regulação da microbiota intestinal e na inibição da inflamação intestinal". Esse polifenol ocorre naturalmente nas uvas, no suco de uva roxa e em algumas frutas vermelhas, como mirtilos e cranberries.

Uma revisão recente[91] de estudos sobre os efeitos dos mirtilos e seus polifenóis descobriu que "os mirtilos podem desempenhar um papel na melhoria dos marcadores da função vascular. Seus efeitos foram observados depois do consumo pós-refeição e de longo prazo, particularmente em indivíduos com fatores de risco e/ou acometidos por doenças". Mais estudos em humanos são necessários para esclarecer melhor esses benefícios vasculares e como isso pode melhorar a saúde do cérebro.

Idosos com idades entre cinquenta e oitenta anos apresentaram melhor função cerebral em neuroimagens e melhor memória após doze semanas de consumo de "suplementos de cranberry (equivalente a uma xícara pequena de cranberries)".[92] Neuroimagens revelaram "aumento da perfusão regional no córtex entorrinal direito, na área do accumbens e no caudado" de indivíduos que consumiram suplementos de cranberry.

Infelizmente, o resveratrol é mal absorvido pelos seres humanos. Felizmente, uma vez absorvido pela corrente sanguínea, ele pode atravessar a barreira hematoencefálica, onde pode melhorar a função vascular e ativar genes de longevidade[93] e minimizar o envelhecimento cerebral.

Quercetina

A quercetina ocorre naturalmente em muitas frutas e plantas. Ela protege contra a neuroinflamação e o estresse oxidativo. Uma revisão recente dos resultados da pesquisa sugere que a quercetina pode ter "potencial terapêutico contra distúrbios psicológicos e neurodegenerativos".[94] A sobrevivência dos neurônios pode ser aumentada por sua influência sobre os fatores neurotróficos.

Tem sido sugerido que o aumento do consumo de alimentos ricos em flavonoides, como a quercetina, pode melhorar a saúde e o funcionamento das artérias ao longo da vida. Além do cacau e da estévia mencionados anteriormente, os alimentos ricos em polifenóis e flavonoides incluem frutas vermelhas,[91] romã,[95] moringa,[96] gengibre, chá e algumas especiarias.[93] A moringa é nativa da Índia; um flavonoide importante em suas folhas é a quercetina.

CoQ10

Outro antioxidante importante é a CoQ10, que pode melhorar a função mitocondrial, particularmente importante na doença de Alzheimer e outras doenças neurodegenerativas.[97] Nossas células produzem parte dessa substância. Boas fontes alimentares incluem peixes gordos, legumes e nozes. Tofu e sardinhas são minhas fontes favoritas.

HLXL

Outro estudo interessante envolveu "um medicamento chinês (HLXL), que contém 56 produtos naturais bioativos identificados em onze plantas medicinais e exibe potente atividade anti-inflamatória e imunomoduladora".[98] Estudos *in vitro* e *in vivo* com HLXL descobriram "uma redução significativa da neuropatologia amiloide". Esses pesquisadores concluíram que "é concebível que a sabedoria tradicional da medicina natural, em combinação com a ciência e a tecnologia modernas, seja a melhor estratégia para o desenvolvimento de terapêuticas eficazes para a DA", sendo DA a doença de Alzheimer. Esta é outra excelente contribuição para o nosso banco de dados por Rudolph Tanzi, em cujo laboratório foi identificado o primeiro gene da doença de Alzheimer.

Discussão

A inteligência artificial, quando utilizada em conjunto com a criatividade, o julgamento, o raciocínio e a orientação humanos, pode acelerar e refinar o foco da neurociência em rápida evolução sobre os impactos da alimentação em nossa Revolução da Neuroplasticidade Inteligente, para melhorar o poder cerebral humano e o envelhecimento saudável. É oportuno e urgente estabelecer metas e estratégias personalizadas para maximizar a melhor química, arquitetura e função cerebral em qualquer idade para todos os nossos cidadãos globais com uma dieta para reduzir a neuroinflamação e nutrir o seu cérebro em construção.

Esta é uma visão geral abrangente da neurociência em evolução sobre nutrientes para construir, melhorar e proteger a saúde do cérebro. Este delicioso tópico tem intervenções baseadas em evidências suficientes para preencher um livro inteiro muito extenso. Aqui, os fundamentos abordados incluem uma ênfase na necessidade imperativa de maximizar as aquisições nutricionais para a saúde do cérebro, desde antes da concepção até o fim da vida. Consideramos como a inteligência artificial pode ajudar a personalizar a nutrição, levando em conta os muitos aspectos únicos da saúde física atual, fatores culturais, recursos e as complexidades das interações nutricionais, a microbiota intestinal, o eixo intestino-cérebro e o prazer de comer para melhorar a saúde. Isso inclui necessariamente um equilíbrio entre a energia consumida e a energia usada, de modo a influenciar a autofagia para aumentar a saúde das células.

Conforme descrito anteriormente, a autofagia pode se tornar nossa palavra favorita. Ela não é apenas um sistema de reciclagem de elite em nível molecular – ela renova as células, degradando e removendo componentes danificados e disfuncionais. Algumas pesquisas sugerem que aumentar a autofagia no hipocampo pode ajudar a melhorar a memória. Embora essa pesquisa tenha sido *in vitro* e com outros animais, é um campo de estudo importante, que pode aumentar as opções para melhorar a memória.

A autofagia é influenciada pelo equilíbrio entre a energia consumida e a energia utilizada. Portanto, pode ser aumentada facilmente, combinando uma alimentação com restrição de tempo com uma rotina regular de exercício físico. É por isso que a minha rotina de exercícios precede qualquer ingestão calórica no início da manhã.

A nutrição, as dietas e a hidratação desde o útero e ao longo de toda a vida desempenham um papel central no desenvolvimento de várias doenças relacionadas com a idade, tais como doenças cardiovasculares, doenças neurodegenerativas e demência. As células adiposas podem aumentar a inflamação silenciosa. A neuroinflamação é um importante fator de risco para a demência. A inflamação assintomática é um risco para a saúde que pode ser combatido através da ingestão oral, além de outras intervenções baseadas em evidências, tais como o exercício físico. Uma ingestão nutricional bem gerenciada e adaptada à idade é essencial para evitar a inflamação silenciosa, manter a mente renovada e proporcionar uma boa qualidade de vida em qualquer idade.

As dietas também influenciam o próprio processo de envelhecimento. Ao aderir a certas dietas, como a dieta de Okinawa e a dieta mediterrânea, o aparecimento de doenças relacionadas à idade pode ser prevenido ou postergado. Isso é alcançado diretamente por certos elementos incluídos na dieta, como frutas, vegetais e ácidos graxos ômega-3, e indiretamente por seu efeito positivo no controle do peso corporal. Além disso, a introdução de episódios de jejum em nossa dieta também pode influenciar a autofagia, além de contribuir para um envelhecimento mais saudável. As recomendações alimentares mudam com a idade, e isso deve ser levado em consideração ao desenvolver uma dieta adaptada às necessidades de pessoas de todas as idades. Espera-se que futuras investigações clínicas e pré-clínicas levem a novas diretrizes nutricionais para toda a vida no futuro.

A restrição calórica com nutrientes adequados tem sido associada a benefícios para a saúde através do aumento da longevidade em organismos que vão desde leveduras a moscas, vermes e mamíferos. Pesquisas sugerem que o *hara hachi bu*, ou "coma até ficar 80% satisfeito", tem sido um fator importante na longevidade excepcional com aumento da expectativa de vida saudável para uma população humana, a ponto de seu país ser considerado um centro de centenários do mundo.[8] A redução de calorias em 30% foi associada a uma melhora média de 20% na memória verbal após três meses.[99] Acredita-se que alguns desses benefícios cognitivos e de saúde geral da restrição calórica em humanos estejam relacionados à redução da inflamação e dos danos oxidativos. A interação entre o cérebro e o corpo em resposta à restrição calórica pode influenciar o ciclo do sono, que tem sido associado à inflamação, e pode estar relacionada à "reprogramação metabólica global do relógio biológico central".[20] Ainda assim, as nuances moleculares da restrição calórica permanecem pouco compreendidas. O problema com a inflamação de baixo grau, que pode ser crônica e não diagnosticada, é que ela pode estar associada à diminuição do funcionamento cognitivo com o envelhecimento.[100,101]

Uma revisão de pesquisa[102] apoia o valor do jejum do Ramadã e o benefício da alimentação com restrição de tempo para melhorar a composição da microbiota intestinal. No entanto, o fator essencial que influencia uma microbiota intestinal saudável é a dieta.

O jejum intermitente em animais revelou benefícios iguais ou superiores aos da restrição calórica; as células cerebrais desses animais eram mais capazes de resistir aos danos causados por uma injeção no hipocampo, que tem efeitos tóxicos conhecidos.[103] A redução da ingestão calórica parece melhorar a resiliência sináptica aos danos e modificar o número, a arquitetura e o desempenho das sinapses.[104] Uma redução da inflamação com melhor preservação da função cognitiva em animais com sepse sugeriu que o jejum intermitente pode induzir respostas adaptativas tanto a nível sistêmico como no cérebro.[105]

Nem a restrição calórica nem o jejum intermitente devem ser conduzidos de forma relaxada. Ambos requerem uma nutrição saudável. Adotar a dieta de Okinawa, que foi um dos fatores na vida de centenários altamente funcionais,[8] ou a dieta mediterrânea, que tem algumas evidências de ser "uma estratégia potencial para reduzir o declínio cognitivo na terceira idade",[106] é uma escolha pessoal. Como ambas enfatizam vegetais, frutas, peixe como fonte de proteína e baixo índice glicêmico, ambas seriam ricas em polifenóis e gorduras poli-insaturadas mais saudáveis e teriam benefícios antioxidantes e anti-inflamatórios.

Uma revisão de pesquisas sugere que uma alta concentração cerebral de DHA, um ácido graxo ômega-3 essencial, pode otimizar a plasticidade e a eficiência sinápticas e ajudar a manter a homeostase nas sinapses.[107] Para uma transmissão eficiente de dados entre as células cerebrais, a membrana plasmática deve permanecer fluida. O DHA é um componente dessa membrana. A ingestão adequada de ácidos graxos essenciais é crucial para manter a transmissão fluida de moléculas através das membranas neuronais, pois é aí que ocorre grande parte da ação de funções cerebrais essenciais, como aprendizagem, memória e sono.[108] Eles também são essenciais na construção da bainha de mielina, que melhora o processamento eficiente de informações.[109]

É por isso que ofereço minhas sardinhas aos amigos – DHA para mim e para você.

A descoberta de que o DHA é vulnerável a danos oxidativos ressalta tanto a necessidade de polifenóis quanto a complexidade da influência neuroplástica interativa dos vários componentes da matriz de intervenção alimentar, que também precisa levar em consideração vitaminas e minerais essenciais. Por exemplo, como a saúde do cérebro requer vitamina B12 adequada, recomenda-se a medição episódica desse *status*.[110]

Tanto a dieta de Okinawa quanto a mediterrânea estão associadas a uma melhor saúde cerebral, pois ambas incluem muitas frutas e vegetais; ácidos graxos ômega-3 essenciais provenientes do peixe como fonte de proteína; e fibras em alimentos vegetais, que auxiliam na digestão de muitos polifenóis, ao mesmo tempo que estabilizam a microbiota intestinal. O fato de Okinawa ter sido considerada um centro de centenários do mundo, até que as influências alimentares ocidentais mudaram a ingestão oral, pode fortalecer nossa determinação em aprender com a sabedoria de seus idosos, assim como com a perda de seu *status* como centro de centenários do mundo, quando adotaram os hábitos alimentares ocidentais. Que isso nos motive a personalizar a nutrição para um envelhecimento saudável com os alimentos apresentados na Figura 7.2, para reduzir a neuroinflamação e nutrir o cérebro em desenvolvimento.

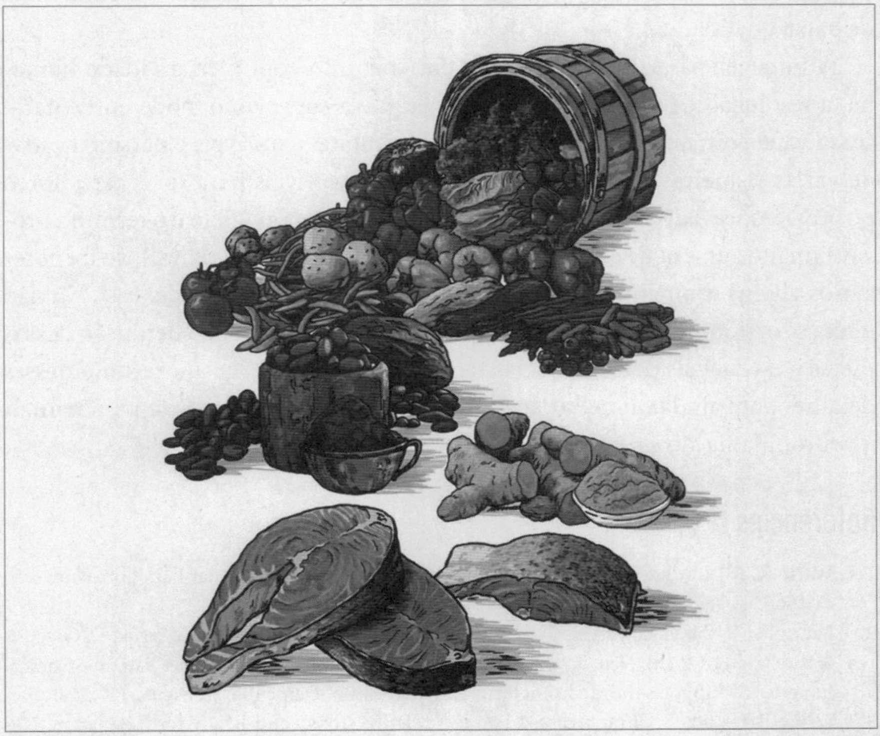

Figura 7.2 Esta ilustração do Dr. David Yu mostra uma infinidade de opções alimentares que estão à sua disposição para reduzir a neuroinflamação e nutrir seu cérebro faminto.

Podemos comer e jejuar juntos para potencializar a neuroplasticidade. Podemos usar a inteligência artificial e a Revolução da Neuroplasticidade Inteligente para ajudar seu cérebro a envelhecer de forma saudável.

Isso começa com o princípio básico de que a energia consumida se aproxima da energia utilizada. Como em todos os aspectos da nutrição, isso varia de acordo com o estado individual, incluindo idade, saúde física, etc. As *Diretrizes Alimentares para Americanos* que mencionamos no início do capítulo podem influenciar os fatores usados pela inteligência artificial para personalizar a ingestão oral, a fim de maximizar a melhor química, arquitetura e desempenho do cérebro ao longo de toda a vida.

Uma revisão da tecnologia digital com pacientes com deficiência cognitiva e seus cuidadores enfatizou a "necessidade de uma estrutura teórica para conceituar e governar" as intervenções comportamentais usando tecnologia.[111] Pesquisadores[112] opinaram que os dispositivos vestíveis atuais para avaliação 24 horas de comportamentos físicos quanto à "intensidade, postura/tipo de atividade e estado biológico" apresentam design muito variado e metodologia de baixa qualidade.

A inteligência artificial, utilizada em conjunto com a criatividade humana, a resolução de problemas, o julgamento e a supervisão, pode aumentar a frequência com que são feitas escolhas alimentares saudáveis e personalizadas de várias maneiras. A criação de dispositivos vestíveis para fornecer reforço positivo imprevisível das atividades do indivíduo após o início e o término provavelmente aumentaria esses comportamentos. Também seria valioso fornecer avisos alguns momentos após o agendamento de uma atividade, caso ela não tenha ocorrido. Os profissionais de saúde que participaram na definição dessas metas e estratégias personalizadas também podem receber um resumo desses detalhes para ajudar a melhorar a adesão e o prazer de uma dieta para reduzir a neuroinflamação e nutrir o seu cérebro em desenvolvimento.

Referências

1. Watso JC & Farquhar WB. (2019). Hydration Status and Cardiovascular Function. *Nutrients*, 11:1866.
2. Lauriola M, Mangiacotti A, D'Onofrio G, Cascavilla L, Paris F, Paroni G, Seripa D, Greco A & Sancarlo D. (2018). Neurocognitive Disorders and Dehydration in Older Patients: Clinical Experience Supports the Hydromolecular Hypothesis of Dementia. *Nutrientes*, 10:562.
3. Lustig RH. (2020). Ultraprocessed Food: Addictive, Toxic, and Ready for Regulation. *Nutrients*, 12:3401. DOI: 10.3390/nu12113401
4. Exclusive Breastfeeding for Optimal Growth, Development and Health of Infants (who.int).

5. Kafouri S, Kramer M, Leonard G, Perron M, Pike B, Richer L, et al. (2013). Breastfeeding and Brain Structure in Adolescence. *Intern J Epidemiology*, 42:150-159. DOI: 10.1093/ije/dys172
6. OMS Obtido em 3/3/2024: Infant and Young Child Feeding (who.int).
7. Galiè S, Canudas S, Muralidharan J, García-Gavilán J, Bulló M, Salas-Salvadó J, et al. (2020). Impact of Nutrition on Telomere Health: Systematic Review of Observational Cohort Studies and Randomized Clinical Trials. *Adv Nutr*, 11:576-601. DOI: 10.1093/advances/nmz107
8. Willcox DC, Scapagnini G & Willcox BJ. (2014). Healthy Aging Diets Other Than the Mediterranean: A Focus on the Okinawan Diet. *Mech Ageing Development*, 136-137:148-162.
9. Jacka FN, Cherbuin N, Anstey KJ, Sachdev P & Butterworth P. (2015). Western Diet Is Associated with a Smaller Hippocampus: A Longitudinal Investigation. *BMC Med*, 13:215, DOI: 10.1186/s12916-015-0461-x
10. Brunt VE, LaRocca TJ, Bazzoni AE, Sapinsley ZJ, Miyamoto-Ditmon J, Gioscia-Ryan RA, Neilson AP, et al. (2021). The Gut Microbiome-Derived Metabolite Trimethylamine N-Oxide Modulates Neuroinflammation and Cognitive Function with Aging. *Geroscience*, 43:377-394.
11. Chaudhari DS, Jain S, Yata Vk, Mishra SP, Kumar A, Fraser A, Kociolek J, et al. (2023). Unique Trans-Kingdom Microbiome Structural and Functional Signatures Predict Cognitive Decline in Older Adults. *GeroScience*. DOI: 10.1007/s11357-023-00799-1
12. Nagpal R, Neth BJ, Wang S, Craft S & Yadav H. (2019). Modified Mediterranean-ketogenic Diet Modulates Gut Microbiome and Short-Chain Fatty Acids in Association with Alzheimer's Disease Markers in Subjects with Mild Cognitive Impairment. *EBioMed*, 47:529-542.
13. Kasti AN, Nikolaki MD, Synodinou KD, Katsas KN, Petsis K, Lambrinou S, Pyrousis IA, Triantafyllou K, et al. (2022). The Effects of Stevia Consumption on Gut Bacteria: Friend or Foe? *Microorganisms*, 10:744. doi: 10.3390/ microorganisms10040744.
14. Sun Y, Baptista LC, Roberts LM, Jumbo-Lucioni P. McMahon LL, Buford TW, Carter CS, et al. (2020). The Gut Microbiome as a Therapeutic Target for Cognitive Impairment. *J Gerontol A Biol Sci Med Sci*, 75:1242-1250. doi: 10.1093/gerona/glz281.
15. Chlebowski RT, Rapp S, Aragaki Ak, Pan K & Neuhouser ML (2020). Low-Fat Dietary Pattern and global cognitive function: Exploratory Analyses of the Women's Health Initiative (WHI) Randomized Dietary Modification Trial. *EClinical Med*, 18:100240. DOI: 10.1016/j.eclinm.2019.100240
16. Agarwal P, Leurgans SE, Agrawal S, Aggarwal NT, Cherian LJ, James BD, Dhana K, Barnes LL, Bennett DA, Schneider JA, et al. (2023) Association of Mediterranean-DASH Intervention for Neurodegenerative Delay and Mediterranean Diets with Alzheimer Disease Pathology. *Neurology*, 100(22):e2259-e2268. doi: 10.1212/WNL.0000000000207176. Epub 8 de março de 2023.
17. Kandel P, Semerci F, Mishra R, Choi W, Baji A, Baluy D, Ma L, et al. (2022). Oleic Acid Is an Endogenous Ligand of TLX/NR2E1 That Triggers Hippocampal Neurogenesis. *PNAS*, 119(13): e2023784119. DOI: 10.1073/pnas.2023784119
18. Peterson C. (2008) What Is Positive Psychology, and What Is It Not? *Psychol Today*, 16 de maio.
19. Li C, Luan Z, Zhao Y, Chen J, Yang Y, Wang C, Jing Y, et al. (2022). Deep Insights into the Gut Microbial Community of Extreme Longevity in South Chinese Centenarians by Ultra-Deep Metagenomics and Large-Scale Culturomics. *NPJ Biofilms Microbiomes*, 8:28. doi: 10.1038/s41522-022-00282-3.
20. Fusco S & Pani P. (2013). Brain Response to Calorie Restriction. *Cell Mol Life Sci*, 70:3157-3170. DOI: 10.1007/s00018-012-1223-y
21. Mattson MP, Moehl K, Ghena N, Schmaedick M & Cheng A. (2018). Intermittent Metabolic Switching, Neuroplasticity and Brain Health. *Nat Rev Neurosci*, 19:63-80.

22. Glatigny M, Moriceau S, Rivagorda M, Ramos-Brossier M, Mascimbeni AC, Lante F, et al. (2019). Autophagy Is Required for Memory Formation and Reverses Age-Related Memory Decline. *Curr Biol*, 29:435-448. DOI: 10.1016/j.cub.2018.12.021
23. Anderson RM & Weindruch R. (2012) The Caloric Restriction Paradigm: Implications for Healthy Human Aging. *Amer J Human Biol*, 24:101-106.
24. Ezzati A & Pak VM. (2023). The Effects of Time-Restricted Eating on Sleep, Cognitive Decline, and Alzheimer's Disease. *Exper Geron*, 171:112033. doi: 10.1016/j.exger.2022.112033. Epub 17 de novembro de 2022.
25. Longo VD & Anderson RM. (2022). Nutrition, Longevity and Disease: From Molecular Mechanisms to Interventions. *Cell*, 185:1455-1470.
26. de Cabo R & Mattson MP. (2019). Effects of Intermittent Fasting on Health, Aging, and Disease. *N Engl J Med*, 381:2541-2551. DOI: 10.1056/ NEJMra1905136
27. Balasubramanian P, DelFavero J, Ungvari A, Papp M, Tarantini A, Price N, de Cabo R & Tarantini S. (2020). Time-Restricted Feeding (TRF) for Prevention of Age-Related Vascular Cognitive Impairment and Dementia. *Ageing Res Rev*, 64:101189. DOI: 10.1016/j.arr.2020.101189
28. Rahbar AR, Safavi E, Rooholamini M, Jaafari F, Darvishi S & Rahbar A. (2019). Effects of Intermittent Fasting during Ramadan on Insulin-Like Growth Factor-1, Interleukin 2, and Lipid Profile in Healthy Muslims. *Int J Prev Med*, 10:7.
29. Gomez-Pinilla F & Tyagi, E. (2013). Diet and Cognition: Interplay between Cell Metabolism and Neuronal Plasticity. *Curr Opin Clin Nutr Metab Care*, 16(6):726-733.
30. Dauncey MJ. (2014). Nutrition, the Brain and Cognitive Decline: Insights from Epigenetics. *Eur J Clin Nutr*, 68:1179-1185. DOI: 10.1038/ejcn.2014.173
31. Murphy T, Dias GP & Thuret S. (2014). Effects of Diet on Brain Plasticity in Animal and Human Studies: Mind the Gap. Neural Plast, 563160. doi: 10.1155/2014/563160. Epub 1º de maio de 2014.
32. Chesnokova V, Pechnick RN & Wawrowsky K. (2016). Chronic Peripheral Inflammation, Hippocampal Neurogenesis, and Behavior. *Brain, Behavior Immunity*. DOI: 10.1016/j.bbi.2016.01.017
33. Barbaresko J, Koch M, Schulze MB & Nöthlings U. (2013). Dietary Pattern Analysis and Biomarkers of Low-Grade Inflammation: A Systematic Literature Review. *Nutr Rev*, 71(8):511-527.
34. Georgieff Mk. (2023). Early Life Nutrition and Brain Development: Breakthroughs, Challenges, and New Horizons. *Proc Nutr Soc*, 82(2):104-112. DOI: 10.1017/S0029665122002774
35. Fekete M, Szarvas Z, Fazekas-Pongor V, Feher A, Csipo T, Forrai J, Dosa N, et al. (2023). Nutrition Strategies Promoting Healthy Aging: From Improvement of Cardiovascular and Brain Health to Prevention of Age-Associated Diseases. *Nutrients*, 15:47. DOI: 10.3390/nu15010047
36. Raghavan G, Bapna A, Mehta A, Shah A & Vyas T. (2023). Effect of Sugar Replacement with Stevia-Based Tabletop Sweetener on Weight and Cardiometabolic Health among Indian Adults. *Nutrients*, 15:1744. DOI: 10.3390/nu15071744
37. Tur JA & Bibiloni MDM. (2019) Anthropometry, Body Composition and Resting Energy Expenditure in Human. *Nutrients*, 11:1891.
38. Wang H, Lv Y, Ti G & Ren G. (2022). Association of Low-Carbohydrate-Diet Score and Cognitive Performance in Older Adults: National Health and Nutrition Examination Survey (NHANES). *BMC Geriatr*, 22:983. doi: 10.1186/s12877-022-03607-1.
39. WHO Healthy Diet Fact Sheet. https://www.who.int/news-room/fact-sheets/ detail/healthy-diet

40. Barberger-Gateau P. (2014). Nutrition and Brain Aging: How Can We Move Ahead? *Eur J Clin Nutr*, 68:1245-1249. https://doi.org/10.1038/ejcn.2014.177
41. Raji C, Erickson KI, Lopez OL, Kuller LH, Gach HM, Thompson PM, et al. (2014). Regular Fish Consumption and Age-Related Brain Gray Matter Loss. *Am J Prev Med*, 47(4):444-451. DOI: 10.1016/j.amepre.2014.05.037
42. Schaefer EJ., Bongard V, Beiser AS, Lamon-Fava S, Robins SJ, Au R, et al. (2006). Plasma Phosphatidylcholine Docosahexaenoic Acid Content and Risk of Dementia and Alzheimer Disease: The Framingham Heart Study. *Arch Neurol*, 63:1545-1550.
43. Sambra V, Echeverria F, Valenzuela A, Chouinard-Watking R & Valenquela R. (2021). Docosahexaenoic and Arachidonic Acids as Neuroprotective Nutrients throughout the Life Cycle. *Nutrients*, 13:986. DOI: 10.3390/nu13030986
44. Boespflug EL, McNamara Rk, Eliassen, JC, Schidler MD & Krikorian R. (2016). Fish Oil Supplementation Increases Event-Related Posterior Cingulate Activation in Older Adults with Subjective Memory Impairment. *J Nutr Health & Aging*, 20(2):161-169.
45. Satizabal CL, Himali JJ, Beiser AS, Ramachandran V, van Lent DM, Himali D, Aparicio HJ, et al. (2022). Association of Red Blood Cell Omega-3 Fatty Acids with MRI Markers and Cognitive Function in Midlife: The Framingham Heart Study. *Neurology*, 99(23):e2572-e2582. DOI: 10.1212/WNL.0000000000201296
46. Sun Y, Liu B, Snetselaar LG, Wallace RB, Shadyab AH, Kroenke CH, Haring B, et al. (2021). Association of Major Dietary Protein Sources with All-Cause and Cause-Specific Mortality: Prospective Cohort Study. *J Am Heart Assoc*, 10:e015553. DOI: 10.1161/JAHA.119.015553
47. Ali MA, Poortvliet E, Stromberg R & Yngve A. (2011). Polyamines in Foods: Development of a Food Database. *Food & Nutr Res*, 55:5572. doi: 10.3402/fnr.v55i0.5572.
48. Amri Z, Amor IB, Zarrouk A, Chaaba R, Gargouri J, Hammami M, Hammami S, et al. (2022). Anti-Glycation, Antiplatelet and Antioxidant Efects of Diferent Pomegranate Parts. *BMC Compl Med & Ther*, 22:339. DOI: 10.1186/s12906-022-03824-6
49. Barber TM, Kabisch S, Pfeiffer AFH & Weickert MO. (2020). The Health Benefits of Dietary Fibre. *Nutrients*, 12:3209. DOI: 10.3390/nu12103209
50. Glabska D, Guzek D, Groele B & Gutkowska K. (2020). Fruit and Vegetable Intake and Mental Health in Adults: A Systematic Review. *Nutrients*, 12:115.
51. Zhang H, Tian W, Qi G & Sun Y. (2022). Hypertension, Dietary Fiber Intake, and Cognitive Function in Older Adults (from the National Health and Nutrition Examination Survey Data (2011-2014)). *Front Nutr*, 9:1024627. doi: 10.3389/fnut.2022.1024627. eCollection 2022.
52. Baker LD, Manson JE, Rapp SR, Sesso HD, Gaussoin SA, Shumaker SA, Espeland MA, et al. (2022). Effects of Cocoa Extract and a Multivitamin on Cognitive Function: A Randomized Clinical Trial. *Alzheimers Dement*, 19(4):1308-1319. DOI: 10.1002/alz.12767
53. Yeung L-K, Alschuler DM, Wall M, Luttman-Gibson H, Copeland T, Hale C, Sloan RP, et al. (2023). Multivitamin Supplementation Improves Memory in Older Adults: A Randomized Clinical Trial. *Amer J Clin Nutr*. DOI: 10.1016/j.ajcnut.2023.05.011
54. Lauer AA, Grimm HS, Apel B, Golobrodska N, Kruse L, Ratanski E, Schulten N, et al. (2022). Mechanistic Link between Vitamin B12 and Alzheimer's Disease. *Biomol*, 12:129. DOI: 10.3390/biom12010129
55. Baltrusch, S. (2021). The Role of Neurotropic B Vitamins in Nerve Regeneration. *Biomed Res Int*, 9968228. DOI: 10.1155/2021/9968228
56. Oulhaj A, Jerneren F, Refsum H, Smith AD & de Jager CA. (2016). Omega-3 Fatty Acid Status Enhances the Prevention of Cognitive Decline by b Vitamins in Mild Cognitive Impairment. *J Alzheimers Dis*, 50:547-557.

57. Jernerén F, Elshorbagy Ak, Oulhaj A, Smith SM, Refsum H, Smith AD, et al. (2015) Brain Atrophy in Cognitively Impaired Elderly: The Importance of Long-Chain Omega-3 Fatty Acids and B Vitamin Status in a Randomized Controlled Trial. *Am J Clin Nutr*, 102:215-221.
58. Chimakurthy Ak, Lingam S, Pasya SkR & Copeland BJ. (2023). A Systematic Review of Dietary Supplements in Alzheimer's Disease. *Cureus*, 15(1):e33982. doi: 10.7759/cureus.33982. eCollection 2023 Jan.
59. Tramontin Nd S, Luciano TF, Marques Sc O, de Souza CT & Muller AP. (2020). Ginger and Avocado as Nutraceuticals for Obesity and Its Comorbidities. *Phytother Res*, 34:1282-1290.
60. Liu Y, Deng SJ, Zhang Z, Gu Y, Xia SN, Bao XY, Cao X, Xu Y, et al. (2020). 6-Gingerol Attenuates Microglia-Mediated Neuroinflammation and Ischemic Brain Injuries through Akt-mTOR-STAT3 Signaling Pathway. *E J Phar*, 883:173294. DOI: 10.1016/j.ejphar.2020.173294
61. Cheng FW, Ford NA & Taylor Mk. (2021) US Older Adults That Consume Avocado or Guacamole Have Better Cognition Than Non-consumers: National Health and Nutrition Examination Survey 2011-2014. *Front Nutr*, 8:746453. DOI: 10.3389/fnut.2021.746453
62. Zhai Y, Liu B-G, Mo X-N, Zou M, Mei X-P, Chen W, Huang G-D, Wu L, et al. (2021). Gingerol Ameliorates Neuronal Damage Induced by Hypoxia-Reoxygenation Via the miR-210/Brain-Derived Neurotrophic Factor Axis. *Kaohsiung J Med Sci*, 1-11. doi: 10.1002/kjm2.12486. Epub 28 de dezembro de 2021.
63. Sarubbo F, Moranta D. Tejada S, Jiménez M & Esteban S. (2023). Impact of Gut Microbiota in Brain Ageing: Polyphenols as Beneficial Modulators. *Antioxidants*, 12:812. DOI: 10.3390/antiox12040812
64. Sarubbo F, Cavallucci V & Pani G. (2022). The Influence of Gut Microbiota on Neurogenesis: Evidence and Hopes. *Cells*, 11, 382.
65. Holland TM, Agarwal P, Wang Y, Dhana K, Leurgans SE, Shea K, Booth SL, et al. (2022). Association of Dietary Intake of Flavonols with Changes in Global Cognition and Several Cognitive Abilities. *NeurPublish*. DOI: 10.1212/WNL.0000000000201541
66. Monahan KD. (2012). Effect of Cocoa/Chocolate Ingestion on Brachial Artery Flow-Mediated Dilation and Its Relevance to Cardiovascular Health and Disease in Humans. *Arch Biochem Biophys*, DOI: 10.1016/j.abb.2012. 02.021
67. Monahan KD, Feehan RP, Kunselman AR, Preston AG, Miller DL, Lott MEJ, et al. (2012). Dose-Dependent Increases in Flow-Mediated Dilation Following Acute Cocoa Ingestion in Healthy Older Adults. *J Applied Physiol*, 111:1568-1574. DOI: 10.1152/japplphysiol.00865.2011
68. Nishiwaki M, Nakano Y & Matsumoto N. (2019). Effects of Regular High-Cocoa Chocolate Intake on Arterial Stiffness and Metabolic Characteristics during Exercise. *Nutrition*, 60:53-58. DOI: 10.1016/j.nut.2018.09.021
69. Brickman AM, Khan UA, Provenzano FA, Yeung L-K, Suzuki W, Schroeter H, et al. (2014). Enhancing Dentate Gyrus Function with Dietary Flavanols Improves Cognition in Older Adults. *Nat Neurosci*. DOI: 10.1038/ nn.3850
70. Sorond FA, Hurwitz S, Salat DH, Greve DN e Fisher ND. (2013). Neurovascular Coupling, Cerebral White Matter Integrity, and Response to Cocoa in Older People. *Neurology*, 81:904-909.
71. Nehlig A. (2013). The Neuroprotective Effects of Cocoa Flavanol and Its Influence on Cognitive Performance. *Br J Clin Pharmacol*, 75(3):716-727.
72. Latif, R. (2013). Health Benefits of Cocoa. *Curr Opin Clin Nutr Metab Care*, 16:669-674.
73. Martin MA & Ramos S. (2021). Impact of Cocoa Flavanols on Human Health. *Food and Chem Toxicol*, 151:112121. DOI: 10.1016/j.fct.2021.112121

74. Orellana-Paucar AM. (2023). Steviol Glycosides from Stevia Rebaudiana: An Updated Overview of Their Sweetening Activity, Pharmacological Properties, and Safety Aspects. *Molecules*, 28:1258. doi: 10.3390/molecules28031258.
75. EFSA FAF Panel (EFSA Panel on Food Additives and Flavourings), Younes M, Aquilina G, Engel K-H, Fowler PJ, Frutos Fernandez MJ, Furst P, G € urtler R, Gundert-Remy U, Husøy T, Manco M, Mennes W, Moldeus P, Passamonti S, Shah R, Waalkens-Berendsen I, Wright M, Barat Baviera JM, Degen G, Herman L, Leblanc J-C, Wolfle D, Aguilera J, Giarola A, Smeraldi C, Vianello G, Castle L, et al. (2022). Scientific Opinion on the Safety of the Proposed Amendment of the Specifications for Enzymatically Produced Steviol Glycosides (E 960c): Rebaudioside D Produced Via Enzymatic Bioconversion of Purified Stevia Leaf Extract. *EFSA J*, 20(5):7291. 23 pp. doi: 10.2903/j.efsa.2022.7291
76. EFSA FAF Panel (EFSA Panel on Food Additives and Flavourings), Younes M, Aquilina G, Engel K-H, Fowler P, Frutos Fernandez MJ, Furst P, Gurtler R, Gundert-Remy U, Husøy T, Manco M, Mennes W, Moldeus P, Passamonti S, Shah R, Waalkens-Berendsen I, Wolfle D, Wright M, Degen G, Giarola A, Rincon AM, Castle L, et al. (2020). Scientific Opinion on the Safety of a Proposed Amendment of the Specifications for Steviol Glycosides (E 960) as a Food Additive: To Expand the List of Steviol Glycosides to All Those Identified in the Leaves of Stevia Rebaudiana Bertoni (Expandir a lista de glicosídeos de esteviol para todos os identificados nas folhas de Stevia Rebaudiana Bertoni). *EFSA J*, 18(4):6106, 32pp. doi: 10.2903/j.efsa.2020.6106
77. Muenprasitivej N, Tao R, Nardone SJ & Cho S. (2022). The Effect of Steviol Glycosides on Sensory Properties and Acceptability of Ice Cream. *Foods*, 11:1745. DOI: 10.3390/foods11121745
78. Stamataki NS, Scott C, Elliott R, Mckie S, Bosscher D, McLaughlin JT, et al. (2020). Stevia Beverage Consumption prior to Lunch Reduces Appetite and Total Energy Intake without Affecting Glycemia or Attentional Bias to Food Cues: A Double-Blind Randomized Controlled Trial in Healthy Adults. *J Nutr*. DOI: 10.1093/jn/nxaa038
79. Pogacnik L, Ota A & Ulrih NP. (2020). An Overview of Crucial Dietary Substances and Their Modes of Action for Prevention of Neurodegenerative Diseases. *Cells*, 9:576; DOI: 10.3390/cells9030576
80. Benameur T, Giacomucci G, Panaro MA, Ruggiero M, Trotta T, Monda V, Pizzolorusso I, et al. (2022). New Promising Therapeutic Avenues of Curcumin in Brain Diseases. *Molecules*, 27:236. DOI: 10.3390/molecules27 010236
81. Benameur T, Frota Gaban SV, Giacomucci G, Filannino FM, Trotta T, Polito R, Messina G, et al. (2023). The Effects of Curcumin on Inflammasome: Latest Update. *Molecules*, 28:742. doi: 10.3390/molecules28020742.
82. Chen F, Wang H, Xiang X, Yuan J, Chu W, Xue X, Zhu H, et al. (2014). Curcumin Increased the Differentiation Rate of Neurons in Neural Stem Cells Via Wnt Signaling in Vitro Study. *J Surgical Res*, 1-7. DOI: 10.1016/j.jss.2014.06.026
83. Kim JJ, Son TG, Park HR, Park M, Kim M, Kim HS, et al. (2008). Curcumin Stimulates Proliferation of Embryonic Neural Progenitor Cells and Neurogenesis in the Adult Hippocampus. *J Biol Chem*, 2839(21):14497-14505.
84. Cox, Katherine HM, Pipingas A & Scholey AB. (2015). Investigation of the Effects of Solid Lipid Curcumin on Cognition and Mood in a Healthy Older Population. *J Psychopharmacol*, 29(5):642-651.

85. Ganjali S, Sahebkar A, Mahdipour E, Jamialahmadi K, Toraki S, Akhlaghi S, Ferns G, et al. (2014). Investigation of the Effects of Curcumin on Serum Cytokines in Obese Individuals: A Randomized Controlled Trial. *Sci World J*: Artigo ID 898361. DOI: 10.1155/2014/898361
86. Nakhaee S, Kooshki A, Hormozi A, Akbari A, Mehrpour O & Farrokhfall K. (2024). Cinnamon and Cognitive Function: A Systematic Review of Preclinical and Clinical Studies. *Nutr Neurosci*. DOI: 10.1080/1028415X.2023. 2166436
87. Ciaramelli C, Palmioli A, Angotti I, Colombo L, De Luigi A, Sala G, Salmona M & Airoldi C (2022). NMR-Driven Identification of Cinnamon Bud and Bark Components with AntiAb Activity. *Front Chem*, 10:896253. DOI: 10.3389/fchem.2022.896253
88. Yazdanpanah A-YM, Hooshmandi H, Ramezani-Jolfaie N & Salehi-Abargouei (2020). Effects of Cinnamon Supplementation on Body Weight and Composition in Adults: A Systematic Review and meta-Analysis of Controlled Clinical Trials. *Phytotherapy Res*, 34:448-463. doi: 10.1002/ptr.6539
89. Witte AV, Kerti L, Margulies CS & Floel A. (2014). Effects of Resveratrol on Memory Performance, Hippocampal Functional Connectivity, and Glucose Metabolism in Healthy Older Adults. *J Neurosci*, 34(23):7862-7870.
90. Chen X, Zhang J, Yin N, Wele P, Li F, Dave S, et al. (2023). Resveratrol in Disease Prevention and Health Promotion: A Role of the Gut Microbiome. *Crit Rev Food Sci Nutr*, 2 de janeiro; 1-18. doi: 10.1080/10408398.2022. 2159921
91. Martini D, Marino M, Venturi S, Tucci M, Zacas Dk, Riso P, Purrini M, Bo CD, et al. (2023). Blueberries and Their Bioactives in the Modulation of Oxidative Stress, Inflammation and Cardio/Vascular Function Markers: A Systematic Review of Human Intervention Studies. *J Nutr Biochem*, 111:109154. DOI: 10.1016/j.jnutbio.2022.109154
92. Flanagan E, Cameron D, Sobhan R, Wong C, Pontifex MG, Tosi N, Mena P, et al. (2022). Chronic Consumption of Cranberries (Vaccinium macrocarpon) for 12 Weeks Improves Episodic Memory and Regional Brain Perfusion in Healthy Older Adults: A Randomised, Placebo-Controlled, Parallel-Groups Feasibility Study. *Front Nutr*, 9:849902. DOI: 10.3389/fnut.2022.849902
93. Flores IO, Treviño S & Díaz A (2023). Neurotrophic Fragments as Therapeutic Alternatives to Ameliorate Brain Aging. *Neural Regen Res*, 18(1):51-56.
94. Agrawal K, Chakraborty P, Dewanjee S, Arfin S, Das SS, Dey A, Moustafa M, et al. (2023). Neuropharmacological Interventions of Quercetin and Its Derivatives in Neurological and Psychological Disorders. *Neur Bio Rev*, 144:104955. DOI: 10.1016/j.neubiorev.2022.104955
95. Dormal V, Pachikian B, Debock E, Buchet M, Copine S & Deldicque, L. (2022). Evaluation of a Dietary Supplementation Combining Protein and a Pomegranate Extract in Older People: A Safety Study. *Nutrients*, 14:5182. DOI: 10.3390/nu14235182
96. Rode SB, Dadmal A & Salankar HV. (7 de julho de 2022). Nature's Gold (Moringa Oleifera): Miracle Properties. *Cureus*, 14(7):e26640. DOI: 10.7759/cureus.26640
97. Fišar Z & Hroudová, J. (2024). CoQ10 and Mitochondrial Dysfunction in Alzheimer's Disease. *Antioxidants*, 13:191. doi: 10.3390/antiox13020191.
98. Liang Y, Lee DYW, Zhen S, Sun H, Zhu B, Liu J, Lei D, et al. (2022). Natural Medicine HLXL Targets Multiple Pathways of Amyloid-Mediated Neuroinflammation and Immune Response in Treating Alzheimer's Disease. *Phytomedicine*, 104:154158. DOI: 10.1016/j.phymed.2022.154158
99. Witte AV, Fobker M, Gellner R, Knecht S & Floel A. (2009). Caloric Restriction Improves Memory in Elderly Humans. *Proc Nati Acad Sci USA*, 106(4):1255-1260.

100. Marioni RE, Stewart MC, Murray GD, Deary IJ, Fowkes F, Lowe G, et al. (2009). Peripheral Levels of Fibrinogen, C-Reactive Protein, and Plasma Viscosity Predict Future Cognitive Decline in Individuals without Dementia. *Psychosomatic Med*, 71(8):901-906.
101. Calcada, D., Vianello, D., Giampieri, E., Sala, C., Castellani, G., de Graaf, et al. (2014). The Role of Low-Grade Inflammation and Metabolic Flexibility in Aging and Nutritional Modulation Thereof: A Systems Biology Approach. *Mech Ageing Dev*, 136-137:138-147. DOI: 10.1016/j.mad.2014.01.004
102. Pieczynska-Zaja JM, Malinowska A, Łagowska K, Leciejewska N & Bajerska J. (2023). The Effects of Time-Restricted Eating and Ramadan Fasting on Gut Microbiota Composition: A Systematic Review of Human and Animal Studies. *Nutr Rev*, 00(0):1-17. DOI: 10.1093/nutrit/nuad093
103. Anson, M. R., Guo, Z., de Cabo, R., Iyun, T., Rios, M., Hagepanos, A. et al. (2003). Intermittent Fasting Dissociates Beneficial Effects of Dietary Restriction on Glucose Metabolism and Neuronal Resistance to Injury from Calorie Intake. *PNAS*, 100(10):6216-6220.
104. Rothman SM & Mattson MP. (2013). Activity-Dependent, Stress-Responsive BDNF Signaling and the Quest for Optimal Brain Health. *Neurosci*, 239:228-240.
105. Vasconcelos AR, Yshii LM, Viel TA, Buck HS, Mattson MP, Scavone C, et al. (2014). Intermittent Fasting Attenuates Lipopolysaccharide-Induced Neuroinflammation and Memory Impairment. *J Neuroinflammation*, 11:85.
106. Knight A, Bryan J & Murphy, C. (2016). Is the Mediterranean Diet a Feasible Approach to Preserving Cognitive Function and Reducing Risk of Dementia for Older Adults in Western Countries? New Insights and Future Directions. *Ageing Res Rev*, 25:85-101.
107. Denis I, Potier B, Vancassel S, Heberden C & Lavialle M. (2013). Omega-3 Fatty Acids and Brain Resistance to Ageing and Stress: Body of Evidence and Possible Mechanisms. *Ageing Res Rev*, 12:579-594. doi: 10.1016/j.arr.2013.01.007
108. Yehuda S, Rabinovitz S, Carasso RL & Mostofsky DI. (2002). The Role of Polyunsaturated Fatty Acids in Restoring the Aging Neuronal Membrane. *Neurobiol Aging*, 23:843-853.
109. Yehuda S, Rabinovitz S & Mostofsky DI. (2005). Essential Fatty Acids and the Brain: From Infancy to Aging. *Neurobiol Aging*, 26S:S98-S102.
110. Barnard AI, Bush AI, Ceccarelli A, Cooper J, deJager CA, Erickson KI, et al. (2014). Dietary and Lifestyle Guidelines for the Prevention of Alzheimer's Disease. *Neurobiol Aging*, 35:S74-S78.
111. Choukou M-A, Olatoye F, Urbanowski R, Caon M & Monnin C. (2023). Digital Health Technology to Support Health Care Professionals and Family Caregivers Caring for Patients with Cognitive Impairment. *Scoping Rev JMIR Ment Health*, 10:e40330. DOI: 10.2196/40330
112. Giurgiu M, Ketelhut S, Kubica C, Nissen R, Doster A-K, Thron M, Timm I, et al. (2023). Assessment of 24-hour Physical Behaviour in Adults via Wearables: A Systematic Review of Validation Studies under Laboratory Conditions. *Inter J Behav Nutri Phys Activity*, 20:68. https://doi.org/10.1186/s12966-023-01473-7

8

Dormir pelo prazer de dormir

Durma com a alegria de saber que isso pode ajudá-lo, de várias maneiras, a maximizar os benefícios do seu cérebro em nossa Revolução da Neuroplasticidade Inteligente para Potencializar a Neuroplasticidade e o Envelhecimento Saudável do Seu Cérebro. Vários fatores são importantes para essa constatação.

Como ilustra o neurônio adormecido na Figura 8.1, reduzir a luz à noite ajuda você a dormir bem.

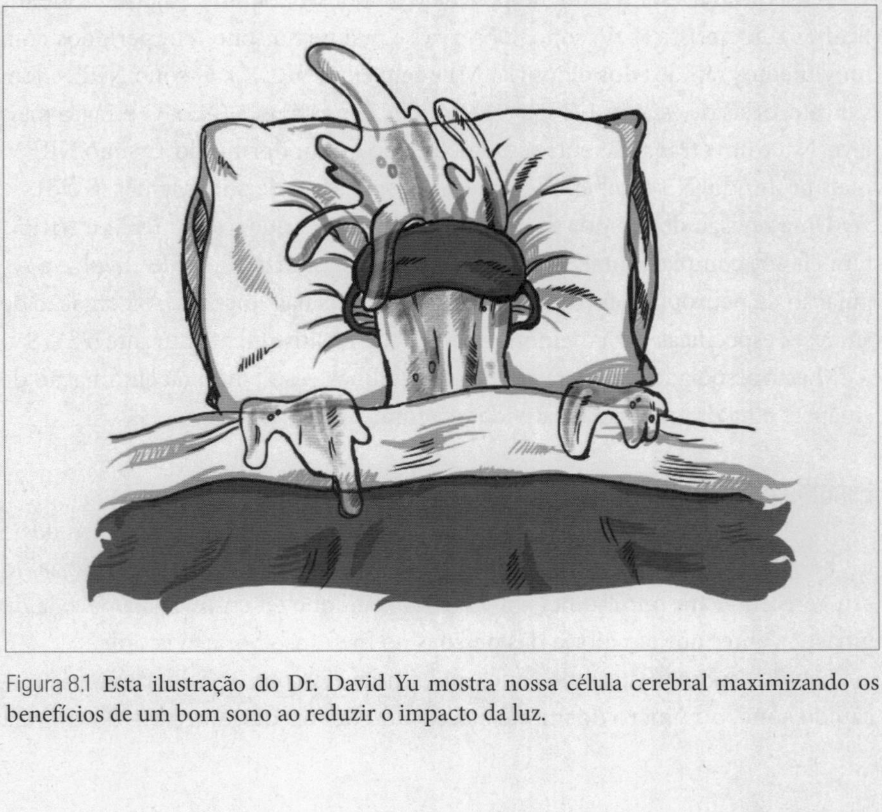

Figura 8.1 Esta ilustração do Dr. David Yu mostra nossa célula cerebral maximizando os benefícios de um bom sono ao reduzir o impacto da luz.

Muitos de nós tendemos a trabalhar demais e/ou nos comprometer demais de uma forma ou de outra. Para mim, isso inclui atuar como especialista em questões médicas e psiquiátricas para o Tribunal de Internação Involuntária; ser cofundadora de um projeto internacional para prevenir, postergar o início e/ou reverter a demência; e a lista continua.

Isso foi um dos motivos que me deixaram muito feliz quando descobri que algumas das funções mais importantes do nosso corpo acontecem enquanto dormimos. Bastou-me lembrar, na hora de ir para a cama, de dormir bastante tempo em sono de ondas lentas para alimentar e limpar meu cérebro, e isso aumentou a qualidade e a quantidade do meu sono.

A outra boa notícia é que nem tudo está perdido quando a sua vida exige alguma perda de sono. Essa é outra razão para dormir pelo prazer de dormir. Você está convidado a usar esta pesquisa para dormir profundamente e obter os benefícios de nutrir e manter seu cérebro saudável e envelhecer bem.

Prepare o ambiente

A medição do sono humano por meio da polissonografia[1,2] ajudou a identificar as características do sono. Observa-se que nosso sono tem períodos com movimentos rápidos dos olhos (REM) e sem eles (NREM). O sono NREM tem subcategorias de estágio 1 (N1), estágio 2 (N2) e estágio 3 (N3). O estágio mais leve, N1, é uma transição entre estar acordado e estar dormindo. O sono NREM mais profundo, N3, também é conhecido como sono de ondas lentas (SWS).

Uma revisão de estudos sobre o sono[3] descobriu que o sono REM e NREM têm efeitos complementares na facilitação da aprendizagem, que envolve a regulação da neuroplasticidade em direções opostas nas sinapses. A formação de sinapses específicas para memórias é regulada positivamente durante o SWS; o REM está associado à "regulação negativa global, resultando na eliminação de sinapses e na diminuição da atividade neural".[4]

Escolha o seu padrão

Será que deitar cedo e acordar cedo faz bem para a saúde e a sabedoria do seu cérebro? Para mim, funciona! Isso faz com que eu entre e saia da sala de ginástica antes que a maioria das pessoas no meu fuso horário acorde.

Estudos sobre padrões de sono também levaram em consideração a duração do sono, o número de minutos acordado depois de começar a dormir e a regularidade do sono.[5] Ir dormir mais tarde, dormir menos horas e acordar em vez de ter uma boa continuidade do sono foram todos padrões de sono "associados a um córtex mais fino e volumes subcorticais alterados em diversas regiões do cérebro durante a adolescência". O sono saudável durante a infância e a adolescência pode ser uma intervenção importante para promover o desenvolvimento saudável do cérebro.

Os padrões naturais de sono de 251 participantes psiquiatricamente saudáveis com idades entre 9 e 25 anos foram medidos com actigrafia de pulso. Estudos de ressonância magnética estrutural foram usados para estimar a idade cerebral. "O horário de sono mais tardio (meio do sono) foi associado a um envelhecimento cerebral mais avançado". Dormir menos ocorre quando se vai dormir mais tarde e se acorda cedo para ir à escola ou ao trabalho. Esses pesquisadores opinaram que isso implica "o horário de sono tardio como um pródromo ou fator de risco para o desenvolvimento cerebral alterado".

Eles usaram aprendizado de máquina para identificar regiões do cérebro com a melhor previsão da idade cronológica. Subtraindo a idade do indivíduo daquela indicada nos resultados da ressonância magnética, obteve-se uma medida chamada "diferença de idade cerebral". Eles sugerem pesquisas para avaliar se as diferenças no sono individual e o envelhecimento avançado do cérebro em adolescentes precedem o início de "resultados cognitivos-emocionais abaixo do ideal em adolescentes". A inteligência artificial com criatividade humana poderia influenciar o desenvolvimento da actigrafia e outros dispositivos vestíveis para pesquisar os efeitos a longo prazo de dormir mais tarde e acordar cedo para as obrigações diurnas.

Alimentação e limpeza com seu sistema glinfático

O sono de ondas lentas é quando algumas das funções mais importantes do corpo são realizadas. Esse processo pode ser comparado às atividades em grandes edifícios comerciais, onde os funcionários saem após um proveitoso dia de trabalho. Isso faz com que os corredores e escritórios fiquem mais abertos e livres para a passagem. Em seguida, equipes entram para limpar e retirar o lixo. Prateleiras e geladeiras são reabastecidas com nutrientes e líquidos essenciais para maximizar a produtividade dos funcionários.

Essas são as principais funções do nosso sistema glinfático no sistema nervoso central, que fica mais ativo enquanto dormimos. O sono é essencial para a distribuição de nutrientes, fatores de crescimento e mensageiros químicos entre as células cerebrais.[7] O fluxo do líquido cefalorraquidiano através e para dentro do tecido cerebral, bem como o escoamento de moléculas de resíduos, tau e beta-amiloide[8] são mais ativos no cérebro adormecido do que quando a pessoa está acordada.[9]

No cérebro, os pequenos vasos sanguíneos estão rodeados por áreas cheias de fluido. A medição desses espaços perivasculares é um marcador da eliminação de resíduos do cérebro.[10] Esses espaços perivasculares estão envolvidos na eliminação de toxinas.

A imagem por tensor de difusão do espaço perivascular (ALPS) foi usada para avaliar a função glinfática em pessoas com idades entre 13 e 88 anos sem comprometimento cognitivo.[11] "O declínio na manipulação mental e no desempenho da memória de curto prazo nos participantes mais velhos foi associado a um índice ALPS mais baixo e atrofia cortical na amígdala, cíngulo anterior e posterior, tálamo e regiões frontais médias".

O sistema glinfático, uma faceta essencial do nosso sistema neurobiológico de remoção de resíduos, depende do "transporte de água astroglial" que atravessa a barreira hematoencefálica.[12] Embora o tipo e o número de moléculas removidas pelo sistema glinfático do sistema nervoso central ainda estejam sendo esclarecidos, elas incluem potássio, que pode estar elevado após uma isquemia focal aguda.[13] As moléculas removidas também incluem tau, beta-amiloide e proteínas liberadas pelas células danificadas.[14] Técnicas não invasivas validaram essas descobertas no cérebro humano.[15] Com essa pesquisa carecendo de métodos sistemáticos de avaliação do sono e com a maioria dos estudos baseando-se em dados autorrelatados, o uso de inteligência artificial em tecnologia vestível para coletar dados sobre parâmetros específicos do sono e movimento molecular através da barreira hematoencefálica é necessário para esclarecer como o sistema glinfático funciona e como personalizar intervenções para influenciar as aquisições do sistema glinfático na maximização do envelhecimento saudável do seu cérebro.

As escolhas de estilo de vida que podem aumentar o poder do sistema glinfático[8] incluem dormir na posição lateral direita para maximizar os efeitos da gravidade no fluxo de fluidos e sangue através do cérebro. Outras escolhas de estilo de vida com influência positiva no processo glinfático incluem exercícios físicos, controle das emoções associadas ao estresse e jejum intermitente. Além disso, consumir ácidos graxos poli-insaturados ômega-3 encontrados em óleos de peixes marinhos[16] pode mediar a função do sistema glinfático para aumentar a eliminação da beta-amiloide.

Isso remete à razão pela qual oferecer minhas latas de sardinha é um presente para o envelhecimento saudável de nossos cérebros: DHA para mim e DHA para você.

A fotobiomodulação envolve a aplicação de luz de comprimentos de onda muito específicos nos tecidos do corpo.[17] Esses pesquisadores sugerem que as aplicações transcranianas desses comprimentos de onda de luz muito específicos durante o sono noturno podem ser um "novo tratamento não farmacológico" para melhorar a qualidade do sono e a eficiência do sistema glinfático para uma melhor saúde e bem-estar.

A pandemia da Covid-19 foi um dos vários fatores de estresse que tiveram um impacto negativo no sono. A dinâmica do sistema nervoso autônomo influencia e apoia a integração, o armazenamento e a codificação da memória pelo sistema nervoso central.[18] Os estudantes adolescentes em Shenzhen, na China, eram menos ativos fisicamente e menos felizes quando confinados em casa; melhorar a qualidade do sono e aumentar o apoio social foi associado a torná-los mais felizes e menos sedentários.[19] São necessárias mais pesquisas com desenho de estudo padronizado e métodos de avaliação do sono em pessoas saudáveis, o que a inteligência artificial poderia facilitar.

Benefícios do sono saudável

Quando uma noite de privação de sono em ratos incluiu um manuseio suave para impedir o sono, a neurogênese aumentou significativamente no primeiro momento, bem como quinze e trinta dias depois. Esse aumento na neurogênese quando o manuseio suave impediu o sono é enorme!

Esperamos que a inteligência artificial possa ajudar a replicar essa pesquisa em humanos, já que viagens de negócios e outros compromissos podem interferir significativamente na obtenção de um sono adequado. Em voos longos, aplico essa descoberta da pesquisa sobre o aumento da neurogênese durante a privação do sono usando uma mão para massagear suavemente a outra. Esse é apenas um exemplo baseado em especulação. Um dispositivo vestível projetado com inteligência artificial poderia solicitar, medir e capturar os impactos do manuseio suave durante a privação prolongada do sono em humanos.

Talvez um dos melhores ganhos com um sono saudável seja o aumento da neurogênese, já que a produção de novas células cerebrais é uma das formas mais importantes de impulsionar a neuroplasticidade em uma direção positiva para aumentar a capacidade cerebral. "Os cérebros não são computadores, mas têm uma maleabilidade recíproca de suas estruturas, essencial para seu funcionamento saudável".[21] A neurogênese no hipocampo desempenha um papel fundamental nas funções neurocognitivas, incluindo a memória. Essas novas células cerebrais adicionam novas sinapses, novas conexões e plasticidade e função ao longo da vida.

Embora a neurogênese continue no hipocampo ao longo da vida humana, a neurogênese adulta diminui rapidamente na doença de Alzheimer, o que pode ser um fator que contribui para os distúrbios de memória e aprendizagem em indivíduos com essa doença.[22] Em sua elegante visão geral dos estudos recentes sobre neurogênese hipocampal em adultos, pesquisadores consideram os impactos da neurogênese adulta prejudicada nos distúrbios de aprendizagem e memória, como observado na doença de Alzheimer, e levantam questões sobre a ativação da neurogênese em pacientes com Alzheimer para potencial terapêutico.

Analisando dados de 37.533 pessoas saudáveis do Biobanco do Reino Unido, concluiu-se que o melhor desempenho cognitivo foi observado naqueles que dormiam sete horas por dia.[23] Para avaliar o desempenho cognitivo, esses pesquisadores analisaram o funcionamento executivo estimado a partir de tarefas de velocidade de processamento ou memória de trabalho.

É importante notar que, embora essas habilidades neurocognitivas tendam a diminuir com a idade, esses resultados de melhor funcionamento executivo com sete horas de sono incluíram 12.006 indivíduos com mais de sessenta anos. Isso também representa cerca de um terço de uma amostra muito grande de indivíduos saudáveis.

As pessoas que dormiam de seis a oito horas por dia "tinham um volume de matéria cinzenta significativamente maior em 46 das 139 regiões cerebrais diferentes, incluindo o córtex orbitofrontal, o hipocampo, o giro pré-central, o polo frontal direito e os subcampos cerebelares". Assim, eles opinaram que suas "descobertas destacam a importante relação entre o fator modificável do estilo de vida que é a duração do sono e a cognição, bem como uma associação generalizada entre o sono e a saúde estrutural do cérebro".

Essa é outra razão pela qual minha rotina de exercícios é realizada logo ao acordar. Após cerca de sete horas de sono, com o máximo possível de sono de ondas curtas, o tempo para se exercitar se esvai.

Dados do Biobanco do Reino Unido, com 14.206 participantes, analisaram exames cerebrais, bem como medidas de sono e cognição.[24] "Cada hora adicional de sono acima de sete horas/dia foi associada a um volume cerebral 0,10-0,25% menor". Dormir mais de nove horas e dormir menos de seis horas foram ambos associados a "menores volumes cerebrais e medidas cognitivas (memória, tempo de reação, inteligência fluida)". Cochilar durante o dia também foi "associado a menores volumes cerebrais (matéria cinzenta e volume do hipocampo esquerdo) e menores medidas cognitivas (tempo de reação e inteligência fluida)".

Uma preservação semelhante da microestrutura cerebral com sono de qualidade 6,3 anos antes da ressonância magnética foi encontrada em 146 idosos sem demência.[25] Eles opinaram que "otimizar os comportamentos de sono ao longo da vida pode ajudar a preservar o envelhecimento saudável do cérebro".

Ao associar sons com o material aprendido quando acordados e apresentar esses estímulos durante o sono REM, a força de reativação cerebral medida no REM humano previu uma melhora durante a noite no desempenho das tarefas quando acordados.[26] Em uma pequena amostra com 34 adultos jovens saudáveis, foram avaliados os impactos neuroplásticos do sono e da privação do sono. No primeiro dia, eles passaram por estudos cerebrais não invasivos antes e depois de quarenta minutos de aprendizado para navegar em um ambiente virtual, onde precisavam atingir alvos o mais rápido possível.[27] Em seguida, eles tiveram uma noite de sono normal ou foram privados de sono. Após noites de sono reparador, eles foram examinados novamente antes e depois da tarefa de navegação. Os pesquisadores descreveram "remodelação relacionada ao sono de neuritos e células gliais que sustentam os processos de aprendizagem e memória nos gânglios basais e nas estruturas hipocampais".

O sono é um dos reguladores críticos da memória.[28] Esses benefícios do sono para a memória incluem vocabulário, memória associativa e memórias declarativas; o sono também é benéfico para reter informações sensoriais e habilidades motoras.[29]

Usando uma rede de populações de neurônios talâmicos e corticais, novos traços de memória de aprendizagem foram formados no estado de vigília.[30] Dada uma repetição durante o estado de sono de ondas lentas, "aumentou a conectividade sináptica", permitindo a "recordação indireta da memória". Conforme os pesquisadores, o estudo prevê que o sono pode fortalecer e formar memórias relacionais.

Reativação durante o sono de um treinamento específico para combater vieses sociais aumentou os efeitos do treinamento.[31] Este foi um pequeno estudo com 28 jovens.

Um estudo com 6.050 adultos com 65 anos ou mais[32] constatou maior qualidade de vida e funcionamento independente em indivíduos que tinham sono adequado em comparação com aqueles que relataram insônia. Um dos mecanismos neuroprotetores do sono adequado pode ser a redução da inflamação que pode estar associada ao envelhecimento,[33] bem como à diminuição da neurogênese, conforme observado em modelos animais. Fatores que melhoram a eficiência e a qualidade do sono incluem a atividade física, de acordo com uma revisão de estudos envolvendo 2.612 pacientes.

Prejuízos do sono de má qualidade

A privação crônica de sono em animais resultou no aumento das moléculas inflamatórias e na diminuição do BDNF, que é crucial para muitos componentes da neuroplasticidade. Uma revisão recente de pesquisas em animais conclui que o principal desafio fisiológico criado pela privação de sono pode incluir "déficits cognitivos, inflamação, comprometimento geral da tradução de proteínas, desequilíbrio metabólico e desregulação térmica". O sono é essencial para a remoção de resíduos e a distribuição de "glicose, lipídios, aminoácidos, fatores de crescimento e neuromoduladores".[7]

Um estudo usando dados do Biobanco do Reino Unido entrevistou 36.468 pessoas cuja idade média era de 63,6 anos.[37] Esses pesquisadores descobriram que sintomas relacionados ao sono, como ronco e hipersonolência, são fatores de risco para comprometimento cognitivo em idosos. Suas pontuações de inteligência fluida eram mais baixas; os tempos de reação eram mais lentos; e as funções executivas, bem como as pontuações de memória, eram mais baixas, com sintomas relacionados ao sono sendo autorrelatados. Há muito a perder com um sono de má qualidade.

Embora o melhor funcionamento executivo, refletido na velocidade de processamento e na memória de trabalho, esteja associado a um sono diário de sete horas, este "diminuiu para cada hora abaixo e acima desta duração de sono".[23] Embora a idade seja considerada o indicador mais forte do declínio neurocognitivo, o sono é um dos fatores modificáveis do estilo de vida que pode ajudar a preservar a função e a estrutura cerebral. Alterações negativas na substância branca do cérebro foram encontradas em ressonâncias magnéticas em idosos sem demência que relataram pior qualidade de sono nos últimos 6,3 anos.[25]

A fragmentação do sono e a má qualidade do sono estão associadas a um envelhecimento acelerado em até dois anos acima da idade cronológica.[38] Esses fatores modificáveis que aumentam o risco de demência e declínio cognitivo "não devem mais ser vistos como intrinsecamente relacionados ao envelhecimento normal", mas como fatores que podemos modificar para influenciar o envelhecimento saudável do cérebro, em vez de perdê-lo.

Uma revisão de estudos que incluiu 577.932 participantes de países asiáticos e norte-americanos de renda média-alta descobriu que a exposição à luz durante a noite prejudicava o sono. Esse prejuízo aumentava 22% para pessoas com níveis mais elevados de exposição à luz durante a noite; portanto, a exposição à luz durante a noite em ambientes internos é outro fator modificável para proteger o sono. Apesar do grande número de participantes nesta revisão, os autores alertam que as conclusões podem não ser generalizadas para além das populações estudadas.

Dados de 22.599 participantes do banco de dados da *Pesquisa Nacional de Saúde e Nutrição* (*NHANES*) indicaram que os distúrbios do sono podem se refletir em biomarcadores inflamatórios associados ao sedentarismo.[40] Analisando a relação entre sono, exercícios e comportamento sedentário, sugere-se que o sono e os biomarcadores inflamatórios podem ser efetivamente melhorados com exercícios.

O sono, a microbiota intestinal e as interações cerebrais são importantes desde a infância. Os impactos comportamentais das "ligações sono-intestino-cérebro" foram observados em crianças de três meses de idade com uma "relação entre o sono diurno infantil e a diversidade alfa da microbiota intestinal". Uma revisão de estudos descreveu as relações entre o sono e a microbiota intestinal como bidirecionais, e opinou que influenciar a microbiota intestinal poderia melhorar os distúrbios do sono. No entanto, esse campo de estudo ainda está em seus primórdios.

A influência na neuroplasticidade durante o desenvolvimento adolescente é uma área importante de estudo. O volume total do cérebro e o afinamento do volume na área cortical foram associados de forma positiva e significativa à duração do sono e a um sono de pior qualidade durante a adolescência.[5]

A equipe de enfermagem que trabalha no turno da noite tem o risco ocupacional de alterações na função cerebral.[43] Vinte enfermeiras testadas enquanto descansavam apresentaram redução da memória quando privadas de sono, o que foi associado a alterações em sua ressonância magnética funcional (fMRI).

Após serem privados de sono por 36 horas, estudantes universitários do sexo masculino apresentaram uma diminuição significativa na precisão de sua memória.[44] Após recuperarem o sono por oito horas, houve alguma melhora em sua memória de trabalho.

Um estudo realizado durante a noite com 92 jovens saudáveis comparou quatro situações: restrição do sono a 5-6 horas; sono médio de 8-9 horas; e treinamento intervalado de alta intensidade antes do sono médio e restrito. A memória para oitenta pares de rostos e nomes foi testada à noite, para lembrança imediata, e novamente pela manhã após o sono, para lembrança tardia. O treinamento intervalado de alta intensidade agudo à noite, antes da restrição do sono, reduziu os efeitos negativos sobre a memória declarativa de longo prazo.

Outra função essencial do sono pode ser restaurar o metabolismo energético do cérebro, uma vez que a vigília consome mais energia, particularmente na matéria cinzenta do cérebro.[46] Os ratos apresentaram uma diminuição da função da barreira hematoencefálica com a privação do sono. Conforme descrito, essa interface entre a circulação e o cérebro é crucial para o fornecimento adequado de nutrientes, fatores de crescimento e oxigênio às células cerebrais, bem como para a remoção de moléculas, incluindo beta-amiloide, tau e resíduos. A privação do sono em camundongos resultou em neuroinflamação no hipocampo e déficits associados na aprendizagem e na memória.[48] Em uma população de 2.822 homens com 67 anos ou mais, os distúrbios do sono medidos e relatados foram associados ao declínio cognitivo.[49]

Uma revisão de estudos[34] descobriu que a privação de sono acumulada e a fragmentação do sono superior a 24 horas estavam associadas a uma diminuição na neurogênese que não era rapidamente reversível. Os déficits de memória e os efeitos no humor observados em humanos privados de sono podem ter alguma associação com a neurogênese prejudicada.[50]

Para mim, isso levanta novamente a questão: se os seres humanos lidam bem com a privação de sono de um dia, será que eles podem ter um aumento da neurogênese inicialmente, bem como quinze e trinta dias depois, conforme constatado por Zucconi e colegas? A inteligência artificial poderia ajudar na pesquisa sobre esse tópico em seres humanos.

Dezessete pessoas que nunca haviam cumprido o tratamento para apneia obstrutiva do sono crônica apresentaram "redução difusa" na integridade da substância branca do cérebro, associada à disfunção cognitiva, conforme medido por testes neuropsicológicos.[51] No entanto, após um ano de adesão ao tratamento, a patologia cerebral melhorou significativamente, juntamente com "melhorias significativas envolvendo memória, atenção e funcionamento executivo".

Depois de 48 pacientes com depressão terem passado por privação total de sono durante um dia, seu humor melhorou e eles ficaram menos inclinados a ruminar.[52] As alterações estruturais da substância branca (SB) medidas por imagem de tensor de difusão utilizaram análise estatística de anisotropia fracionária (FA). Os pacientes com depressão "apresentaram reduções significativas ($p < 0,05$, corrigido) nos valores de FA em múltiplos tratos de WM, incluindo o corpo do corpo caloso e a coroa radiada anterior" após a privação total de sono. Essas alterações não foram observadas em indivíduos saudáveis após privação total de sono. Esses pesquisadores opinaram que "os tratos de WM, incluindo a corona radiata superior e a radiação talâmica posterior, poderiam ser biomarcadores potenciais dos efeitos terapêuticos rápidos da TSD. Alterações na FA da corona radiata superior, em particular, podem estar relacionadas a melhorias na ruminação mal-adaptativa".

A inteligência artificial e o aprendizado de máquina usando dispositivos vestíveis podem ajudar os médicos a diagnosticar, tratar e monitorar a gravidade da apneia do sono,[53] depressão e o progresso no tratamento dessas e de outras doenças associadas a problemas de sono. Eles podem fornecer medições de atividades em indivíduos saudáveis que estão associadas a benefícios do sono. A inteligência artificial também pode ajudar a refinar e ampliar o alcance da pesquisa no estudo das características do sono saudável que estão associadas à neuroplasticidade em uma direção positiva. O desenvolvimento adicional dessas tecnologias vestíveis pode ajudar a lembrar os indivíduos sobre as recomendações para melhorar o sono, bem como fornecer reforço positivo para a adesão e o progresso.

Resumo para maximizar a neurogênese e a neurocognição

Por mais tempo que eu dedique a tarefas importantes, é delicioso saber que posso dormir enquanto acontecem outros trabalhos muito importantes – alimentar e limpar meu cérebro.

Podemos celebrar o sono pelo prazer que ele nos proporciona, pois algumas das funções mais importantes do nosso cérebro e do nosso corpo ocorrem enquanto dormimos. Alimentar nosso cérebro faminto para restaurar o metabolismo energético cerebral e remover moléculas residuais é algo que se faz melhor enquanto descansamos durante o sono. Podemos aumentar o poder desse sistema glinfático com exercícios físicos, controle das emoções associadas ao estresse, jejum intermitente e consumo de ácidos graxos poli-insaturados ômega-3.

A fotobiomodulação pode ser uma "nova abordagem não farmacológica" para melhorar os processos do sono no futuro.[17] São necessárias mais pesquisas sobre esse processo.

É significativo que o funcionamento executivo, estimado a partir de tarefas de velocidade de processamento e memória de trabalho, tenha sido melhor com sete horas de sono. É empoderador e encorajador que isso tenha incluído 12.006 indivíduos com mais de sessenta anos de idade. Dormir de seis a oito horas por dia preservou a saúde estrutural do cérebro. O sono de ondas lentas regula a neuroplasticidade, aumentando a formação de sinapses específicas para as memórias.

A neurogênese é uma das formas mais importantes de impulsionar a neuroplasticidade em uma direção positiva para melhorar a neurocognição. A neurogênese no hipocampo desempenha um papel fundamental nas funções neurocognitivas, incluindo a memória. Essas novas células cerebrais adicionam novas sinapses, novas conexões, mais plasticidade e função ao longo da vida. É digno de nota que, quando o manuseio suave de ratos impediu o sono por uma noite, sua neurogênese aumentou significativamente inicialmente, bem como quinze e trinta dias depois. Será que, durante um voo noturno ou um novo turno de trabalho, os seres humanos podem obter benefícios semelhantes, usando uma mão para massagear suavemente a outra? Ainda não há uma conclusão definitiva sobre essa questão.

A inteligência artificial poderia ajudar a desenvolver dispositivos vestíveis para avaliar isso, bem como medir o impacto do exercício antes e depois da perda de sono. O sono fragmentado e de má qualidade, que tem sido associado ao envelhecimento acelerado, é um fator modificável que pode estar associado à neuroinflamação – a qual, por sua vez, exerce um efeito negativo sobre a neuroplasticidade. O sono e a inflamação podem ser efetivamente melhorados com exercícios.

A inteligência artificial e o aprendizado de máquina podem ajudar médicos e indivíduos a diagnosticar, tratar e monitorar o progresso em intervenções personalizadas baseadas em evidências para melhorar o sono, a fim de direcionar a neuroplasticidade de maneira positiva para maximizar a neurocognição, bem como a estrutura saudável do cérebro. A importância de medir, modificar e oferecer reforço positivo para fatores de estilo de vida relacionados à qualidade e quantidade do sono não pode ser subestimada.

A inteligência artificial poderia aumentar nossa base de dados sobre a arquitetura, a função e os vários benefícios do sono. Ela pode complementar as percepções individuais sobre fatores do sono que pesquisas demonstraram ser importantes; por exemplo, o tempo total de sono relatado pelos participantes explicou 61% da variação.[54] O EEG do sono para detectar demência em 8.044 participantes foi eficaz na discriminação de indivíduos cognitivamente normais daqueles com demência, conforme determinado por testes e diagnóstico clínico.[55] Podemos prosseguir com uma perspectiva da Psicologia Positiva[56] e maximizar o trabalho do nosso corpo, enquanto dormimos para promover o envelhecimento saudável do nosso cérebro.[57]

A inteligência artificial com criatividade humana, resolução de problemas e orientação pode contribuir para a concepção de dispositivos vestíveis, dispositivos de proximidade e pesquisa de características específicas do sono que contribuem para maximizar o estado de funcionamento, diagnóstico e melhor impacto neuroplástico positivo na química, arquitetura e função do cérebro. Isso poderia aumentar nossa capacidade de dormir pelo prazer de apreciar as muitas maneiras pelas quais estamos potencializando a neuroplasticidade para o envelhecimento saudável de nossos cérebros.

Referências

1. Iber C, Ancoli-Israel S, Chesson C & Quan SF. (2007). *The AASM Manual for the Scoring of Sleep and Associated Events*. Westchester: Academia Americana de Medicina do Sono.
2. Liu M, Zhu H, Tang J, Chen H, Chen C, Luo J, & Chen W. (2023). Overview of a Sleep Monitoring Protocol for a Large Natural Population. *Phenomics*, 3:421-438. https://doi.org/10.1007/s43657-023-00102-4
3. Uji M & Tamaki M. (2023). Sleep, Learning, and Memory in Human Research Using Noninvasive Neuroimaging Techniques. *Neurosci Res*, 189:66-74. https://doi.org/10.1016/j.neures.2022.12.013
4. Niethard N, Burgalossi A & Born J, (2017). Plasticity During Sleep Is Linked to Specific Regulation of Cortical Circuit Activity. *Front Neural Circuits*, 11. https://doi.org/10.3389/fncir.2017.00065
5. Jalbrzikowski M, Hayes RA, Scully KE, Franzen PL, Hasler BP, Siegle GJ, Buysse DJ, Dahl RE, Forbes EE, Ladouceur CD, et al. (2021). Associations Between Brain Structure and Sleep Patterns Across Adolescent Development. *Sleep*, 44(10):zsab120.
6. Soehner AM, Hayes RA, Franzen PL, Goldstein TR, Hasler BP, Buysse DJ, et al. (2023). Naturalistic Sleep Patterns Are Linked to Global Structural Brain Aging in Adolescence. *J Adolescent Health*, 72:96e104. https://doi.org/10.1016/j.jadohealth.2022.08.022
7. Jessen NA., Munk ASF, Lundgaard I & Nedergaard M (2015). The Glymphatic System: A Beginner's Guide. *Neurochem Res*, 40(12):2583-2599.
8. Reddy OC & van der Werf YD. (2020). Harnessing the Power of the Glymphatic System Through Lifestyle Choices. *Brain Sci*, 11:868.
9. Xie L, Kang H, Xu Q, Chen MJ, Liao Y, Thiyagarajan M, O'Donnell J, Christensen DJ, Nicholson C, Iliff JJ, et al. (2013). Sleep Drives Metabolite Clearance from the Adult Brain. *Science*, 342:373-377. https://doi.org/10.1126/science.1241224

10. Aribisala BS, Hernandez MDCV, Okely JA, Cos SR, Ballerini L, Dickie DA, Wiseman SJ, et al. (2023). Sleep Quality, Perivascular Spaces and Brain Health Markers in Ageing – A Longitudinal Study in the Lothian Birth Cohort 1936. *Sleep Med*, 106:123e131. https://doi.org/10.1016/j.sleep.2023.03.016
11. Hsiao W-C, Chang H-I, Hsu S-W, Lee C-C, Huang s-H, Cheng C-H, Huang C-W & Chang C-C. (2023). Association of Cognition and Brain Reserve in Aging and Glymphatic Function Using Diffusion Tensor Image-along the Perivascular Space (DTI-ALPS). *Neuroscience*, 524:11-20. https://doi.org/10.1016/j.neuroscience.2023.04.004. On-line antes do impresso.
12. Iliff JJ, Wang M, Zeppenfeld DM, Venkataraman A, Plog BA, Liao Y, Deane R & Nedergaard M. (2013). Cerebral Arterial Pulsation Drives Paravascular CSF-Interstitial Fluid Exchange in the Murine Brain. *J Neurosci*, 33(46):18190. https://doi.org/10.1523/JNEUROSCI.1592-13.2013
13. Monai H, Want X, Yahagi K, Lou N, Mestre H, Xu Q, Abe Y, Yasui M, Iwai Y, Nedergaard, M & Hirase H. (2019). Adrenergic Receptor Antagonism Induces Neuroprotection and Facilitates Recovery from Acute Ischemic Stroke. *Proc Natl Acad Sci USA*, 116:11010-11019. DOI: 10.1073/pnas.1817347116
14. Bohr T, Hjorth PG, Holst SC, Hrabetova S, Kiviniemi V, Lilius T, Lundgaard I, Mardal K-A, et al. (2022). The Glymphatic System: Current Understanding and Modeling. *iScience*, 29:104987. https://creativecommons.org/licenses/by-nc-nd/4.0/
15. Eide Pk, Vinje V, Pripp AH, Mardal KA & Ringstad G. (2021). Sleep Deprivation Impairs Molecular Clearance from the Human Brain. *Brain*, 144:863-874. https://doi.org/10.1093/brain/awaa443
16. Ren H, Luo C, Feng Y, Yao X, Shi Z, Liang F, Kang JX, Wan J-B, Pei Z & Su H. (2017). Omega-3 Polyunsaturated Fatty Acids Promote Amyloid-B Clearance from the Brain Through Mediating the Function of the Glymphatic System. *FASEB J*, 31:282-293. www.fasebj.org
17. Valverde A, Hamilton C, Moro C, Billeres M, Magistretti P & Mitrofanis J (2023) Lights at Night: Does Photobiomodulation Improve Sleep? *Neural Regen Res*, 18(3):474-477.
18. Whitehurst LN, Subramoniam A, Krystal A & Prather AA. (2022). Links between the Brain and Body during Sleep: Implications for Memory Processing. *Trends Neurosci*, 45(3). https://doi.org/10.1016/j.tins.2021. 12.007
19. Zou L, Wang T, Herold F, Ludyga S, Liu A, Zhang Y, Healy S, Zhang Z, Kuang J, Taylor A, Kramer AF, Chen S, Tremblay MS & Hossain M. (2023). Associations between Sedentary Behavior and Negative Emotions in Adolescents during Home Confinement: Mediating Role of Social Support and Sleep Quality. *Int J Clin Health Psychol*, 23:100337. https://doi.org/10.1016/j.ijchp.2022.100337.
20. Zucconi GG, Cipriani S, Balgkouranidou I & Scattoni R. (2006). "One Night" Sleep Deprivation Stimulates Hippocampal Neurogenesis. *Brain Res Bull*, 69(4):375-381.
21. Kempermann G, Song H & Gage FH (2023). Adult Neurogenesis in the Hippocampus. *Hippocampus*, 33:269-270. https://doi.org/10.1002/hipo.23525
22. Choi SH & Tanzi RE. (2023). Adult Neurogenesis in Alzheimer's Disease. *Hippocampus*, 33:307-321. https://doi.org/10.1002/hipo.23504
23. Tai XY, Chen C, Manohar S & Hussain M. (2022). Impact of Sleep Duration on Executive Function and Brain Structure. *Commun Biol*, 5:201. https://doi.org/10.1038/s42003-022-03123-3
24. Namsrai T, Ambikairajah A & Cherbuin N. (2023). Poorer Sleep Impairs Brain Health at Midlife. *Sci Rep*, 13:1874. https://doi.org/10.1038/s41598-023-27913-9

25. Tsiknia AA, Parada H, Banks SJ & Reas ET. (2023). Sleep Quality and Sleep Duration Predict Brain Microstructure among Community-Dwelling Older Adults. *Neurobiol Aging*, 125:90-97. https://doi.org/10.1016/j.neurobiolaging.2023.02.001
26. Abdellahi MEA, Koopman ACM, Treder MS & Lewis PA. (2023). Targeted Memory Reactivation in Human REM Sleep Elicits Detectable Reactivation. *Elife*, 12:e84324. https://doi.org/10.7554/eLife.84324
27. Villemonteix T, Guerreri M, Deantoni M, Balteau E, Schmidt C, Stee W, Zhang H & Peigneux P. (2023). Sleep-Dependent Structural Neuroplasticity after a Spatial Navigation Task: A Diffusion Imaging Study. *J Neurosci Res*, 101:1031-1043. https://doi.org/10.1002/jnr.25176.
28. Zhou Z & Norimoto H. (2023). Sleep Sharp Wave Ripple and Its Functions in Memory and Synaptic Plasticity. *Neurosci Res*, 189:20-28. https://doi.org/10.1016/j.neures.2023.01.011
29. Rothschild, G (2019). The Transformation of Multi-sensory Experiences into Memories during Sleep. *Neurobiol Learn Mem*, 160:58-66. https://doi.org/10.1016/j.nlm.2018.03.019.
30. Tadros T & Bazhenov M (2022). Role of Sleep in Formation of Relational Associative Memory. *J Neuroscience*, 42(27):5330-5345.
31. Xia T, Antony JW, Pakker KA & Hu X. (2023). Targeted Memory Reactivation during Sleep Influences Social Bias as a Function of Slow-Oscillation Phase and Delta Power. *Psychophysiology*, 60:e14224. https://doi.org/10.1111/psyp.14224
32. Spira AP, Kaufmann CN, Kasper JD, Ohayon MM, Rebok GW, Skidmore E, et al. (2014). Association between Insomnia Symptoms and Functional Status in US Older Adults. *Psychol Sci Soc Sci*, 69(7):S35-S41, https://doi.org/10.1093/geronb/gbu116
33. Irwin M. (2014) Sleep and Inflammation in Resilient Aging. *Interface Focus*, 4(5):20140009.
34. Guzman-Marin R & McGinty D. (2006). Sleep Deprivation Suppresses Adult Neurogenesis: Clues to the Role of Sleep in Brain Plasticity. *Sleep Biol Rhythms*, 4:27-34.
35. Zielinski MR, Kim Y, Karpova SA, McCarley RW, Strecker RE e Gerashchenko D. (2014). Chronic Sleep Restriction Elevates Brain Interleukin-1 Beta and Tumor Necrosis Factor-Alpha and Attenuates Brain-Derived Neurotrophic Factor Expression. *Neurosci Lett*, 580:27-31. https://doi.org/10.1016/j.neulet.2014.07.043
36. da Costa Souza A & Ribeiro S. (2015). Sleep Deprivation and Gene Expression. *Current Topics Behav Neuroscience*. Springer-Verlag Berlin Heidelberg. https://doi.org/10.1007/7854_2014_360.
37. Yu J, Morys F, Dagher A, Lajoie A, Gomes T, Ock EY, Kimoff J & Kaminska M. (2023). Associations Between Sleep-Related Symptoms, Obesity, Cardiometabolic Conditions, Brain Structural Alterations and Cognition in the Uk Biobank. *Sleep Med*, 103:41e50. https://doi.org/10.1016/j.sleep.2023.01.023
38. Ramduny J, Bastiani M, Huedepohl R, et al (2022). The Association Between Inadequate Sleep and Accelerated Brain Ageing. *Neurobiol Aging*, 114:1-14.
39. Xu Y-X, Zhang J-H, Tao, F-B & Sun Y. (2023). Association Between Exposure to Light at Night (LAN) and Sleep Problems: A Systematic Review and Meta-analysis of Observational Studies. *Sci Total Environ*, 857:159303. https://dx.doi.org/10.1016/j.scitotenv.2022.159303
40. You Y, Chen Y, Fang W, Li X, Wang R, Liu J & Ma X. (2023). The Association Between Sedentary Behavior, Exercise, and Sleep Disturbance: A Mediation Analysis of Inflammatory Biomarkers. *Front Immunol*, 13:1080782. https://dx.doi.org/10.3389/fimmu.2022.1080782
41. Schoch SF, Castro-Mejia JL, Krych L, Leng B, Kot W, Kohler M, et al. (2022). From Alpha Diversity to Zzz: Interactions Among Sleep, the Brain, and Gut Microbiota in the First Year of Life. *Prog Neurobiol*, 209:102208. https://doi.org/10.1016/j.pneurobio.2021.102208

42. Wang Z, Wang Z, Lu T, Chen W, Yan W Yuan K, Shi L, Liu X, Zhou X, Shi J, Vitiello MV, Han Y & Lu L. (2022). The Microbiota-Gut-Brain Axis in Sleep Disorders, *Sleep Med Rev*. 65:101691. https://doi.org/10.1016/j. smrv.2022.101691. (Epub 31 de agosto de 2022).
43. Yan F-X, Lin J-L, Lin J-H & Lin Y-J. (2023). Altered Dynamic Brain Activity and Its Association with Memory Decline after Night Shift-Related Sleep Deprivation in Nurses. *J Clin Nurs*, 32:3852-3862. https://doi.org/10.1111/jocn.16515
44. Peng Z, Hou Y, Xu L, Wang H, Wu S, Song T, Shao Y & Yang Y (2023) Recovery Sleep Attenuates Impairments in Working Memory Following Total Sleep Deprivation. *Front Neurosci*, 17:1056788. https://doi.org/10.3389/fnins.2023.1056788
45. Frimpong E, Mograss M, Zvionow T, Paez A, Aubertin-Leheudre M, Bherer L, et al. (2023). Acute Evening High-Intensity Interval Training May Attenuate the Detrimental Effects of Sleep Restriction on Long-Term Declarative Memory. *Sleep*, 46(7):zsad119. https://doi.org/10.1093/sleep/zsad119
46. Plante DT, Trksak GH, Jensen E, Penetar DM, Ravichandran C, Riedner BA, et al. (2014) Gray Matter-Specific Changes in Brain Bioenergetics after Acute Sleep Deprivation: A 31P Magnetic Resonance Spectroscopy Study at 4 Tesla. *Sleep*, 37(12):1919–1927. https://doi.org/10.5665/sleep.4242
47. He SJ, Hsuchou H, He Y, Kastin AJ, Wang & Pan W. (2014). Sleep Restriction Impairs Blood-Brain Barrier Function. *J Neuroscience*, 34(44):14697–14706. https://doi.org/10.1523/JNEUROSCI.2111-14.2014
48. Zhu B, Dong Y, Xu Z, Gompf HS, Ward SA, Xue Z, et al. (2012). Sleep Disturbance Induces Neuroinflammation and Impairment of Learning and Memory. *Neurobio Dis*, 48(3):348-355. https://doi.org/10.1016/j.nbd.2012.06.022.
49. Blackwell T, Yaffe K, Laffan A, Ancoli-Israel S, Redline W, Ensrud KE, et al. (2014). Associations of Objectively and Subjectively Measured Sleep Quality with Subsequent Cognitive Decline in Older Community-Dwelling Men: The MrOS Sleep Study. *Sleep*, 37(4):655-63. DOI: 10.5665/sleep.3562.
50. Mueller AD, Meerlo P, McGinty D & Mistlberger RE. (2013). Sleep and Adult Neurogenesis: Implications for Cognition and Mood. *Curr Top Behav Neurosci* https://dx.doi.org/10.1007/7854_2013_251
51. Castronovo V, Scifo P, Castellano A, et al. (2014). White Matter Integrity in Obstructive Sleep Apnea Before and After Treatment. *Sleep*, 37(9). https://dx.doi.org/10.5665/sleep.3994
52. Taraku B, Zavaliangos-Petropulu A, Loureiro JR, Al-Sharif NB, Kubicki A, Joshi SH, Woods RP, et al. (2023) White Matter Microstructural Perturbations After Total Sleep Deprivation in Depression. *Front Psychiatry*, 14:1195763. https://dx.doi.org/10.3389/fpsyt.2023.1195763
53. Bazoukis G, Bollepalli SC, Chung CT, Li X, Tse G, Bartley BL, Batool-Anwar S, Quan SF e Armoundas AA. (2023). Application of Artificial Intelligence in the Diagnosis of Sleep Apnea. *J Clin Sleep Med*, 19(7):1337-1363. https://dx.doi.org/10.5664/jcsm.10532
54. Yeh A-Y, Pressler SJ & Giordani BJ. (2023). Actigraphic and Self-reported Sleep Measures in Older Adults: Factor Analytic Study. *West J Nurs Res*, 45(1):4-13. DOI: 10.1177/01939459211037054
55. Ye EM, Sun H, Krishnamurthy PV, Adra N, Ganglberger W, Thomas RJ, Lam AD, et al (2023). Dementia Detection from Brain Activity during Sleep. Sleep, 46(3):zsac286. https://doi.org/10.1093/sleep/zsac286

56. Peterson, C. (2008) What Is Positive Psychology, and What Is It Not? *Psychol Today*, publicado on-line em 16 de maio de 2008; https://www.psychologytoday.com/us/blog/the-good-life/200805/what-is-positive-psychology-and-what-is-it-not? (Acessado on-line em 2 de julho de 2023).
57. Voumvourakis KI, Sideri E, Papadimitropoulos GN, Tsantzali I, Hewlett P, Kitsos D, Stefanou M, Bonakis A, Giannopoulos S, Tsivgoulis G, et al. (2023) The Dynamic Relationship between the Glymphatic System, Aging, Memory, and Sleep. *Biomedicines*, 11:2092. https://doi.org/10.3390/biomedicines11082092

9

IA para acelerar e refinar a Revolução da Neuroplasticidade Inteligente

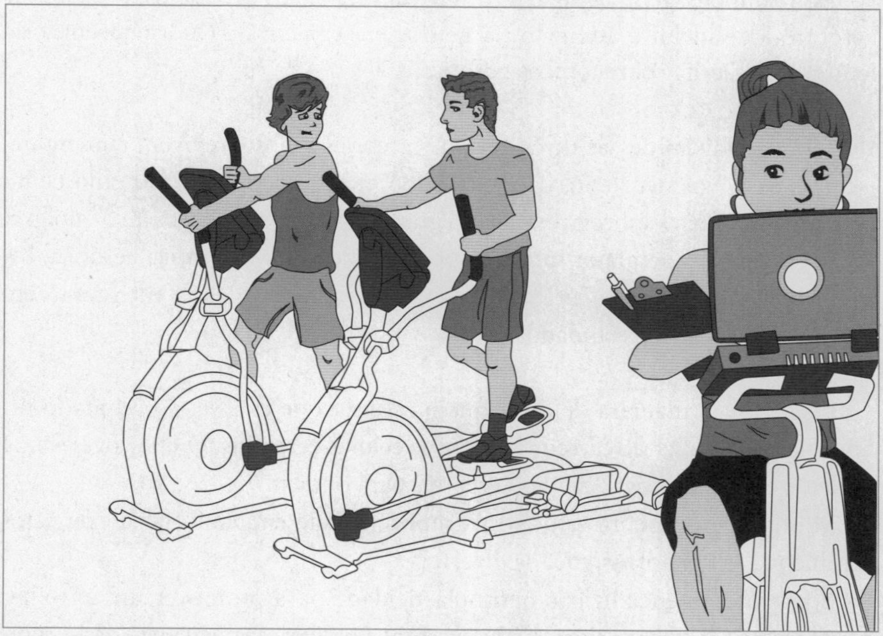

Figura 9.1 Esta ilustração do Dr. David Yu captura uma de minhas experiências. Durante uma viagem de negócios, na sala de ginástica do hotel, eu estava estudando neuroplasticidade, tomando notas, quando ouvi um comentário de dois jovens atrás de mim: "Ei! Olha só aquela garota. Ela está mandando muito bem!".

As palavras na Figura 9.1 foram ouvidas na sala de ginástica. O comentário reproduzido na figura veio de dois jovens que estavam nos aparelhos elípticos atrás de mim.

> Tudo está pronto, se sua mente também estiver.
>
> *(William Shakespeare)*

Nossa mesa está repleta de intervenções baseadas em evidências para promover o Efeito Flynn,[1,2] o aumento da inteligência humana nas últimas décadas.[1] Podemos e devemos melhorar nossa capacidade cerebral, saúde cerebral e qualidade de vida em qualquer idade, de maneiras que também possam melhorar nossa saúde física, nosso bem-estar, nossa pró-socialidade e nosso trabalho eficaz para tornar nosso mundo um lugar melhor para todos. Usar simultaneamente mais de uma dessas opções de nossa variedade de escolhas baseadas em evidências pode produzir uma influência positiva ainda maior em nossa neuroplasticidade para "enriquecer a hereditariedade".[3,4]

Essa é a mensagem da Figura 9.1. Ela captura (1) os benefícios do exercício aeróbico, que inclui o aumento da neurogênese, além de (2) a neuróbica da leitura e da escrita sobre tópicos tais que:

1. A porcentagem dessas novas células cerebrais que sobrevivem aumentará, pois os novos neurônios são jovens e excitáveis, exigindo estímulo como um convite para sobreviver e se integrar a um cérebro já bastante complexo.
2. Ler o assunto de maior interesse pessoal enquanto se pratica aeróbica influenciará o local no cérebro onde os novos neurônios se integrarão em resposta ao tópico estudado.

Essa é outra maneira de dizer que o assunto que está sendo estudado influenciará a escolha de carreira das novas células cerebrais. O que você estuda pode dizer às suas novas células cerebrais para onde ir.

Minha neuróbica era estudar neuroplasticidade enquanto fazia exercícios aeróbicos. De que forma você se diverte?

É urgente potencializar a neuroplasticidade para promover um envelhecimento saudável, a melhor saúde cerebral possível, maior capacidade cerebral e pró-socialidade em qualquer idade. A inteligência artificial usada com a criatividade, imaginação, raciocínio e orientações humanas pode nos ajudar a fazer isso.

Qual é a probabilidade de nossa Revolução da Neuroplasticidade Inteligente promover níveis mais altos de inteligência humana do que podemos imaginar? Com a inteligência artificial, "o futuro não é mais o que costumava ser".[5] Podemos potencializar a neuroplasticidade para o envelhecimento saudável de nossos cérebros partindo de uma variedade de intervenções baseadas em evidências, e podemos fazer isso de maneiras que também aumentem a saúde física e os comportamentos pró-sociais, o que poderia ajudar a aumentar nossa capacidade de coexistência pacífica.

Qualquer tecnologia suficientemente avançada é indistinguível da magia.

(Isaac Asimov, 1920-1992, autor de obras clássicas de ficção científica e professor de Bioquímica)

Progressos que fizemos até agora

As emoções positivas promovem o envelhecimento saudável. Temos desfrutado de muitos progressos nesse campo.

O Efeito Flynn[1,2]

O Efeito Flynn sugere que devemos estar fazendo algo certo, já que aumentos na inteligência humana foram documentados nas últimas décadas em 34 países.[1] Usando inteligência artificial e criatividade humana na aplicação de opções disponíveis em nosso leque de intervenções baseadas em evidências, podemos trabalhar juntos para progredir ainda mais, e levar esse progresso para mais cidadãos globais.

Temos "superidosos" entre nós

A avalanche de pesquisas sobre os superidosos" é valiosa para nos ajudar a projetar nossa estratégia personalizada para potencializar a neuroplasticidade. O envelhecimento estrutural e funcional saudável do cérebro foi observado nos "superidosos", mesmo com depósitos de amiloide, sugerindo que a resiliência cerebral pode ser protetora, apesar da neurodegeneração.[6,7] A conectividade funcional da rede cerebral estudada com fMRI pode identificar os "superidosos".[8]

Também temos os idosos positivos

Além dos "superidosos", 59,7% dos 1.303 indivíduos da amostra do Biobanco do Reino Unido foram identificados como idosos positivos em um estudo que utilizou aprendizado de máquina.[9] O estudo distinguiu bioquimicamente os adultos que apresentavam ganhos neurocognitivos em vez de declínio ao longo do tempo. É significativo que "manter os níveis de glicose sérica em jejum abaixo de 3,2 mmol/L tenha sido associado às melhores chances" de envelhecimento cerebral e cognitivo saudável, conforme observado nesta análise de aprendizado de máquina em 1.303 participantes da amostra do Biobanco do Reino Unido.

Modelos de centenários e supercentenários

O *Estudo 100+* incluiu 332 centenários holandeses que eram cognitivamente saudáveis,[10] tinham um *status* econômico mais elevado, nível de escolaridade mais alto e mais filhos do que outras pessoas da mesma idade. Aqueles com maior capacidade cognitiva viveram mais tempo.

Dos 27 cérebros de centenários, havia três centenários "supernormais" que mantiveram um bom funcionamento mental; em seus achados neuropatológicos, "nenhuma alteração senil aparente ou lesão isquêmica" foi encontrada. Os achados post mortem dos 27 cérebros "não foram fundamentalmente diferentes" dos achados em cérebros de pessoas menos idosas.[11]

Em 57 centenários sem demência, a descoberta de que "uma conectividade funcional mais forte entre a rede de controle frontoparietal direita" e uma conectividade funcional mais forte em comparação com indivíduos com idades entre 76 e 79 anos demonstrou uma eficiência neuronal bilateral mais intacta.[12]

Vários casos de sucesso entre centenários e supercentenários contribuem para o que podemos querer levar em consideração em nossos esforços. O Dr. Howard Tucker foi listado no GuinnessWorldRecords.com como o médico mais velho em atividade, tendo sido "médico e neurologista por mais de sete décadas" e ainda atende pacientes aos 101 anos de idade. Robert Marchand[13] estabeleceu três recordes mundiais no ciclismo de pista. Marchand também nos deu evidências métricas da melhora da função cardiovascular em um centenário – a primeira evidência desse tipo em um centenário! E a melhora foi de 13% na função cardiovascular aos 103 anos!

A inteligência artificial pode nos ajudar a projetar ferramentas de medição específicas para centenários e supercentenários, para que (1) possamos aprender mais com a sabedoria dos mais velhos e (2) possamos desenvolver intervenções com o objetivo de ajudar nossos idosos mais velhos a maximizar seus sucessos na terceira idade com uma expectativa de vida saudável que se aproxime de sua expectativa de vida total. Com esforços conjuntos e estratégicos, será que nossos centenários e supercentenários nos surpreenderão com o quanto mais o intelecto humano pode alcançar? Será que isso pode ser maior do que podemos imaginar? A inteligência artificial com supervisão humana pode ajudar a projetar pesquisas e intervenções baseadas em evidências para abordar essas questões.

Diminuição da incidência de demência

Pesquisas que mostram uma redução de 13% na taxa de incidência de demência por década na Europa e nos Estados Unidos também são encorajadoras. É possível envelhecer com saúde e sem demência,[14-17] mesmo com lesões *post mortem*.[11]

Embora as porcentagens variassem, havia centenários sem demência em muitos países: 37% na Dinamarca;[14] 54% na Itália;[18] e 21% na Nova Inglaterra.[19] O *Estudo Centenário Fordham* encontrou nenhuma ou muito poucas limitações cognitivas em 119 centenários.[16] O *Estudo do Coração de Framingham*[20] constatou declínio na incidência de demência ao longo de três décadas.

Receita para prevenir, retardar o início e/ou reverter a demência

A neurociência fornece intervenções baseadas em evidências para "prevenir, retardar o início e/ou reverter" o declínio cognitivo e a demência[21-23] e para melhorar a arquitetura e a função cerebral.[3,24-38]

Estudos sugerem que a demência senil pode ser vista como "relacionada à idade" porque ocorre em idades específicas, "em vez de ser considerada um distúrbio 'relacionado à idade' (ou seja, causado pelo próprio processo de envelhecimento)".[39] Centenários holandeses que obtiveram 26 pontos ou mais no Miniexame do Estado Mental (MEEM) mantiveram seu alto nível de desempenho cognitivo dois anos depois.[40,41]

Entre as razões pelas quais o exercício continua sendo importante está o fato de aumentar os fatores cerebrais que podem desempenhar um papel na "reversão do envelhecimento cerebral" e na "melhoria do funcionamento cognitivo".[42-44] Idosos chineses com CCL apresentaram ganhos cognitivos, menos depressão e melhor equilíbrio após doze semanas de dança de quadrilha.[45] Após dezoito meses de dança, os participantes apresentaram melhora no equilíbrio, bem como aumento do volume do hipocampo,[46] medido por ressonância magnética, em comparação com indivíduos cuja rotina de condicionamento físico era convencional. Foi encontrado aumento do BDNF plasmático em dançarinos cuja atenção e memória espacial melhoraram.[47]

A neurociência em evolução está cada vez mais empoderadora, encorajadora e fácil de aplicar. Como as pessoas preferem fazer o que é fácil, portátil, divertido, culturalmente adaptável e gratuito ou de baixo custo, é uma sorte que a pesquisa em neurociência em evolução esteja detalhando os muitos benefícios neurocognitivos e outros benefícios para o envelhecimento saudável que a música e a dança influenciam.

Testes não invasivos indicam que os recém-nascidos têm memória para a música que ouviram enquanto estavam no útero. Os bebês prematuros estabilizaram-se mais rapidamente e necessitaram de menos tempo na UTI neonatal quando ouviram música relaxante. Os jovens aprendem melhor e são mais pró-sociais com música nas suas vidas. Os idosos com demência engasgaram-se menos, estavam mais presentes e melhoraram com o som da música.

As pessoas que ouvem música tendem a se movimentar, o que é muito preferível ao estado sedentário habitual. Algumas respondem à música dançando, o que, se for em um ritmo aeróbico, traz ainda mais benefícios para o cérebro e para o envelhecimento saudável em geral. Se dançar com alguém, a interação social é outro bônus.

Além disso, há o potencial de enormes benefícios do toque. Lembre-se do impacto que salvou vidas capturado na foto do *Abraço de Resgate*, em que o braço da bebê prematura mais saudável em volta dos ombros de sua irmã gêmea mais fraca, que corria risco de morte, ajudou a frágil gêmea prematura a sobreviver e prosperar.

Também empoderadora é a pesquisa da Dra. Marian Diamond,[3] a mãe da neuroplasticidade. A mudança solitária no protocolo de pesquisa, que ela chamou de carinho, de fazer com que os técnicos de laboratório retirassem os ratos da gaiola, os segurassem e conversassem com eles, resultou em um aumento de 50% em sua expectativa de vida, o que equivale a noventa anos humanos. Além disso, seus animais continuaram a aumentar a complexidade de suas células cerebrais para "enriquecer a hereditariedade" até o equivalente a noventa anos humanos! Isso também pode significar que a Dra. Marian Diamond foi a mãe da Psicologia Positiva. Seus vídeos incluem uma breve descrição de sua pesquisa e sua opinião de que o cérebro humano "pode permanecer saudável e ativo por cem anos completos".

Marian Diamond previu, acertadamente, que o "enriquecimento da hereditariedade" através de uma longevidade vigorosa até os cem anos de idade também seria alcançável em humanos. Pesquisas subsequentes comprovaram isso.

Essa é uma boa transição de volta à música e dança, que pode incluir abraços, conversas, toque, carinho, interação social, algum nível de exercício – que pode ser aeróbico –, novos aprendizados complexos para alguns de nós, a necessidade de coordenar atividades se dançarmos com outra pessoa ou em grupo etc. Novos aprendizados complexos e neuróbica fariam parte do aprendizado de uma nova dança, e com a necessidade de coordenar movimentos com um parceiro e/ou um grupo.

O *MusicMendsMinds.org* é uma fonte rica em vídeos, eventos virtuais e informações sobre as muitas maneiras pelas quais os esforços intergeracionais relatados no site usam a música como remédio. Eles já realizaram atividades em quatro continentes. O *PlayingForChange.org* também é uma fonte rica em vídeos de músicos em muitos países que levam esses benefícios da música e da dança ao mundo com o objetivo de promover a paz. Os jovens em seus vídeos expressam com exuberância conceitos semelhantes aos que foram documentados em pesquisas.

Rudy Tanzi, PhD, é um neurocientista de Harvard em cujo laboratório foi identificado o primeiro gene da doença de Alzheimer. Sua palestra no *TEDx*[48] sobre esse tema é informativa e termina com a comovente *Canção de Alzheimer*, que ele compôs e interpreta com Chris Mann de modo tocante. O Dr. Tanzi também é um talentoso músico e compositor, e suas músicas estão disponíveis no site *Rudy Tanzi – N1m*, onde ele publica canções que compôs e interpreta ao piano. Elas podem ser reproduzidas como música de fundo em qualquer ambiente onde se valorize ouvir música como uma forma positiva de aumentar a neuroplasticidade. Seu trabalho com o *MusicMendsMinds.org* é muito apreciado; todos concordamos que a música é um remédio.

Outra perspectiva sábia é fornecida por este pesquisador de Harvard:

> Como cientista, a coisa mais importante que você pode fazer é aprender com seus erros.
>
> *(Rudolph E. Tanzi, Ph.D. Professor da Faculdade de Medicina de Harvard e Diretor da Unidade de Pesquisa em Genética e Envelhecimento do Hospital Geral de Massachusetts)*

A neuróbica, uma nova forma complexa de aprendizagem, é um componente importante da música e da dança. A neuróbica também pode assumir muitas formas. O estudo *ACTIVE*, realizado por Karlene Ball e colaboradores,[21,22] continuou a documentar os benefícios do treinamento do raciocínio e do treinamento computadorizado da velocidade de processamento, mesmo dez anos após o início dessa pesquisa.[50]

A gratidão surge facilmente. É uma das muitas emoções positivas que podem contribuir para a saúde do nosso cérebro; também é tão fácil de compartilhar que está no topo da lista de maneiras pelas quais podemos contribuir para a saúde cerebral de todas as pessoas com quem nos relacionamos e de quem gostamos. Temos a sorte de viver na era da tecnologia. Mais do que nunca, agora temos a capacidade de usar nosso raciocínio humano, julgamento, imaginação, criatividade e resolução de problemas para influenciar o uso da inteligência artificial para análise de variância, reconhecimento de padrões, análise de imagens, automação e processamento de informações[5] de dados neurocientíficos em tempo real para potencializar nossa neuroplasticidade para obter a melhor química, arquitetura e desempenho cerebral possíveis. Vale a pena repetir que a inteligência artificial pode acelerar a forma como podemos levar essas intervenções baseadas em evidências para aumentar os benefícios da neuroplasticidade a mais cidadãos globais.

O otimismo perpétuo é um multiplicador de força.
(Colin Powell, Oficial do Exército e 65º Secretário de Estado dos Estados Unidos, de 2001 a 2005)

A perspectiva da Psicologia Positiva deste livro se justifica porque (1) as emoções positivas aumentam os neuroquímicos em nossos cérebros que promovem o funcionamento saudável desse órgão e o seu envelhecimento saudável; (2) as emoções são contagiosas, e o fato de compartilharmos nossas emoções positivas pode aumentar o impacto positivo na neuroplasticidade das pessoas com quem nos relacionamos e daquelas com quem nos importamos; (3) a neurociência em evolução continua a refinar e expandir a forma como podemos contribuir para "enriquecer a hereditariedade"[3] e (4) temos a sorte de viver na era da tecnologia, em que podemos exercer influências positivas no Efeito Flynn[1,2] com o objetivo urgente de tornar nosso mundo um lugar melhor para todos por meio de nossa Revolução da Neuroplasticidade Inteligente.

A descoberta de aumentos significativos na inteligência humana "de uma geração para outra" durante o século XX, que Flynn documentou em "pelo menos 34 países", sugere que os seres humanos têm realizado vários feitos benéficos para a neuroplasticidade.[1,2] Esse Efeito Flynn também nos convida a aproveitar e acelerar esses aumentos na inteligência humana, usando a inteligência artificial de forma responsável e criativa para colher o espectro de intervenções baseadas em evidências, adaptando-as culturalmente e trazendo seus benefícios potenciais para os cidadãos globais.

> O verdadeiro conhecimento intuitivo é aprendido a partir de uma experiência prolongada, com um bom *feedback* sobre os erros.
>
> *(Daniel Kahneman)*

Inteligência artificial desde o pré-natal até os supercentenários

Primeiro, vamos apreciar a pesquisa de Michael Ramscar e colegas[51] que escreveram *O mito do declínio cognitivo*. No mínimo, a pesquisa deles mostra que as nuances das mudanças na memória estão relacionadas ao acúmulo de quantidades cada vez maiores de conhecimento.

Quando ensinei esse conceito, o exemplo que dei foi o fato de que antes eu conseguia carregar todos os documentos importantes na minha pasta; no entanto, de alguma forma, isso se transformou em 27 grandes gavetas de metal cheias de documentos importantes. Para encontrar qualquer coisa, é preciso saber em qual arquivo procurar, qual gaveta abrir e qual pasta retirar. A pesquisa de Ramscar[51] fornece uma explicação mais sucinta e elegante das mudanças cognitivas ao longo do tempo. Ele descobriu que o acúmulo contínuo de quantidades crescentes de informações em seu cérebro força diferentes opções de pesquisa. Sua fala carregada de Psicologia Positiva pode nos capacitar a celebrar os sucessos dos idosos.

A seguir, vamos brindar com uma xícara de chocolate quente (adoçado com estévia) e entoar um coro de celebração por termos nascido na era da tecnologia. A revolução da inteligência artificial pode nos proporcionar, com um clique e em um piscar de olhos: (1) décadas de pesquisa sobre a notável qualidade de vida dos centenários de Okinawa; (2) pesquisas da época e dos laboratórios de Marian Diamond,[3] a mãe da neuroplasticidade, identificando fatores para "enriquecer a hereditariedade", (3) a aplicação de Karlene Ball[21,22] do treinamento cognitivo baseado em computador para melhorar as funções cerebrais, a independência e a qualidade de vida, o que inclui algumas melhorias que perduram até dez anos e podem ser até 2,5 desvios-padrão melhores do que a média; (4) o trabalho de Karlene Ball[21,22] e Michael Merzenich,[23] que os levou a afirmar que o declínio neurocognitivo pode ser prevenido, retardado e/ou revertido; (5) os estudos de Fred Gage, que nos trouxeram provas da neurogênese em humanos, bem como exemplos de (a) como aumentar a neurogênese e (b) como aumentar em cinco vezes a sobrevivência de nossas novas células cerebrais; (6) as descobertas de Richard Davidson[52] sobre como mudar a arquitetura e o desempenho do cérebro apenas com o pensamento; e (7) avanços em formas não invasivas de avaliar as mudanças na química, arquitetura e desempenho do cérebro humano, de maneiras que começaram a concretizar as facetas das previsões anteriores de Marian Diamond de que os seres humanos podem desfrutar de várias maneiras de "enriquecer a hereditariedade" em qualquer idade.

E isso é apenas o começo de uma lista que poderia continuar indefinidamente!

Ao mesmo tempo, esses avanços destacam cada vez mais que a complexidade do cérebro humano nos proporcionará muito mais tempo para realizar pesquisas gratificantes. Isso talvez seja capturado de forma mais elegante pela afirmação em um artigo de Fred Gage: "Em resumo, embora os avanços tecnológicos das últimas duas décadas tenham revelado a maior parte do que sabemos sobre a neurogênese adulta, ainda podemos descobrir que sabemos muito pouco".

Assim, mesmo que nossas estratégias mais bem pensadas e elaboradas para hoje nos fortaleçam, devemos sempre lembrar que é uma dádiva ter a inteligência artificial para nos ajudar nas pesquisas da neurociência em evolução, que nos trazem evidências que podem avançar significativamente nosso protocolo. A inteligência artificial, com a criatividade e a orientação humanas, pode nos ajudar a potencializar a neuroplasticidade, revisitando, atualizando e refinando constantemente as múltiplas maneiras pelas quais influenciaremos o "enriquecimento da hereditariedade" para nossa versão única do "envelhecimento ideal", ao mesmo tempo que celebramos nosso acesso imediato à neurociência em evolução. A inteligência artificial, com a inteligência humana, pode fortalecer os esforços desde o pré-natal até os supercentenários para todos.

Todo o poder cerebral, em qualquer idade, pode ser aprimorado pela nossa Revolução da Neuroplasticidade Inteligente, apoiando-se na lista a seguir:

- Amor pela saúde.
- Aeróbica, equilíbrio, força e flexibilidade.
- Neuróbica.
- Dieta para reduzir a inflamação e nutrir sua neuroplasticidade.
- Sono de qualidade suficiente para o trabalho essencial do corpo de limpar e alimentar.

Essa lista de itens que sintetiza a neurociência sobre "enriquecer a hereditariedade" é, ao mesmo tempo, simplista e complexa. É simples para facilitar o estabelecimento do seu protocolo único, mas complexa nas muitas maneiras como essas categorias interagem.

Todos os nossos esforços começam com o amor, em parte porque o amor-próprio aumentará a sua probabilidade de se proporcionar os melhores cuidados; também porque o amor e a apreciação pelos outros são compartilhados de forma livre e fácil. Ao caminhar pelos corredores do Centro Médico de Harborview, há muitas pessoas a quem posso agradecer ao passar. "Obrigado por me trazer meu almoço", dito à pessoa que empurra o pesado carrinho com bandejas de almoço para nossos pacientes, provoca risadas e sorrisos, o que é bom para o cérebro de ambos. Amar e lidar com a adversidade são gestos essenciais, e podem ter um imenso efeito positivo na neuroplasticidade.

A segunda razão para estabelecer o amor como ponto de partida é que as emoções positivas são gratuitas e fáceis de compartilhar; ao fazê-lo, podemos melhorar a saúde cerebral, a saúde geral e o bem-estar dos outros. A Psicologia Positiva nos proporcionou muitas pesquisas que demonstram os benefícios dessas emoções positivas, que são contagiosas. Isso significa que suas próprias emoções positivas podem beneficiar tanto as pessoas ao redor quanto você mesmo.

Alguns dizem que não é possível dar sem receber em troca; no caso das emoções positivas, isso é bom, pois nossas emoções positivas podem contribuir para a saúde física, mental, emocional, cognitiva, profissional, empresarial e cerebral de todos.

> Faça aos outros 20% melhor do que você esperaria que eles fizessem a você, para corrigir erros subjetivos.
>
> *(Linus Pauling, PhD em Química, Instituto de Tecnologia da Califórnia, Prêmio Nobel de Química em 1954 e Prêmio Nobel da Paz em 1963)*

Outra razão pela qual esta discussão e um capítulo deste livro começam falando sobre o amor é que você é a única pessoa em seu universo que passará 24 horas por dia, sete dias por semana, consigo mesmo. Os pensamentos são uma escolha. Quando apreciamos as muitas maneiras pelas quais nossas emoções positivas podem melhorar a química, a arquitetura e o desempenho do nosso cérebro, podemos ficar mais motivados a enquadrar as coisas de forma positiva, para o benefício da saúde do nosso cérebro e da saúde cerebral de todos ao nosso redor. Durante esta pandemia e a agitação social, cada um de nós enfrenta mais adversidades do que o normal, de alguma forma e com determinada magnitude. Tanto que pode se tornar necessário reestruturar isso dizendo: "Esta é mais uma oportunidade para expandir minhas habilidades" da maneira que for essencial no momento.

Devemos lembrar que a adversidade de algumas pessoas é inimaginável; há pessoas cuja vida está em condições horríveis. Isso fica claro nas citações de Worthington e Henley nas páginas anteriores. Certamente também se inclui aqui o que algumas pessoas vivenciam no trauma interminável de várias doenças graves, condições de saúde desfavoráveis e seus tratamentos, isso nos casos em que existe tratamento viável. Todos precisam de várias pessoas com quem possam compartilhar sua agonia, talvez chorar por alguns minutos e depois voltar desse momento mais feliz do que estava antes.

Quanto pior a adversidade, maior a necessidade de alguma forma de reestruturação positiva. Ao mesmo tempo, lembre-se de que mesmo emoções negativas breves deixam marcas químicas. É por isso que no segundo capítulo falamos sobre aeróbica, equilíbrio, força e flexibilidade. Todos esses fatores são importantes para nossa saúde física e bem-estar. Os melhores benefícios são obtidos quando os programas de exercícios levam em consideração o nível de condicionamento físico. Eles podem proteger nosso cérebro, reduzindo a chance de quedas. Os exercícios aeróbicos eliminam a química que foi gerada ao correr pela savana para não acabar virando o almoço de alguém; a aeróbica também pode ser mais eficaz do que os antidepressivos comumente prescritos para a depressão.

Manter um ritmo aeróbico por até uma hora, seguido de dez minutos de musculação, aumenta tanto a minha energia pela manhã que é melhor não tentar me impedir de fazer esse treino. Sou grata por morar em um condomínio que tem uma sala de ginástica. Não foi problema nenhum que apenas uma pessoa fosse permitida por vez durante a Covid-19, porque termino meus exercícios aeróbicos antes que a maioria das pessoas no meu fuso horário acorde.

Para ser justa, devo dizer que conhecer os benefícios da aeróbica para a saúde nunca foi suficiente para me motivar a começar essa atividade, nem para continuar a fazê-la. A explicação tem a ver com o amor e com saber aproveitar a adversidade; só com um programa de reforço positivo é que eu consegui começar. Eu identifico e celebro o aumento do nível de desempenho energético, emocional, cognitivo e físico que resulta da prática de aeróbica, e é por isso que você não deve tentar se intrometer entre mim e a minha aeróbica e musculação! Desde que um estudo recente descobriu benefícios ainda mais duradouros do aumento da neurogênese com o treinamento de resistência, tem sido uma alegria adicionar isso à minha rotina de exercícios. A aeróbica continuará sendo minha preferência, porque posso ler e escrever enquanto faço exercícios aeróbicos em uma máquina. Portanto, outro dos meus reforços é a leitura sobre neurociência. Vamos influenciar o uso da inteligência artificial para desenvolver um dispositivo que monitore o levantamento de peso enquanto lemos. Parece algo de valor inestimável.

Eu compartilhei anteriormente a minha explicação de por que isso é um uso inteligente do meu tempo. Sabemos que exercícios aeróbicos podem aumentar a neurogênese – o nascimento de novas células cerebrais – em humanos. Pesquisas com animais mostram que apenas cerca de metade dos novos neurônios sobrevivem.

É um desperdício, quando se consideram as pesquisas com animais mostrando que a melhor maneira de aumentar em até cinco vezes a taxa de sobrevivência de novas células cerebrais é o aprendizado complexo! Pesquisas com seres humanos que combinam exercícios aeróbicos e aprendizado complexo têm se mostrado muito promissoras.

Os cientistas nos dizem que leva cerca de duas semanas após o nascimento para que as células cerebrais sobreviventes comecem a se integrar. Enquanto são jovens e excitáveis, elas precisam de um convite para se juntar ao seu elegante cérebro. Isso me leva a crer que o novo aprendizado complexo que adoro obter enquanto estou em uma máquina aeróbica hoje está ajudando a integrar mais células que nasceram semanas atrás e, simultaneamente, a prática de exercícios aeróbicos está aumentando a taxa de nascimento de novos neurônios hoje.

Eu estou apenas especulando. Mas essa especulação segue a lógica do que sei sobre ciência. Além disso, aumenta minha felicidade, pois continuo com meu hábito de fazer exercícios aeróbicos pela manhã, antes que a maioria das pessoas no meu fuso horário tenha saído da cama.

O ponto crítico é sempre encontrar seus próprios incentivos, entretenimento e reforços para fazer a quantidade de exercícios aeróbicos que você e seu médico decidirem ser melhor para você. A orientação do profissional de saúde é essencial devido a dois extremos: (1) os danos que podem ser causados pela falta de exercícios chamam tanta atenção da mídia que não precisam ser repetidos aqui; e (2) menos conhecido é o fato de que ser um atleta de resistência é um fator de risco para fibrilação atrial (FA). Portanto, consulte seu profissional de saúde. Em seguida, crie incentivos para você mesmo.

Isso nos leva de volta à dádiva da Inteligência Artificial, desde a fase pré-natal até os supercentenários. Existem várias maneiras de usar a inteligência artificial para potencializar a neuroplasticidade e promover um envelhecimento saudável ao longo de toda a nossa vida.

Identificação

Existem muitas intervenções baseadas em evidências em cada uma das categorias: amor, aeróbica, neuróbica, dieta e sono. As pesquisas em bancos de dados para a categoria escolhida podem ser muito mais eficientes com a inteligência artificial, que também pode fornecer artigos que descrevem essas intervenções para pessoas que desejam esclarecer questões como o método científico, a população estudada e outros detalhes específicos por trás dos resultados de cada estudo.

Personalização

Depois que a inteligência artificial ajuda a identificar a(s) intervenção(ões) baseada(s) em evidências escolhida(s), ela também pode adaptar seu uso às características do indivíduo, como idade, objetivos, mobilidade, compreensão das técnicas de uso da intervenção escolhida e estado de saúde. Ela pode ajudar a definir estratégias para atingir os objetivos.

Priorização

Quais objetivos são mais importantes para o indivíduo? As considerações de saúde são pertinentes para definir prioridades? A inteligência artificial pode ajudar um indivíduo a classificar os dados pessoais e científicos para definir essas prioridades.

Incentivo

A importância dos incentivos é imensurável. O conhecimento por si só raramente é suficiente para influenciar as pessoas a fazerem as escolhas de estilo de vida mais saudáveis. Se fosse, não estaríamos enfrentando as crises de saúde proeminentes atualmente.

A inteligência artificial pode ajudar a identificar e ampliar a lista de incentivos mais propensos a aumentar as escolhas de estilo de vida saudável de um indivíduo. Os dispositivos podem fornecer reforço positivo para iniciar, concluir e repetir atividades programadas. Quando um indivíduo está atrasado por um tempo predeterminado para iniciar uma atividade individual programada, esse dispositivo pode emitir um aviso.

A inteligência artificial pode adicionar uma variedade de formas de incentivos. Os incentivos podem ser programados para serem imprevisíveis em termos de tempo e frequência.

Aconselhamento

O indivíduo pode receber dados sobre seu progresso e quaisquer mudanças sugeridas para influenciar positivamente sua neuroplasticidade. Se o indivíduo optar por compartilhar as métricas da eficácia de suas intervenções, isso pode ser compartilhado com seu profissional de saúde.

Revisão

Como esses dados podem estar disponíveis em tempo real no dispositivo, o indivíduo pode usar novamente a inteligência artificial para revisar suas metas e estratégias. Isso pode reforçar o progresso, aproveitando a evolução da neurociência.

Com a inteligência humana influenciando e direcionando o uso da inteligência artificial desde a fase pré-natal até os supercentenários, podemos maximizar a neuroplasticidade para o envelhecimento mais saudável possível de nossos cérebros. Podemos ser estratégicos em nossos esforços para influenciar uma expectativa de vida saudável que corresponda à nossa expectativa de vida total.

As estratégias do amor, aeróbica, neuróbica, dieta e sono podem ser um modelo a ser lembrado quando você conversar com o profissional de saúde sobre suas estratégias para aumentar seu poder cerebral em qualquer idade. Trata-se de um modelo que oferece flexibilidade, à medida que a neurociência em evolução adiciona informações ao nosso banco de dados sobre escolhas de estilo de vida saudáveis.

Depois de ouvir Marian Diamond, a mãe da neuroplasticidade, falar em uma reunião da Associação Psicológica do Estado de Washington, minha abordagem clínica mudou. Quando eu ensinava o valor dessas intervenções para a saúde física, a resposta geralmente era algo como: "Sim, eu sei. Tenho que começar a fazer isso". Depois de ouvir a pesquisa da Dra. Diamond sobre como direcionar a neuroplasticidade para uma direção positiva, comecei a dizer aos clientes, visando a transparência total, que essa perspectiva baseada em evidências naqueles primeiros dias incluía principalmente pesquisas com ratos. Passei a afirmar que, às vezes, poderia haver uma certa sabedoria em agir como um rato, já que os ratos correm voluntariamente muitos metros por dia. Pedi aos meus clientes que eles comemorassem o fato de seu cérebro ser plástico, explicando que, quando fizessem tudo o que havia sido demonstrado para melhorar a plasticidade cerebral, provavelmente os únicos efeitos colaterais seriam a melhoria da saúde geral e do bem-estar. Eu os empoderei ainda mais com ferramentas e perspectivas da Psicologia Positiva. Como a Dr. Diamond provou que os ratos com mais brinquedos realmente se destacavam, minha ênfase mudou para o impacto dessas escolhas de estilo de vida em nossos cérebros.

"Dê este livro para mim! Eu vou fazer isso!" foi a resposta mais frequente a essa abordagem que usa a Psicologia Positiva para focar em como podemos direcionar a plasticidade cerebral de maneira positiva para "enriquecer a hereditariedade". Houve um aumento significativo na motivação, adesão, progresso e satisfação com o avanço terapêutico. Deixe que essas informações sejam o impulso que faltava para você fazer as mudanças necessárias.

Acredito que nunca tivemos tantos recursos para influenciar a melhora da nossa saúde cerebral e nosso poder cerebral como temos hoje. Sabemos mais sobre como podemos definir nosso próprio "envelhecimento ideal" e influenciar nossa própria longevidade vigorosa enquanto "enriquecemos a hereditariedade", para usar o título do livro de Diamond. A essência das citações anteriores, vindas de vários pesquisadores, mostrou que ela acertou ao dizer que os humanos poderiam desfrutar dos mesmos benefícios cerebrais em uma longevidade vigorosa.

Ao projetar "Dispositivos Inovadores" para agilizar a aprovação de Contas de Poupança Flexíveis (FSA) e a cobertura de seguro médico, é essencial gerar boas evidências de eficácia, bem como a relação custo-benefício.[53] Isso é particularmente pertinente para garantir o acesso de pacientes cuja cobertura médica é o Medicaid e o Medicare (planos de saúde pública do Estados Unidos).

Podemos potencializar a neuroplasticidade com bom senso e resolução de problemas no uso da inteligência artificial. Como esses avanços podem ser alcançados de maneiras que promovam simultaneamente comportamentos pró-sociais, nossos esforços têm o potencial de influenciar também a coexistência pacífica. Isso nos dá motivos para esperar por mais progressos, que podem ser refinados e acelerados com nossa Revolução da Neuroplasticidade Inteligente.

Diamond[3] escreveu o livro *Enriching Heredity*, no qual forneceu detalhes importantes para os cientistas entre nós sobre sua pesquisa, mostrando mudanças impressionantes na química, arquitetura e desempenho do cérebro em ratos com um ambiente enriquecido na companhia de outros ratos. Qualquer rato que estivesse sozinho em uma gaiola adjacente, cuja única estimulação cerebral fosse a observação das atividades dos animais no ambiente enriquecido, não produzia essas mudanças em sua neuroplasticidade. Por seu vasto corpo de pesquisa, Diamond pode ser vista como a mãe da neuroplasticidade. O livro de Diamond, *Magic Trees of the Mind*, aborda como a aplicação de intervenções eficazes de sua pesquisa poderia proporcionar benefícios neuroplásticos aos jovens.[4] As aquisições neuroplásticas muito significativas descritas, da adição solitária de carinho ao protocolo de pesquisa de Marian Diamond, fortalecem a determinação de prosseguir com a Psicologia Positiva, o amor e o poder curativo do toque para intervenções futuras.

A inteligência artificial pode nos ajudar a incluir essas intervenções baseadas em evidências em nossas estratégias culturalmente adaptadas para nossa Revolução da Neuroplasticidade Inteligente, com os objetivos de (1) aumentar o Efeito Flynn;[1,2] (2) celebrar a descoberta descrita no artigo *O mito do declínio cognitivo*;[51] e (3) desfrutar de melhor saúde física, mental, cognitiva, emocional, profissional, acadêmica e social. Esses esforços podem auxiliar projetos internacionais para prevenir, retardar o início e/ou reverter a demência. Com esforços conjuntos estratégicos, esses benefícios podem ser apreciados em mais do que os 34 países documentados por Flynn.[1,2] A neurociência atual nos fornece dados suficientes para influenciar esses aumentos na saúde e no poder cerebral desde os primeiros momentos da vida e durante toda uma longevidade vigorosa.

Comemorar os grandes sucessos dos centenários pode servir para aumentar o impulso para a mudança. Robert Marchand[13] estabeleceu recordes mundiais de ciclismo em pista aos 100, 103 e 105 anos, ao mesmo tempo que deu a primeira prova da capacidade de melhorar o funcionamento cardiovascular em um centenário. Existem vários outros exemplos de sucessos notáveis de centenários aqui apresentados. Nossa diminuição na incidência e prevalência de demência, bem como a descoberta do aumento da inteligência humana em 34 países, também podem alimentar a evolução de nossos melhores resultados pessoais, bem como nossa motivação para facilitar esse progresso para todos. Um dos nossos melhores exercícios neuróbicos é a música, e esse valor aumenta com a adição da dança. Pesquisas em andamento fornecem continuamente evidências de que a combinação de múltiplas intervenções baseadas em evidências pode nos trazer benefícios ainda maiores.

O *MusicMendsMinds.org* é um exemplo de como levar aos cidadãos globais os benefícios da música como remédio. Da mesma forma, o *PlayingForChange.org* torna nosso mundo um lugar melhor com música e dança, com o objetivo de promover a coexistência pacífica.

Felicidade é quando o que você pensa, o que você diz e o que você faz estão em harmonia.

(Mahatma Gandhi)

Eu ensinei esperança por meio da neuroplasticidade – a capacidade de mudar seu cérebro aprendendo novas opções comportamentais-padrão (hábitos), para aprender novos comportamentos que poderiam atendê-lo melhor em sua situação atual, por exemplo, ser aeróbico em vez de sedentário. Eu ensinei que isso poderia ser uma coisa boa se também modificasse os pirulitos em seus dendritos que lidam com seus novos comportamentos, como aconteceu em ratos. Os pirulitos são um tipo de espinha que armazena memórias à medida que se acumulam no dendrito da célula cerebral. De qualquer forma, é uma boa imagem para se concentrar enquanto você trabalha ensaiando os novos comportamentos até que eles se tornem seus novos e saudáveis hábitos, ou seja, enquanto você está estabelecendo novas opções-padrão.

A maioria das pessoas com quem eu falei apreciava isso como um modelo de esperança e empoderamento pessoal. Tanto que eu recebia cartões comemorativos feitos à mão, como o da Figura 9.2.

Nosso novo mantra: use-os e eles crescerão

Desejo que você tenha muita alegria ao fazer o que explicarei agora. O que está por vir pode significar a melhoria contínua da saúde e da capacidade do seu cérebro, através do aumento do volume cerebral em áreas estratégicas e selecionadas. Esse progresso virá enquanto você desfruta de novos aprendizados complexos na especialidade de sua escolha, com o objetivo de ajustar a arquitetura do seu cérebro, mesmo no nível das moléculas de comunicação.

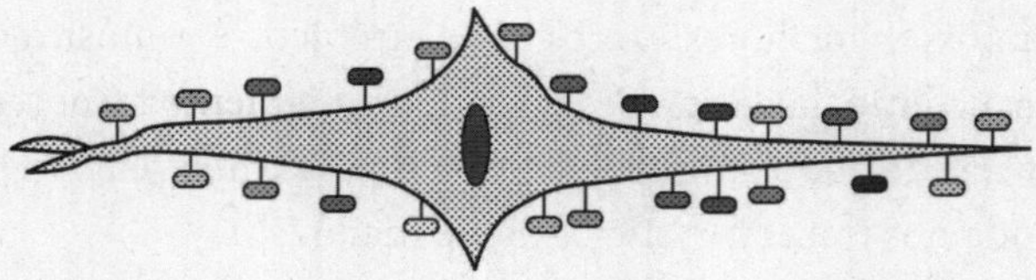

Figura 9.2 Esta é a ilustração de um cartão de Natal que recebi de um casal que se sentia grato por tudo o que eu lhes havia ensinado sobre neuroplasticidade, incluindo que as memórias são armazenadas em espinhos nos dendritos das células cerebrais.

Fonte: acervo pessoal.

Desejamos que, assim, a tendência de evolução ascendente da inteligência humana em escala global estabeleça novos patamares para uma comunhão humana imbuída de felicidade e coexistência pacífica.

Você pode influenciar essa tendência. Podemos trabalhar e nos divertir juntos durante o processo.

Nos raros momentos em que você se sentir sobrecarregado com novas descobertas científicas nesta explosão de informações, pare para comemorar o quanto você já aprendeu e mudou. Como você leu até aqui, é possível que seu melhor desempenho pessoal esteja surgindo com ganhos em muitas áreas: social, pessoal, comercial, financeira, intelectual, memória, velocidade, perspectiva filosófica, felicidade... faltou mencionar alguma?

Desejo-lhe o melhor em sua Revolução da Neuroplasticidade Inteligente, usando inteligência artificial para potencializar a neuroplasticidade e melhorar o envelhecimento saudável do seu cérebro! Aproveite a inteligência artificial para obter e classificar pesquisas cada vez mais empoderadoras, comemorando seu progresso e sendo um modelo para o uso de intervenções baseadas em evidências em seu caminho personalizado de "enriquecimento da hereditariedade".

Grande parte da vida requer um trabalho em equipe. Trabalhando juntos, podemos tornar nosso mundo um lugar melhor para todos.

Referências

1. Flynn JR (2012). *Are We Getting Smarter?* Rising IQ in the Twenty-First Century. Nova York: Cambridge University Press.
2. Flynn JR. (2018). Reflections about Intelligence Over 40 Years. *Intelligence*, 70:73-83. https://doi.org/10.1016/j.intell.2018.06.007
3. Diamond MC. (1988). Enriching Heredity: The Impact of the Environment on the Anatomy of the Brain. Nova York: The Free Press.
4. Diamond MC & Hopson J. (1999). *Magic Trees of the Mind.* How to Nurture Your Child's Intelligence, Creativity, and Health Emotions from Birth through Adolescence. New York: Plume.
5. Lawry T. (2023). *Hacking Healthcare*: How AI and the Intelligence Revolution Will Reboot an Ailing System. Nova York: Routledge.
6. de Godoy LL, Alves CAPF, Saavedra JSM, Studart-Neto A, Nitrini R, Leite CdC & Bisdas S. (2021). Understanding Brain Resilience in Superagers: A Systematic Review. *Neuroradiology*, 63:663-683. https://doi.org/10.1007/s00234-020-02562-1
7. de Godoy LL, Studart-Neto A, Wylezinska-Arridge M, Tsunemi MH, Moraes NC, Yassuda MS, Coutinho AM, et al. (2021). The Brain Metabolic Signature in Superagers Using In Vivo1H-MRS: Um Estudo Piloto. *AJNR Am J Neuroradiol*, 42(10):1790–1797. https://doi.org/10.3174/ajnr.A7262
8. de Godoy LL, Studart-Neto A, de Paula DR, Green N, Halder A, Arantes P, Chaim KT, et al. (2023). Phenotyping Superagers Using Resting-State fMRI. *Am J Neuroradiol.* https://www.ajnr.org/content/early/2023/03/16/ajnr.A7820

9. Mohammadiarvejeh P, Klinedinst BS, Wang Q, Li T, Larsen B, Pollpeter A, Moody SN, Willette SA, Mochel JP, Allenspach K, Hu G & Willett AA. (2023). Bioenergetic and Vascular Predictors of Potential Super-Ager and Cognitive Decline Trajectories – A Uk Biobank Random Forest Classification Study. *GeroScience*, 45:491-505. https://doi.org/10.1007/s11357-022-00657-6
10. Holstege H, Beker N, Dijkstra T, Pieterse K, Wemmenhove E, Schouten K, et al. (2018). The 100-plus Study of Cognitively Healthy Centenarians: Rationale, Design and Cohort Description. *Eur J Epidemiol*, 33:1229-1249. https://doi.org/10.1007/s10654-018-0451-3
11. Mizutani T & Shimada H. (1992). Neuropathological Background of Twenty-Seven Centenarian Brains. *J Neurol Sci*, 108:168-177. https://doi.org/10.1016/0022-510X(92)90047-O
12. Jiang J, Liu T, Crawford JD, Kochan NA, Brodaty H, Sachdev PS, et al. (2020). Stronger Bilateral Functional Connectivity of the Frontoparietal Control Network in Near-Centenarians and Centenarians without Dementia. *Neuroimage*, 215:116855. https://doi.org/10.1016/j.neuroimage.2020.116855
13. Billat V, Dhonneur G, Mille-Hamard L, Moyec LL, Momken I, Launay T, et al. (2017). Estudos de caso em fisiologia: Maximal Oxygen Consumption and Performance in a Centenarian Cyclist. *J Appl Physiol*, 122:430-434. https://doi.org/10.1152/japplphysiol.00569.2016
14. Andersen-Ranberg K, Vasegaard L & Jeune B (2001). Dementia Is Not Inevitable: A Population-Based Study of Danish Centenarians. *J Gerontol B: Psychol Sci Soc Sci*, 56:152-159. https://doi.org/10.1093/geronb/56.3.P152
15. Perls TT. (2004). Centenarians Who Avoid Dementia. *Trends Neurosci*, 27:633-636. https://doi.org/10.1016/j.tins.2004.07.012
16. Jopp DS, Park M-KS, Lehrfeld J & Paggi ME. (2016). Physical, Cognitive, Social and Mental Health in Near-Centenarians and Centenarians Living in New York City: Findings from the Fordham Centenarian Study. *BMC Geriatr*, 16:1. https://doi.org/10.1186/s12877-015-0167-0
17. Qiu C & Fratiglioni L. (2018). Aging Without Dementia Is Achievable: Current Evidence from Epidemiological Research. *J Alzheimer Dis*, 62:933-942. https://doi.org/10.3233/JAD-171037
18. Motta M, Ferlito L, Magnolf SU, Petruzzi E, Pinzani P, Malentacchi F, et al. (2008). Cognitive and Functional Status in the Extreme Longevity. *Arch Gerontol Geriatr*, 46:245-252. https://doi.org/10.1016/j.archger.2007.04.004
19. Silver MH, Jilinskaia E & Perls TT. (2001). Cognitive Functional Status of Age-Confirmed Centenarians in a Population-Based Study. *J Gerontol Psychol Sci*, 56B:P134-P140 DOI: 10.1093/geronb/56.3.p134
20. Satizabal CL, Beiser AS, Chouraki V, Chene G, Dufouil C & Seshadri S. (2016). Incidence of Dementia Over Three Decades in the Framingham Heart Study. *N Engl J Med*, 374:523-532. https://doi.org/10.1056/NEJMoa1504327
21. Ball KK, Berch DB, Helmers KF, Jobe JB, Leveck MD, Mariske M, et al. (2002). Effects of Cognitive Training Interventions with Older Adults: A Randomized Controlled Trial. *JAMA*, 288:2271-2281. https://doi.org/10.1001/jama.288.18.2271
22. Ball KK, Ross LA, Roth DL & Edwards JD. (2013). Speed of Processing Training in the Active Study: Who Benefits? *J Aging Health*, 25:65S-84S. https://doi.org/10.1177/0898264312470167
23. Mahncke H, Bronstone A & Merzenich MM. (2006). Brain Plasticity and Functional Losses in the Aged: Scientific Bases for a Novel Intervention. *Prog Brain Res*, 157:81–109. https://doi.org/10.1016/S0079–6123(06)57006-2
24. Diamond MC. (2001). Response to the Brain of Enrichment. *An Acad Bras Cienc*, 73: 211-220. https://doi.org/10.1016/B0-08-043076-7/03626-3

25. Angevaren M, Aufdemkampe G, Verhaar HJJ, Aleman A & Vanhees L. (2008). Physical Activity and Enhanced Fitness to Improve Cognitive Function in Older People Without Known Cognitive Impairment. *Cochrane Database Syst Rev*, 2:CD005381. https://doi.org/10.1002/14651858.CD005381.pub3
26. Baker LD, Frank LL, Foster-Schubert K, Green PS, Wilkinson CW, McTiernan A, et al. (2010). Effects of Aerobic Exercise on Mild Cognitive Impairment: A Controlled Trial. *Arch Neurol*, 67:71-79. https://doi.org/10.1001/archneurol.2009.307
27. Burzynska AZ, Jiao Y, Knecht AM, Fanning J, Awick EA, Chen T, et al. (2017). White Matter Integrity Declined Over 6-Months, But Dance Intervention Improved Integrity of the Fornix of Older Adults. *Front Aging Neurosci*, 9:59. https://doi.org/10.3389/fnagi.2017.00059
28. Edwards JD, Fausto BA, Tetlow AM, Crorna RT & Valdés EG. (2018). Systematic Review and Meta-analyses of Useful Field of View Cognitive Training. *Neurosci Biobehav Rev*, 84:72-91. https://doi.org/10.1016/j.neubiorev.2017.11.004
29. Erickson KI, Leckie RL & Weinstein AM. (2014). Physical Activity, Fitness, and Gray Matter Volume. *Neurobiol Aging*, 35:20-28. https://doi.org/10.1016/j.neurobiolaging.2014.03.034
30. Erickson KI, Voss MW, Prakash RS, Basak C, Szabo A, Chaddock L, et al. (2011). Exercise Training Increases Size of Hippocampus and Improves Memory. *Proc Natl Acad Sci USA*, 108:3017-3022. https://doi.org/10.1073/pnas.1015950108
31. Jessberger S & Gage FH (2014). Neurogênese adulta: Bridging the Gap between Mice and Humans. *Trends Cell Biol*, 24:558-563. https://doi.org/10.1016/j.tcb.2014.07.003
32. Lojovich JM. (2010). The Relationship Between Aerobic Exercise and Cognition: Is Movement Medicinal? *J Head Trauma Rehabil*, 25:184-192. https://doi.org/10.1097/HTR.0b013e3181dc78cd
33. Larson EB. (2008). Physical Activity for Older Adults at Risk for Alzheimer Disease. *JAMA*, 300:1077-1079. https://doi.org/10.1001/jama.300.9.1077
34. Nagamatsu LS, Flicker L, Kramer AF, Voss MW, Erickson KI, Hsu CL, et al. (2014). Exercise Is Medicine, for the Body and the Brain. *Br J Sports Med*, 48:943-944. https://doi.org/10.1136/bjsports-2013-093224
35. Niemann C, Godde B & Voelcker-Rehage C. (2016). Senior Dance Experience, Cognitive Performance, and Brain Volume in Older Women. *Neural Plast*: 9837321. https://doi.org/10.1155/2016/9837321
36. Pereira AC, Huddleston DE, Brickman AM, Sosunov AA, Hen R, Mckhann GM, et al. (2007). An in Vivo Correlate of Exercise-Induced Neurogenesis in the Adult Dentate Gyrus. *Proc Natl Acad Sci USA*, 104:5638-5643. https://doi.org/10.1073/pnas.0611721104
37. Ryan SM & Nolan Y. (2016). Neuroinflammation Negatively Affects Adult Hippocampal Neurogenesis and Cognition: Can Exercise Compensate? *Neurosci Biobehav Rev*, 61:121-131. https://doi.org/10.1016/j.neubiorev.2015.12.004
38. Shaffer J. (2016). Neuroplasticity and Clinical Practice: Building Brain Power for Health. *Front Psychol*, 7:1118. https://doi.org/10.3389/fpsyg.2016.01118
39. Ritchie K & Kildea D. (1995). A demência senil é "relacionada à idade" ou "relacionada ao envelhecimento"? – Evidence from Meta-analysis of Dementia Prevalence in the Oldest Old. *Lancet*, 346:931-934. https://doi.org/10.1016/S0140-6736(95)91556-7
40. Beker N, Sikkes SAM, Hulsman M, Schmand B, Scheltens P & Holstege H. (2019). Neuropsychological Test Performance of Cognitively Healthy Centenarians: Normative Data from the Dutch 100-plus Study. *J Am Geriatr Soc*, 67: 759-767. https://doi.org/10.1111/jgs.15729

41. Beker N, Sikkes SAM, Hulsman M, Tesi N, van der Lee SJ, Scheltens P, et al. (2020). Longitudinal Maintenance of Cognitive Health in Centenarians in the 100-plus Study. *JAMA Netw Open*, 3:e200094. https://doi.org/10.1001/jamanetworkopen.2020.0094
42. Horowitz AM, Fan X, Bieri G, Smith Lk, Sanchez-Diaz CI, Schroer AB, et al. (2020). Blood Factors Transfer Beneficial Effects of Exercise on Neurogenesis and Cognition to the Aged Brain. *Science*, 369:167-173. https://doi.org/10.1126/science.aaw2622
43. Baker LD, Bayer-Carter JL, Skinner J, Montine TJ, Cholerton BA, Callaghan M, Leverenz JB Walter Bk, Tsai E, Postupna N, Lampe J & Craft S. (2012). High-Intensity Physical Activity Modulates Diet Effects on Cerebrospinal Beta-Amyloid Levels in Normal Aging and Mild Cognitive Impairment. *J Alzheimers Dis*, 28(1):137–146. https://doi.org/10.3233/JAD-2011-111076.
44. Baker LD. (2015). *Aerobic Exercise Reduces CSF Levels of Phosphorylated Tau in Older Adults with MCI*. Apresentação da Conferência Internacional da Associação de Alzheimer de 2015.
45. Wang S, Yin H, Meng X, Shang B, Meng Q, Zheng L, et al. (2019). Effects of Chinese Square Dancing on Older Adults with Mild Cognitive Impairment. *Geriatr Nurs*, 41:290-296. https://doi.org/10.1016/j.gerinurse.2019.10.009
46. Rehfeld K, Müller P, Aye N, Schmicker M, Dordevic M, Kaufmann J, et al. (2017). Dancing or Fitness Sport? The Effects of Two Training Programs on Hippocampal Plasticity and Balance Abilities in Healthy Seniors. *Front Hum Neurosci*, 11:305. https://doi.org/10.3389/fnhum.2017.00305
47. Rehfeld K, Luders A, Hoekelmann A, Lessmann V, Kaufmann J, Brigadski T, et al. (2018). Dance Training Is Superior to Repetitive Physical Exercise in Inducing Brain Plasticity in the Elderly. *PLoS ONE*, 13:e0196636. https://doi.org/10.1371/journal.pone.0196636
48. Tanzi R. Curing Alzheimer's with Science and Song – Rudy Tanzi & Chris Mann – *TEDxNatick* (youtube.com).
49. Tanzi R. https://www.n1m.com/rudytanzi
50. Rebok GW, Ball KK, Guey LT, Jones RN, Kim H-Y, King JW, et al. (2014). Ten-905 Year Effects of the Advanced Cognitive Training for Independent and Vital Elderly Cognitive Training Trial on Cognition and Everyday Functioning in Older Adults. *J American Geria Soc*, 62:16-24. https://doi.org/10.1111/jgs.12607.
51. Ramscar M, Hendrix P, Shaoul C, Milin P & Baayen H. (2014). The Myth of Cognitive Decline: Non-linear Dynamics of Lifelong Learning. *Top Cogn Sci*, 6:5-42. https://doi.org/10.1111/tops.12078
52. Davidson RJ & Schuyler BS (2015). Neuroscience of Happiness in World Happiness Report 2015, disponível em WorldHappiness.report
53. Kadakia KT, Kramer DB & Yeh RW (2023). Coverage for Emerging Technologies – Bridging Regulatory Approval and Patient Access. *N Engl J Med*, 89:2021-2024. https://doi.org/10.1056/NEJMp2308736

10

Revolução da Neuroplasticidade Inteligente nos negócios, Academia, saúde, governos e filantropia

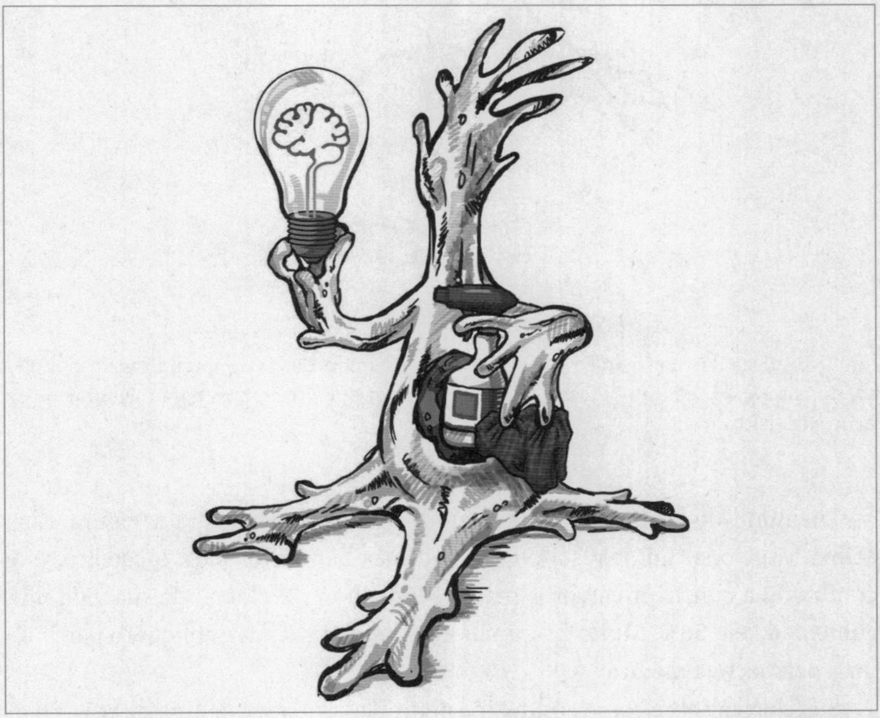

Figura 10.1 Esta ilustração do Dr. David Yu captura a importância da aprendizagem complexa, do amor e da redução do estresse como parte do que precisamos para melhorar nossa neuroplasticidade.

Minha vida e meu serviço aos outros mudaram significativamente depois de ouvir Marian Diamond,[1] a mãe da neuroplasticidade, descrever sua pesquisa. O novo aprendizado complexo para seus neurônios, como visto acima na Figura 10.1, é essencial.

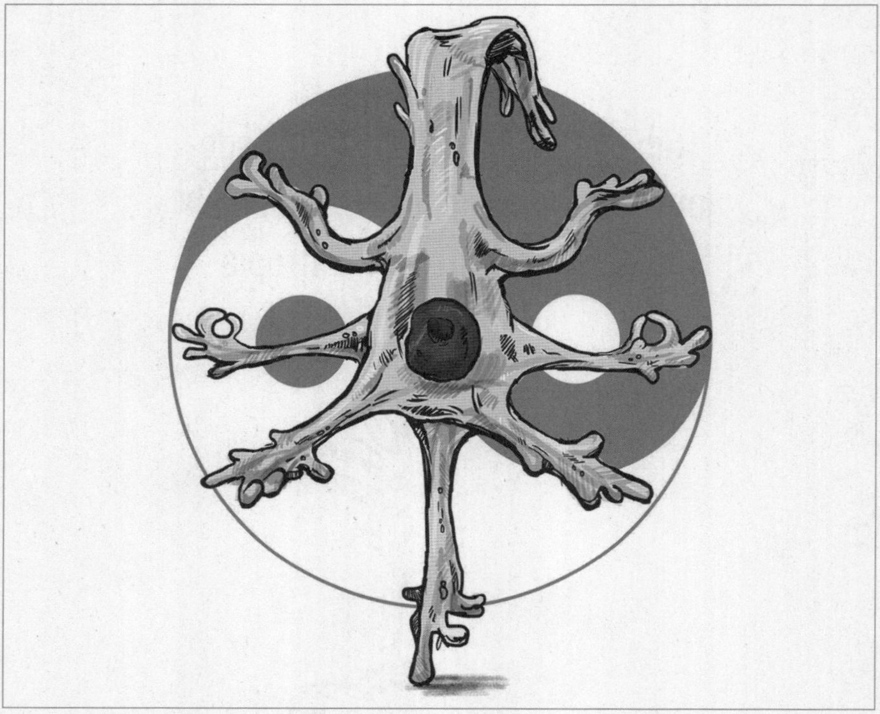

Figura 10.2 Esta ilustração do Dr. David Yu captura a importância da aprendizagem complexa, do amor e da redução do estresse como parte do que precisamos para melhorar nossa neuroplasticidade.

Diamond disse "e então adicionamos amor", como ilustra a Figura 10.2, acima. Adicionar amor resultou em enormes benefícios para o cérebro, que continuou a construir cérebros maiores e melhores ao longo de sua vida útil, aumentada em 50%. Muito do que ela ensinou eu aprendi e apliquei a partir de uma perspectiva médica.

Sua clareza sobre como conduzir a neuroplasticidade em uma direção positiva, de forma a proporcionar aos seus animais um aumento de 50% na expectativa de vida, equivalente a noventa anos humanos, com o "enriquecimento da hereditariedade" continuando ao longo de sua vigorosa saúde e expectativa de vida prolongada, foi tão transformadora para mim quanto para outras pessoas que atendi. Diamond[1] opinou que o "enriquecimento da hereditariedade" é possível para um ser humano ao longo de cem anos de vida.

Aumentar o uso dessas escolhas de estilo de vida baseadas em evidências pode levar a ganhos financeiros significativos e outros diversos benefícios para mais pessoas. As opções aqui descritas para melhorar a química, a arquitetura e o desempenho do cérebro também estão associadas à melhoria da saúde geral e do bem-estar, ao aumento da produtividade e a comportamentos mais pró-sociais, que podem incluir mais pró-socialidade e coexistência pacífica.

Isso pode resultar em um ambiente de trabalho mais saudável, melhores condições de vida e redução dos custos com saúde para todos. Outro ganho significativo pode ser a otimização dos custos frequentes de treinamento de novos funcionários. Isso poderia atrair indivíduos altamente qualificados para participar de seus empreendimentos.

Funcionários, diretores, gerentes, estagiários, estudantes, médicos, filantropos, voluntários a serviço dos outros... esses seres humanos são nossos maiores recursos, nossos ativos mais significativos. Isso destaca a importância do papel dos tomadores de decisão e do departamento de recursos humanos em todos esses ambientes.

Os tomadores de decisão e diretores de recursos humanos que defendem o uso das escolhas de estilo de vida baseadas em evidências descritas neste documento têm o potencial de (1) influenciar o aumento da produtividade; (2) identificar o aumento da capacidade cerebral; (3) observar uma melhoria na saúde física e no bem-estar; (4) influenciar a redução dos custos com cuidados de saúde; (5) observar mais comportamentos pró-sociais; e (6) apreciar mais civilidade nas interações humanas.

Os riscos de não defender as escolhas de estilo de vida baseadas em evidências aqui descritas incluem o oposto de tudo o que foi mencionado anteriormente, tanto no curto prazo como ao longo da vida. É por isso que precisamos aproveitar a Revolução da Neuroplasticidade Inteligente no trabalho e fora dele.

Minhas razões para gratidão incluem o tempo que passo em pé no meu trabalho como avaliadora judicial no Centro Médico de Harborview. Subo muitos lances de escada para chegar ao meu escritório; caminho muitos quarteirões da cidade para ir e voltar de várias unidades hospitalares; depois, desço vários lances de escada de costas (segurando firmemente no corrimão) para melhorar meu equilíbrio. Se o seu trabalho exige que você fique muito tempo sentado, quais opções estão disponíveis no intervalo, antes do expediente e fora do trabalho?

A combinação de atividades pode ter um impacto mais amplo. A autofagia, conforme descrita aqui, é influenciada pela relação entre a energia consumida e a energia utilizada; ela pode reduzir o envelhecimento das células cerebrais e ser neuroprotetora. É concebível que uma dieta saudável, que inclua a redução de calorias e o aumento da atividade física, possa aumentar a autofagia.

Ao não fazer escolhas de estilo de vida saudável, como aquelas influenciadas por essa neurociência em evolução sobre o aumento da neuroplasticidade, nossa população se coloca em risco de demência precoce.[3] Isso também pode resultar em menor produtividade e menos comportamentos pró-sociais desde a infância, ao longo da vida.

Conforme descrito na revista *Fortune*[4] sobre os "cinco grandes erros de governança" na demissão de Sam Altman da OpenAI, os conselhos corporativos precisam "proteger ou representar os acionistas" na supervisão da missão da entidade; os conselhos precisam ter membros suficientes com experiências pertinentes; o presidente do conselho precisa estar envolvido nas decisões; anúncios importantes precisam ser feitos em um momento e espaço que ofereça aos funcionários ampla oportunidade para discussões em comunidade; os investidores precisam ser incluídos nas discussões para a construção de um consenso; e colocar a missão da entidade em risco pode prejudicar os objetivos e o futuro da entidade.

Isso torna as formas de comunicação positiva discutidas em um capítulo anterior deste livro muito pertinentes em ambientes corporativos e outros. Por exemplo, permanecer aberto para ouvir as perspectivas de todas as partes envolvidas empodera a todos. Perdoar diferenças; reformular perspectivas associadas à ansiedade e/ou depressão; expressar gratidão frequentemente a muitas pessoas; induzir risadas apropriadas que celebram os indivíduos (nunca menosprezar ninguém); promover a pró-socialidade em benefício do bem-estar global; apoiar o serviço voluntário a outras pessoas; fornecer apoio social; tudo isso é importante e é apenas o começo da lista. Incluir todos esses aspectos positivos em sua cultura corporativa pode trazer benefícios continuamente para todos os envolvidos.

Nossos cérebros são plásticos. Essa é a melhor notícia.

A neurociência em evolução é fluida; isso é muito bom. Uma das muitas vantagens de viver na era da tecnologia é que os resultados estão disponíveis para nós quase em tempo real. A inteligência artificial pode acelerar nossas pesquisas nessa base de dados, pode nos ajudar a adaptar culturalmente seu uso e pode monitorar a aquisição neuroplástica. Mesmo os ensaios clínicos randomizados padrão ouro ainda são apenas uma declaração de probabilidade sobre a população estudada; portanto, temos liberdade em relação ao que fazer e como fazer quando, em consulta com nosso profissional de saúde, definimos metas e estratégias para nossa versão única de "enriquecimento da hereditariedade".[1] Ao mesmo tempo, usamos a inteligência artificial para refinar continuamente nosso uso do banco de dados sobre a neurociência em evolução e nossas respostas neurobiológicas ao uso dessas escolhas de estilo de vida descritas em pesquisas em evolução.

Além daquilo que podemos aprender com as habilidades, escolhas de estilo de vida, atitudes e sabedoria dos nossos "superidosos", idosos positivos, centenários e supercentenários, temos a obrigação de abordar como todas as pessoas de todas as idades podem se beneficiar da evolução da neurociência de várias maneiras, para maximizar o "enriquecimento da hereditariedade".[1] O objetivo da nossa Revolução da Neuroplasticidade Inteligente é potencializar a neuroplasticidade para melhorar o envelhecimento saudável do cérebro, a fim de obter o melhor desempenho cerebral para todas as pessoas ao longo de uma longevidade vigorosa, de modo que a saúde cerebral do indivíduo corresponda à sua expectativa de vida. Este livro apresenta a neurociência relacionada a como fazer isso de maneiras que possam melhorar simultaneamente o envelhecimento saudável físico, social, emocional, neurobiológico e pró-social.

Isso é cada vez mais importante. À medida que nossa população envelhece em todo o mundo, podemos aumentar a extensão em que os idosos mais velhos contribuem com os tipos e métodos de intervenções baseadas em evidências que a inteligência artificial oferece ao desenvolver dispositivos vestíveis e de proximidade. Esses dispositivos personalizados e culturalmente adaptados podem solicitar, monitorar e incentivar o uso, responder ao nível atual de funcionamento do indivíduo e fornecer reforço positivo personalizado, conforme o envolvimento e progresso.

É o momento ideal para os seres humanos aplicarem seu raciocínio, julgamento, imaginação, criatividade e capacidade de resolução de problemas para aproveitar e influenciar o uso da inteligência artificial para análise de variância, reconhecimento de padrões, análise de imagens, automação e processamento de informações.[5] Podemos influenciar esse uso da inteligência artificial para aumentar o uso e os benefícios cerebrais com a multiplicidade de intervenções baseadas em evidências que podem acelerar o Efeito Flynn[6,7] de aumentar a inteligência humana de maneiras que possam promover simultaneamente um envelhecimento saudável com comportamentos pró-sociais. A inteligência artificial com supervisão humana pode acelerar e refinar nossa Revolução da Neuroplasticidade Inteligente.

Governos, empresas, instituições acadêmicas, comunidades, líderes filantrópicos e tomadores de decisão pessoais precisam compartilhar e usar essas informações da maneira mais adequada à sua situação e aos seus objetivos estratégicos de envelhecimento saudável. A inteligência artificial com orientação humana pode ajudar na adaptação cultural e no reflexo do ambiente, seja ele empresarial, acadêmico, de saúde, comunitário ou doméstico, para maximizar os benefícios potenciais do nosso trabalho, nossa qualidade de vida e nossa economia financeira relacionada aos custos com saúde.

Com a inteligência artificial, podemos adaptar dispositivos vestíveis e acessórios que são personalizados para promover o respeito e a celebração dos padrões individuais. Por exemplo, dez minutos após uma atividade ter sido agendada, o indivíduo receberia reforço positivo por ter começado conforme planejado, ou seria solicitado a realizar a atividade, caso ainda não tivesse começado. O reforço positivo escolhido pelo indivíduo poderia ser palavras, um sinal visual, como um polegar para cima, ou um som, como música, aplausos ou o canto dos pássaros. Ao adotar a inteligência artificial para uso em dispositivos, a supervisão clínica e as intervenções para gerenciar riscos são essenciais, além de bastante complexas.[8] "A IA não é uma tecnologia, mas um grupo heterogêneo com riscos de responsabilidade variados. Identificar as ferramentas de IA com maior risco pode ajudar a direcionar as intervenções de gerenciamento de risco e a supervisão clínica".

Os componentes críticos dos dispositivos vestíveis ou de proximidade assistidos por inteligência artificial para aumentar o uso de atividades baseadas em evidências para potencializar a neuroplasticidade para a saúde precisam incluir, mas podem não se limitar a: (1) personalizar todos os componentes do plano estratégico e das metas; (2) apenas alertar se a pessoa estiver alguns minutos atrasada para a atividade que havia agendado; (3) fornecer reforço positivo em cada etapa do envolvimento no processo, incluindo o início; (4) maximizar a diversão, o riso e o amor pelas atividades; (5) medir a velocidade de processamento; (6) conceder pontuação bônus pelo aumento da velocidade de processamento no treinamento cognitivo computadorizado; (7) modificar a dificuldade em resposta ao nível atual de funcionamento do indivíduo; (8) oferecer reforço positivo e pontos de bônus pelo uso contínuo e regular das atividades baseadas em evidências escolhidas, conforme o calendário; (9) medições biofísicas e fisiológicas da mudança ao longo do tempo; e (10) segurança máxima de todos os dados, de modo que o indivíduo possa se beneficiar ao visualizá-los e ser reforçado positivamente por seu progresso, enquanto esses mesmos dados pessoais estão disponíveis apenas para pessoas específicas e/ou entidades de saúde designadas pelo indivíduo. A supervisão clínica e a proteção de dados são essenciais.

Dispositivos vestíveis e de proximidade cuidadosamente projetados, conforme descrito anteriormente, podem aumentar o uso dessas intervenções baseadas em evidências, monitorando o uso, medindo o impacto, solicitando o uso se/quando uma pessoa estiver atrasada em seguir seu plano e fornecendo uma forma de reforço positivo que aumenta o prazer em realizar a atividade específica. Esse reforço positivo é essencial, porque as pessoas são mais propensas a fazer o que é divertido, fácil, portátil, culturalmente adaptado e gratuito ou de baixo custo. A forma personalizada de reforço positivo estrategicamente aplicada é essencial, pois pode aumentar o uso e os benefícios dessas intervenções.

Há uma necessidade crescente de inteligência artificial para orientar a pesquisa e a adaptação cultural de esforços baseados em evidências para projetos que possam maximizar a quantidade de cidadãos globais que poderiam ser impactados por melhorias potenciais no envelhecimento saudável, com maior capacidade cerebral e pró-socialidade. A evolução da neurociência pode ser acelerada pelo uso criterioso da inteligência artificial. O Efeito Flynn[6,7] do aumento da inteligência humana em 34 países pode ser influenciado para beneficiar mais cidadãos globais através do uso criterioso da inteligência artificial em nossa Revolução da Neuroplasticidade Inteligente.

É urgente potencializar a neuroplasticidade para promover o envelhecimento saudável, a melhor saúde cerebral possível, o aumento da capacidade cerebral e a pró-socialidade em qualquer idade. Trabalhando sabiamente em conjunto com a inteligência artificial, podemos fazer isso.

Comece por aqui

Amor

Usando o exemplo de como Marian Diamond[1] influenciou melhorias significativas no "enriquecimento da hereditariedade" simplesmente segurando seus animais e conversando com eles, estabeleça parâmetros de como isso pode ser incluído na cultura da sua empresa, sala de aula e comunidade. Apertos de mão ao cumprimentar outras pessoas são um exemplo de contato humano que poderíamos esperar que tivesse um efeito neuroplástico semelhante. Talvez tocar os cotovelos possa ter algum valor, apesar do tecido que pode reduzir o contato físico. Passar um braço em volta do ombro, como visto na foto do *Abraço de Resgate*, é permitido? Para alguns, um abraço como saudação pode ser aceitável. Adapte culturalmente como esse potencial efeito neuroplástico do toque e da conversa poderia funcionar em sua empresa, sala de aula e/ou instalação. O seguro saúde também pode incluir cobertura para massagem para capturar alguns dos benefícios do toque, conforme descrito aqui.

Estabeleça uma norma para interações positivas e concentre-se na Psicologia Positiva[9] em sua empresa, comunidade e interações sociais. Ao ajudarmos uns aos outros a aprimorar nosso desempenho pessoal, o *feedback* informativo mais útil que podemos oferecer inclui elogios episódicos por um trabalho bem feito, bem como compartilhar ideias sobre o que um indivíduo poderia fazer de diferente para obter melhores resultados. Nas ocasiões em que pedi para conversar em particular com um supervisor sobre um comportamento que "gostaria que ele mudasse", ele se mostrou receptivo, agradecido e respeitoso ao considerar e/ou fazer essa mudança.

Expresse gratidão livremente e com frequência, conforme for adequado à sua situação. Faça as pessoas com quem você convive rirem, mas nunca de uma forma que possa ser interpretada negativamente. Por exemplo, quando alguém passa por mim na escada enquanto estou subindo, eu comento que "descer é mais fácil". Isso geralmente provoca uma risada, ou pelo menos um sorriso e, talvez, algumas palavras.

Coloque um quadro no corredor onde os funcionários e alunos possam afixar elogios, boas notícias, agradecimentos e coisas do gênero. Convide-os a votar para escolher o aluno e/ou funcionário do mês, e afixe o nome do vencedor nesse quadro, juntamente com alguns dos elogios que foram escritos sobre ele. A votação para o funcionário do ano pode incluir uma festa de reconhecimento e comemoração em homenagem a essa pessoa.

Trabalhando juntos, podemos influenciar a perspectiva da Psicologia Positiva no desenvolvimento de todas as formas de mídia. Por exemplo, em todos os vídeos de treinamento computadorizados que reforçam a velocidade de processamento, memória, novos aprendizados ou qualquer outra coisa, a conclusão do treinamento pode ser construtiva ou apenas divertida. Se as imagens visuais pularem, certifique-se de que elas permaneçam intactas enquanto os dados de progresso que reforçam a participação estejam visíveis. Adicione mais aspectos positivos cada vez que houver um aumento na habilidade que está sendo treinada.

Aeróbica

Exercícios aeróbicos, seja de fortalecimento, equilíbrio ou alongamento, são facilmente realizados no trabalho. Disponibilize aparelhos de ginástica para as pessoas que chegam cedo, ficam até tarde e/ou usam durante os intervalos. Esses aparelhos seriam especialmente valiosos se exibissem a frequência cardíaca durante o exercício. Mesmo sessões breves de exercícios aeróbicos estão associadas a ganhos cognitivos e emocionais. Exercícios de fortalecimento têm benefícios semelhantes.

As empresas poderiam dar pontos aos funcionários por praticarem o tipo e a quantidade de exercícios que poderiam aumentar sua neurogênese, saúde cerebral, capacidade cerebral, humor, produtividade e saúde física e bem-estar geral. As múltiplas maneiras pelas quais a aptidão aeróbica influencia a neurocognição começam na juventude com funções executivas aprimoradas, como a flexibilidade cognitiva.[10] Estudantes e funcionários que praticam exercícios aeróbicos e/ou desenvolvem força muscular poderiam ganhar pontos para trocar por alguma forma de recompensa.

Pequenos aparelhos de ginástica que cabem debaixo de uma mesa podem ser úteis para aqueles cujo trabalho exige que fiquem sentados por longos períodos. Se for usada uma mesa para trabalhar em pé, ela deve ser resistente o suficiente para que, enquanto a pessoa estiver lendo e/ou pensando em uma tarefa, ela possa fazer flexões contra a mesa ou agachamentos segurando-se nela.

Elogie todos que usam as escadas. Tenha corrimãos resistentes nas escadas para todos que optam por usá-las. Corrimãos contínuos do último andar até o térreo aumentam a segurança, especialmente entre os pavimentos.

Foram analisadas imagens de ressonância magnética de 10.125 pessoas com idades entre 18 e 97 anos com modelos de aprendizagem profunda.[11] Os indivíduos que relataram exercício moderado a vigoroso em mais dias apresentavam volumes maiores em várias regiões do cérebro. Eles tinham mais volume na matéria cinzenta do cérebro, onde se encontram as células cerebrais; na matéria branca do cérebro, que protege os ramos das células cerebrais; no hipocampo, essencial para a memória e a aprendizagem; e nos lobos parietal, frontal e occipital do cérebro. Isso sugere que o exercício moderado a vigoroso teve um efeito neuroprotetor.

Este é mais um bom exemplo do valor do uso da inteligência artificial para ler os detalhes dessas imagens de ressonância magnética com mais precisão e eficiência do que qualquer ser humano poderia fazer e, assim, fornecer informações úteis para nossa tomada de decisão. Isso se soma aos dados que incentivam empresas, instituições acadêmicas e comunidades a facilitar e reforçar a prática de exercícios moderados a vigorosos em nossos cidadãos globais.

Os avanços crescentes nos métodos de medição das alterações da neuroplasticidade com o envelhecimento podem aumentar o valor da base de dados sobre estas intervenções. Por exemplo, as influências na aprendizagem e na memória que aumentam o volume dos corpos em forma de cogumelo nas células cerebrais das abelhas, o que indica uma neuroplasticidade significativa com o envelhecimento, tornam-se mais visíveis na tomografia microcomputadorizada quando as células não são amostras secas.[12]

Neuróbica

A neuróbica, que é adaptada ao nível atual de funcionamento do indivíduo, pode fazer parte do emprego, dos estudos em sala de aula, das atividades comunitárias, do serviço aos outros e do entretenimento e enriquecimento pessoal. Esse novo aprendizado precisa oferecer desafios suficientes para manter a pessoa envolvida, mas não tantos a ponto de se tornar desmotivador.

O treinamento computadorizado é uma forma de neuróbica muito valiosa, que pode reforçar o progresso de forma mais rápida e precisa do que qualquer ser humano. Lembre-se da pesquisa citada aqui, que mostra que a velocidade do treinamento de processamento por computador estava associada a benefícios mesmo dez anos depois. Isso inclui os benefícios do uso de jogos de computador sérios para o treinamento cognitivo com idosos.

Música tranquila ao fundo certamente se encaixa no âmbito neuróbico, dada a quantidade de pesquisas existentes sobre a aquisição neuroplástica positiva advinda de simplesmente ouvir música, desde o útero ao longo de toda a vida.[14] Rudolph Tanzi é um neurocientista de Harvard em cujo laboratório foi descoberto o primeiro gene do Alzheimer. Ele também é um músico talentoso. Gravações do Dr. Tanzi tocando suas próprias composições para piano estão disponíveis em *n1m.com/rudytanzi*. Essas delícias musicais são gratuitas e ouvi-las não distrai do pensamento profundo e da resolução de problemas, pois é provável que essas melodias nunca tenham sido ouvidas antes. Tanzi concorda com o site *MusicMendsMinds.org* que a música é um remédio.

Dieta

A dieta é de enorme importância e inclui... alguns dizem que quase nenhum açúcar... a resposta desta autora ao ler muitos estudos é defender a ausência de açúcar adicionado na dieta, conforme descrito nos capítulos anteriores.

A estévia é um adoçante natural de origem vegetal com benefícios para a saúde. Muitos dos adoçantes artificiais têm efeitos nocivos. Há cada vez mais pesquisas sobre como usar com sucesso a estévia em receitas como produtos de panificação. Concluir um artigo sobre os benefícios da estévia para a saúde está na minha lista de tarefas.

Trabalhando juntos, podemos melhorar a saúde de todos os envolvidos, influenciando a indústria alimentícia a usar a estévia como um adoçante natural à base de plantas, por seus benefícios à saúde, conforme descrito aqui. Queremos evitar o acúmulo de produtos finais de glicação avançada (AGEs), a modificação das proteínas causada pelo excesso de moléculas de glicose, que influencia resultados negativos para a saúde, incluindo, entre outros, o risco de demência.[15]

A influência da dieta também pode incluir ênfase em fontes vegetais de proteína para a dupla aquisição de melhores efeitos cardiometabólicos com redução simultânea do impacto ambiental.[16] É essencial realizar mais pesquisas sobre esses fatores.[17]

Alimentos saudáveis devem ser as únicas opções nas lanchonetes e máquinas de venda automática em ambientes corporativos, acadêmicos e comunitários. Essas opções de alimentos saudáveis também precisam ser adaptadas culturalmente. Esperamos que os fornecedores possam ser influenciados a aumentar suas fontes de alimentos saudáveis, incluindo aqueles adoçados apenas com estévia.

Sono

Durma pelo prazer de dormir. Comemore o sono profundo. Aproveite, sabendo que parte do trabalho mais importante para a saúde do nosso cérebro é realizado pelo sistema glinfático enquanto dormimos.[18,19]

Assim como acontece quando grandes edifícios comerciais ficam silenciosos durante a noite, os nutrientes são repostos em nossos cérebros e resíduos, como a proteína tau, são removidos pelo nosso sistema glinfático, que funciona melhor durante o sono. Alimentar e limpar para promover a saúde do nosso cérebro é uma parte essencial de uma boa quantidade e qualidade de sono.

Empresas, acadêmicos, médicos e indivíduos de todas as idades precisam disso.[20-25] Isso seria especialmente importante após períodos de privação de sono, como quando os indivíduos trabalham no turno da noite ou precisam pegar um voo noturno.[26,27]

Lembre-se de que, quando uma noite de privação de sono em ratos incluiu um manuseio suave para impedir o sono, a neurogênese aumentou significativamente em um primeiro momento, bem como quinze e trinta dias depois.[28] A neurogênese é uma das formas mais importantes de impulsionar a neuroplasticidade em uma direção positiva. Essas novas células cerebrais são essenciais para novos aprendizados e para a memória.

Não há pesquisas que investiguem se o manuseio cuidadoso para evitar o sono possa resultar no aumento da neurogênese em humanos. Como não é provável que pesquisas semelhantes sejam feitas em humanos em breve, alguns de nós especularemos que o "manuseio cuidadoso" de humanos que precisam renunciar ao tão necessário sono pode ter um efeito neuroplástico positivo. Essa especulação é tentadora quando se considera a descoberta de Marian Diamond[1] de que segurar e conversar com seus animais resultou em um aumento de 50% em sua expectativa de vida e eles continuaram a "enriquecer sua hereditariedade" ao longo de sua vigorosa longevidade, equivalente a noventa anos humanos!

Você decide se deseja aderir a essa especulação. Entidades corporativas, ambientes acadêmicos e instalações de saúde podem considerar a disponibilização de massagens durante os períodos em que a privação prolongada de sono é essencial, caso esse efeito neuroplástico também possa ser obtido em seres humanos. Também poderia haver ganhos em incluir algumas modalidades de massagem na cobertura de planos de saúde.

> Agarre-se aos sonhos
> Pois, se os sonhos morrem
> A vida é um pássaro de asas quebradas
> Que não consegue voar.
>
> *(Langston Hughes, 1901-1967)*

Faça isso agora pela sua saúde

É importante notar que aumentar a neurogênese é uma das maneiras mais importantes de impulsionar a neuroplasticidade em uma direção positiva para aumentar o poder cerebral. "Os cérebros não são computadores, mas têm uma maleabilidade recíproca de suas estruturas que é essencial para seu funcionamento saudável".[29] A neurogênese no hipocampo desempenha um papel fundamental nas funções neurocognitivas, incluindo a memória.

Essas novas células cerebrais ganham novas sinapses, novas conexões e plasticidade e função ao longo da vida.

Analisando dados de 37.533 pessoas saudáveis no Biobanco do Reino Unido, os pesquisadores observaram que o melhor desempenho cognitivo foi observado naqueles que dormiam sete horas por dia.[30] Para avaliar o desempenho cognitivo, esses pesquisadores analisaram o funcionamento executivo estimado a partir de tarefas de velocidade de processamento ou memória de trabalho.

É importante notar que, embora essas habilidades neurocognitivas tendam a diminuir com a idade, esses resultados de melhor funcionamento executivo com sete horas de sono incluíram 12.006 indivíduos com mais de sessenta anos. As pessoas que dormiam de seis a oito horas por dia "tinham um volume de matéria cinzenta significativamente maior em 46 das 139 regiões cerebrais diferentes, incluindo o córtex orbitofrontal, o hipocampo, o giro pré-central, o polo frontal direito e os subcampos cerebelares". Assim, os pesquisadores opinaram que suas descobertas "destacam a importante relação entre o fator modificável do estilo de vida, que é a duração do sono e a cognição, bem como uma associação generalizada entre o sono e a saúde estrutural do cérebro".

É urgente que empresas, acadêmicos, médicos, filantropos, comunidades e indivíduos coloquem essas descobertas da neurociência em prática para os seres humanos em todo o mundo. É realmente preocupante saber que, em nosso belo planeta verde, uma nova pessoa é diagnosticada com demência a cada sete segundos, aproximadamente. E isso sem contar as pessoas que não tiveram acesso a serviços ou aquelas que não foram avaliadas para sinais precoces de demência quando procuraram atendimento médico.

Brookmeyer[31] e colegas apresentam um desafio – talvez um convite – à ação. É encorajador e empoderador ler sua estimativa de que adiar o início da demência em apenas um ano poderia reduzir a incidência global da doença de Alzheimer em até 9.200.000 pessoas até 2050. Trabalhando juntos nisso, podemos alcançar um resultado melhor.

Nenhuma dessas estimativas fornece uma medida dos ganhos em recursos humanos e comerciais que poderíamos atingir ao reduzir o declínio cognitivo em apenas 1% ao ano. Ao prevenir, retardar e/ou reverter o início da demência, qual seria o impacto disso em nossas questões de saúde? Quanto poderíamos atenuar do fardo econômico global? Reformulando no espírito da Psicologia Positiva, quanto podemos melhorar da qualidade e da quantidade de vida? Quanto e com que rapidez podemos aumentar o Efeito Flynn[6,7] de aumentar a inteligência humana? Quantos outros países podemos incluir no grupo daqueles que se beneficiam por impulsionar a neuroplasticidade em uma direção positiva? Que recursos adicionais poderíamos obter? Por onde devemos começar?

Como a estimativa de diagnóstico de demência em qualquer lugar do mundo é de uma nova pessoa a cada sete segundos,[31] ou até com mais frequência, é urgente mudar. Em termos de recursos humanos, acadêmicos e empresariais, que ganhos uma pessoa poderia obter se reduzisse o declínio mental em apenas 1% ao ano?

Reformulando sob a perspectiva da Psicologia Positiva para a aquisição saudável de emoções positivas, quanto benefício uma única pessoa poderia apreciar ao fazer escolhas de estilo de vida que aumentariam o volume do seu cérebro em até 2%, com a consequente melhoria da memória? A imagem visual dessa descoberta da pesquisa foi fornecida nas páginas anteriores para os aprendizes visuais entre nós e como um incentivo para influenciar mais pessoas a darem a si mesmas o presente de um sucesso robusto na terceira idade, servindo de modelo àqueles que amam e servem.

Vale a pena fazer tudo o que for baseado em evidências e que tenha o potencial de "enriquecer a hereditariedade"[1] para você, seus alunos, seus funcionários e aqueles que você ama e procura servir? Essa abordagem pode contribuir para o Efeito Flynn[6,7] de aumento da inteligência humana, que foi documentado em pelo menos 34 países? Ela pode melhorar as estatísticas globais sobre demência? Nossos esforços coletivos podem melhorar as estatísticas globais sobre a saúde cerebral e o aumento da capacidade cerebral?

Um número crescente de cientistas recomenda que exercícios aeróbicos e de resistência regulares são a melhor opção para prevenir, retardar e/ou reverter o chamado "curso normal do envelhecimento", ou seja, o declínio. Leve isso a sério. Aplique isso aos objetivos de ter um envelhecimento melhor do que o "normal" para o seu próprio bem, o de sua família, seus funcionários, seus alunos e sua empresa. A inteligência artificial pode ajudar a orientar pesquisas e personalizar estratégias para incluir a melhoria da saúde, do bem-estar e do desempenho cerebral em toda a extensão possível para uma longevidade saudável e produtiva exclusiva de cada pessoa.

Na minha opinião, esta pesquisa pode significar que podemos alcançar a "genialidade" com menos do que as 10.000 horas que Gladwell afirma em *Fora de série*. Estou especulando. Mas assumo essa posição porque os ganhos cognitivos através do treinamento computadorizado podem ser alcançados com maior precisão do que através do ensino humano, e porque esses ganhos têm sido duradouros, conforme descrito anteriormente.[32-34] Recomenda-se a combinação de aplicações computadorizadas de treinamento cognitivo e exercício físico em estudos longitudinais para aumentar os dados sobre ganhos a longo prazo em memória, aptidão física, independência, bem-estar e qualidade de vida.[35]

> Não é o mais forte da espécie que sobrevive,
> Nem o mais inteligente,
> Mas o que melhor se adapta às mudanças.
>
> *(Charles Darwin, 1809-1882)*

Agora, é urgente trabalhar com especialistas na Revolução da Neuroplasticidade Inteligente e Saudável para (1) medir nossas habilidades e recursos básicos; (2) definir metas e estabelecer planos estratégicos sobre como aplicaremos intervenções baseadas em evidências para "enriquecer a hereditariedade" para (a) nós mesmos, (b) aqueles a quem servimos e (c) todos; (3) reforçar pequenos passos em direção às metas, mantendo os olhos e os ouvidos atentos ao aprimoramento e à expansão do que é fornecido pela neurociência em evolução; (4) medir nosso progresso; (5) reforçar e refinar nossas metas e intervenções estratégicas; e (6) continuar, a partir dessa nova base estabelecida, a promover continuamente a melhoria e a evolução, tanto nossa quanto de todos aqueles que amamos, com quem interagimos, pessoas a quem empregamos, ensinamos, servimos e com quem nos preocupamos.

Referências

1. Diamond MC (1988). *Enriching Heredity*: The Impact of the Environment on the Anatomy of the Brain. Nova York: The Free Press.
2. Marzoog BA (2024). Autophagy as an Anti-senescent in Aging Neurocytes. *Curr Mol Med*, 24(2):182–190. https://doi.org/10.2174/1566524023666230120102718.
3. Hendriks S, Ranson JM, Peetoom K, Lourida I, Tai XY, de Vugt M, Llewellyn DJ & Köhler S. (2023). Risk Factors for Young-Onset Dementia in the Uk Biobank. *JAMA Neurol*. https://doi.org/10.1001/jamaneurol.2023.4929.
4. Maclelllan L (2023). OpenAI made 5 huge governance missteps – here's what boards can learn from its error. *Fortune*, artigo obtido em 19 de janeiro de 2024, on-line em: Open AI's Corporate Governance Missteps Over Sam Altman Firing – *Fortune*.
5. Lawry T (2023). *Hacking Healthcare*: How AI and the Intelligence Revolution Will Reboot an Ailing System. New York: Routledge.
6. Flynn JR (2012). *Are We Getting Smarter?* Rising IQ in the Twenty-First Century. Cambridge: Cambridge University Press.
7. Flynn JR (2018). Reflections about Intelligence Over 40 Years. *Intelligence*, 70:73-83. https://doi.org/10.1016/j.intell.2018.06.007.

8. Mello MM & Guha N (2024). Understanding Liability Risk from Using Health Care Artificial Intelligence Tools. *N Engl J Med*, 390:3.
9. Peterson C (2008).What Is Positive Psychology, and What Is It Not? *Psychol Today*. https://www.psychologytoday.com/us/blog/the-good-life/200805/what-is-positive-psychology-and-what-is-it-not? (Acessado on-line em 2 de julho de 2023).
10. Yangüez M, Raine L, Chanal J, Bavelier D & Hillman CH (2024). Aerobic Fitness and Academic Achievement: Disentangling the Indirect Role of Executive Functions and Intelligence. *Psychol Sport Exerc*, 70:102514. https://doi.org/10.1016/j.psychsport.2023.102514.
11. Raji CA, Meysami S, Hashemi S, Garg S, Akbari N, Ahmed G, Chodakiewitz YG, Nguyen TD, Niotis K, Merrill DA & Attariwali R (2024). Exercise-Related Physical Activity Relates to Brain Volumes in 10,125 Individuals. *J Alzheimers Dis*. https://doi.org/10.3233/JAD-230740.
12. Fu S-J & Yang E-C. (2024). Neuroplasticity in Honey Bee Brains: An Enhanced Micro-computed Tomography Protocol for Precise Mushroom Body Measurement. *J Neurosci Methods*, 403:110040. https://doi.org/10.1016/j.jneumeth.2023.110040.
13. Gutiérrez-Pérez B-M, Murciano-Hueso A & de Oliveira Cardoso A-P. (2023). Use of Serious Games with Older Adults: Systematic Literature Review. *Humanit Soc Sci Commun*, 10:939. DOI: 10.1057/s41599-023-02432-0
14. Música on-line de Tanzi R em n1m.com/rudytanzi
15. Uceda AB, Leal-Pérez F & Adrover M. (2024). Protein Glycation: A Wolf in Sweet Sheep's Clothing behind Neurodegeneration. *Neural Regen Res*, 19(5):975-976.
16. Landry MJ, Ward CP, Cunanan KM, Durand LR, Perelman D, Robinson JL, Hennings T, Koh L, Dant C, Zeitlin A, Ebel ER, Sonnenburg ED, Sonnenburg JL & Gardner CD. (2023). Cardiometabolic Effects of Omnivorous vs Vegan Diets in Identical Twins a Randomized Clinical Trial. *JAMA Network Open*, 6(11):e2344457. https://doi.org/10.1001/jamanetworkopen.2023. 44457.
17. Gardner CD, Policastro P & Wang MC (2023). Editorial: Achieving Health Equity: Sustainability of Plant-Based Diets for Human and Planetary Health. *Front Public Health*, 11:1285161. https://doi.org/10.3389/fpubh.2023.1285161.
18. Hsiao W-C, Chang H-I, Hsu S-W, Lee C-C, Huang s -H, Cheng C-H, Huang C-W & Chang C-C. (2023). Association of Cognition and Brain Reserve in Aging and Glymphatic Function Using Diffusion Tensor Image-along the Perivascular Space (DTI-ALPS). *Neuroscience*, 524:11-20. https://doi.org/10.1016/j.neuroscience.2023.04.004.
19. Iliff JJ, Wang M, Zeppenfeld DM, Venkataraman A, Plog BA, Liao Y, Deane R & Nedergaard M. (2013). Cerebral Arterial Pulsation Drives Paravascular CSF-Interstitial Fluid Exchange in the Murine Brain. *J Neurosci*, 33(46):18190. https://doi.org/10.1523/JNEUROSCI.1592-13.2013.
20. Keil SA, Schindler AG, Wang MX, Piantino J, Silbert LC, Elliott JE, et al. (2023). Instability in Longitudinal Sleep Duration Predicts Cognitive Impairment in Aged Participants of the Seattle Longitudinal Study. *MedRxiv*. pré-impressão https://doi.org/10.1101/2023.06.07.23291098.
21. Namsrai T, Ambikairajah A & Cherbuin N. (2023). Poorer Sleep Impairs Brain Health at Midlife. *Sci Rep*, 13:1874. https://doi.org/10.1038/s41598-023-27913-9.
22. Soehner AM, Hayes RA, Franzen PL, Goldstein TR, Hasler BP, Buysse DJ, et al. (2023). Naturalistic Sleep Patterns are Linked to Global Structural Brain Aging in Adolescence. *J Adolescent Health*, 72:96e104. https://doi.org/10.1016/j.jadohealth.2022.08.022.
23. Tsiknia AA, Parada H, Banks SJ & Reas ET. (2023). Sleep Quality and Sleep Duration Predict Brain Microstructure among Community-Dwelling Older Adults. *Neurobiol Aging*, 125:90-97. https://doi.org/10.1016/j.neurobiolaging.2023.02.001.

24. Uji M & Tamaki M (2023). Sleep, Learning, and Memory in Human Research Using Noninvasive Neuroimaging Techniques. *Neurosci Res*, 189:66-74. https://doi.org/10.1016/j.neures.2022.12.013.
25. Yiallourou SR, Cribb L, Cavuoto MG, Rowsthorn E, Nicolazzo J, Gibson M, et al. (2024). Association of the Sleep Regularity Index With Incident Dementia and Brain Volume. *Neurology*®, 102:e208029. https://doi.org/10.1212/WNL.0000000000208029.
26. Peng Z, Hou Y, Xu L, Wang H, Wu S, Song T, Shao Y & Yang Y (2023). Recovery Sleep Attenuates Impairments in Working Memory Following Total Sleep Deprivation. *Front Neurosci*, 17:1056788. https://doi.org/10.3389/fnins.2023.1056788.
27. Yan F-X, Lin J-L, Lin J-H & Lin Y-J. (2023). Altered Dynamic Brain Activity and Its Association with Memory Decline after Night Shift-Related Sleep Deprivation in Nurses. *J Clin Nurs*, 32:3852-3862. https://doi.org/10.1111/jocn.16515.
28. Zucconi GG, Cipriani S, Balgkouranidou I & Scattoni R. (2006). "One Night" Sleep Deprivation Stimulates Hippocampal Neurogenesis. *Brain Res Bull*, 69(4):375-381.
29. Kempermann G, Song H & Gage FH. (2023). Adult Neurogenesis in the Hippocampus. *Hippocampus*, 33:269-270. https://doi.org/10.1002/hipo.23525.
30. Tai XY, Chen C, Manohar S & Husain M. (2022). Impact of Sleep Duration on Executive Function and Brain Structure. *Commun Biol*, 5:201. https://doi.org/10.1038/s42003-022-03123-3
31. Brookmeyer R, Johnson E. Ziegler-Graham K & Arrighi, M. (2007). Forecasting the Global Burden of Alzheimer's Disease. *Alzheimers Dement*, 3:186-191.
32. Ball KK, Berch DB, Helmers KF, Jobe JB Leveck MD Mariske M, et al. (2002). Effects of Cognitive Training Interventions with Older Adults: A Randomized Controlled Trial. *JAMA*, 288:2271-2281. https://doi.org/10.1001/jama.288.18.2271.
33. Ball KK, Ross LA, Roth DL & Edwards JD (2013). Treinamento em velocidade de processamento no Active Study: Who Benefits? *J Aging Health*, 25:65S-84S. https://doi.org/10.1177/0898264312470167.
34. Mahncke H, Bronstone A & Merzenich MM (2006). Brain Plasticity and Functional Losses in the Aged: Scientific Bases for a Novel Intervention. *Prog Brain Res*, 157:81-109. https://doi.org/10.1016/S0079-6123(06)57006-2.
35. Silva AF, Silva RM, Murawska-Ciałowicz E, Zurek G, Danek N, Cialowicz NM, Carvalho J & Clemente FM (2024). Cognitive Training with Older Adults Using Smartphone and Web-Based Applications: A Scoping Review. *J Prev Alz Dis*, 11(3):693-700. https://doi.org/10.14283/jpad.2024.17.

Índice remissivo

I

J

L

M

N

P

Q

R

S

T